W0262467

Die Regulationsfunktion des menschlichen Labyrinthes

und die Zusammenhänge mit verwandten Funktionen

Die Regulationsfunktion des menschlichen Labyrinthes

und die Zusammenhänge mit verwandten Funktionen

Von

Dr. med. M. H. Fischer

Professor für Physiologie und Anatomie
an der landwirtschaftlichen Abteilung Tetschen=Liebwerd
der deutschen technischen Hochschule in Prag

Mit 50 Abbildungen im Text

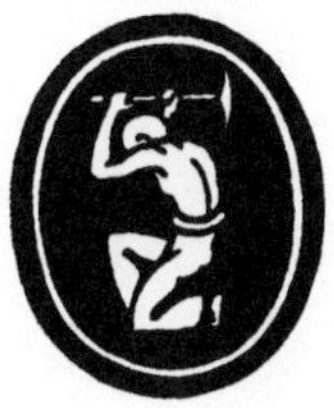

Springer-Verlag Berlin Heidelberg GmbH · 1928

Sonderausgabe aus „Ergebnisse der Physiologie",
herausgegeben von L. Asher und K. Spiro. Bd. 27.

ISBN 978-3-642-89681-1   ISBN 978-3-642-91538-3 (eBook)
DOI 10.1007/978-3-642-91538-3

Meinem Lehrer

Armin Tschermak

in Dankbarkeit zugeeignet

Inhaltsverzeichnis.

Literaturverzeichnis.

Eine vollständige Literatursammlung ist keineswegs beabsichtigt. Es werden nur solche Arbeiten angeführt, die mit den folgenden Ausführungen in direktem Zusammenhange stehen.

1. *Abels, H.,* Zeitschr. f. Psychol. **43.** 269 u. 374. 1906. — 2. *Derselbe,* Zeitschr. f. Psychol. **45.** 85. 1907. — 3. *Derselbe,* Die Seekrankheit. Handb. d. Neurol. d. Ohres von Alexander-Marburg. **3.** 601. Berlin-Wien: Urban u. Schwarzenberg 1926. — 4. *Alexander, G.,* Zeitschr. f. Sinnesphysiol. **45.** 154. 1911. — 5. *Alexander, G.* und *R. Bárány,* Zeitschr. f. Psychol. u. Physiol. d. Sinnesorg. **37.** 321 u. 414. 1904. — 6. *Alexander, G.* und *A. Kreidl,* Pflügers Arch. f. d. ges. Physiol. **89.** 475. 1902. — 7. *Allers, R.* und *R. Leidler,* Klin. Wochenschrift. **2.** 1808. 1923. — 8. *Dieselben,* Pflügers Arch. f. d. ges. Physiol. **202.** 278. 1924. — 9. *Angier, R. P.,* Zeitschr. f. Psychol. u. Physiol. d. Sinnesorg. **37.** 225. 1904. — 10. *Arndts, F.,* Zeitschr. f. Biol. **82.** 131. 1924. — 11. *Aubert, H.,* Virchows Arch. f. pathol. Anat. u. Physiol. **20.** 381. 1861. — 12. *Derselbe,* Physiologie der Netzhaut. Breslau 1865. — 13. *Derselbe,* Physiologische Optik in Graefe-Saemisch Handb. d. ges. Augenheilk. II (2), 393—690. 1876. — 14. *Aubert, H.,* und *Y. Delage,* Physiologische Studien über die Orientierung. Tübingen: Laupp. 1888.

15. *Backhaus, E.,* Zeitschr. f. Biol. **70.** 65. 1919. — 16. *Baldenweck, L.,* Annal. des malad. de l'oreille. 1912. — 17. *Bárány, R.,* Monatsschr. f. Ohrenheilk. **40.** 191. 1906. — 18. *Derselbe,* Zeitschr. f. Sinnesphysiol. **41.** 37. 1907. — 19. *Derselbe,* Physiologie und Pathologie des Bogengangsapparates. Leipzig: Deuticke 1907. — 20. *Derselbe,* Verhandl. d. dtsch. otol. Ges. 1909. S. 157. — 21. *Derselbe,* Verhandl. d. dtsch. otol. Ges. 1910. S. 329. — 22. *Derselbe,* Wien. med. Wochenschr. 1910. Nr. 35. — 23. *Derselbe,* Monatsschr. f. Ohrenheilk. **45.** 294. 1911. — 24. *Derselbe,* Monatsschr. f. Ohrenheilk. **45.** 505. 1911. — 25. *Derselbe,* Dtsch. med. Wochenschr. 1913. Nr. 14. — 26. *Derselbe,* Verhandl. d. Ges. dtsch. Naturf. u. Ärzte. 1913. S. 323. — 27. *Derselbe,* Acta oto-laryngol. **1.** 97. 1918/19. — 28. *Derselbe,* Acta oto-laryngol. **4.** 73. 1922. — 29. *Bárány, R.* und *K. Wittmaack,* Verhandl. d. dtsch. otol. Ges. 1911. S. 37—184. — 30. *Bartels, M.,* v. Graefes Arch. f. Ophthalmol. **76.** 1. 1910. — 31. *Derselbe,* v. Graefes Arch. f. Ophthalmol. **77.** 531. 1910. — 32. *Derselbe,* v. Graefes Arch. f. Ophthalmol. **78.** 129. 1911. — 33. *Derselbe,* v. Graefes Arch. f. Ophthalmol. **80.** 207. 1911. — 34. *Derselbe,* Klin. Monatsbl. f. Augenheilk. **53.** 358. 1914. — 35. *Derselbe,* Klin. Monatsbl. f. Augenheilk. **62.** 673. 1919. — 36. *Derselbe,* v. Graefes Arch. f. Ophthalmol. **110.** 438. 1922. — 37. *Derselbe,* Zeitschr. f. Hals-, Nasen- und Ohrenheilk. **5.** 48 u. 131. 1923. — 38. *Bauer, L. H.,* Aviation medicine. Baltimore: William u. Wilkins 1926. — 39. *Bauer, V.,* Pflügers Arch. f. d. ges. Physiol. **205.** 628. 1924. — 40. *Beck, K.,* Zeitschr. f. Sinnesphysiol. **46.** 362. 1912. — 41. *Berberich* und *Wiechers,* Zeitschr. f. Kinderheilk. **38.** 59. 1924. — 42. *Bernhard, H.,* Monatsschr. f. Psych. u. Neurol. **57.** 10. 1925. —

43. *Blumenthal, A.*, Passow-Schaefers Beitr. zur Anat., Physiol. usw. **20**. 307. 1924. — 44. *Derselbe*, Passow-Schaefers Beitr. zur Anat., Physiol. usw. **22**. 180. 1925. — 45. *Böhme. A.* und *W. Weiland*, Zeitschr. f. d. ges. Neurol. u. Psych. **44**. 94. 1918. — 46. *Bogaert, L. van*, Journ. de neurol. et de psych. **25**. 814. 1925. — 47. *Bondy, G.*, Zeitschr. f. Ohrenheilk. u. Krankh. d. Luftwege. **80**. 56. 1921. — 48. *Borries, G. V. Th.*, Studier over vestibulaer nystagmus. Kopenhagen 1920. — 49. *Derselbe*, Acta oto-laryngol. **2**. 398. 1921. — 50. *Derselbe*, Arch. f. Ohren-, Nasen- u. Kehlkopfheilk. **108**. 127. 1921. — 51. *Derselbe*, Acta oto-laryngol. **3**. 348. 1922. — 52. *Derselbe*, Acta oto-laryngol. **4**. 8. 1922. — 53. *Derselbe*, Monatsschr. f. Ohrenheilk. **57**. 644. 1923. (Auch separat, Wien-Berlin: Urban und Schwarzenberg 1923.) — 54. *Derselbe*, Arch. f. Ohren-, Nasen- u. Kehlkopfheilk. **113**. 117. 1925. — 55. *Derselbe*, Fixation und Nystagmus. Kopenhagen: Th. Linds 1926. — 56. *Derselbe*, Folia oto-laryngol. I. Zeitschr. f. Laryng., Rhinol., Otol. usw. **14**. 253. 1926. — 57. *Bourdon, B.*, La perception visuelle de l'espace. Paris: Schleicher frères 1902. — 58. *Brammer, G.*, Journ. of comp. psychol. **5**. 345. 1925. — 59. *Brenner*, Untersuchungen und Beobachtungen auf dem Gebiete der Elektrotherapie. Leipzig 1868 (I, S. 75; II, S. 30). — 60. *Breuer, J.*, Med. Jahrb. d. k. k. österr. Staates. 1874, S. 72 und 1875, S. 87. — 61. *Derselbe*, Pflügers Arch. f. d. ges. Physiol. **48**. 220. 1891 und **68**. 596. 1897. — 62. *Derselbe*, Sitz.-Ber. d. Wiener Akad. d. Wiss. Math.-naturw. Kl., III. Abt. **112**. 315. 1903. — 63. *Derselbe*, Zeitschr. f. Psychol. **45**. 78. 1907. — 64. *Breuer, J.* und *A. Kreidl*, Pflügers Arch. f. d. ges. Physiol. **70**. 494. 1898. — 65. *Brown, C.*, Journ. of anat. a. physiol. **8**. 327. 1874. — 66. *Brunner, H.*, Allgemeine Symptomatologie der Erkrankungen des Nervus vestibularis, seines peripheren und zentralen Ausbreitungsgebietes. Handb. d. Neurol. d. Ohres von Alexander-Marburg. **1**. 939—1088. — Berlin-Wien: Urban u. Schwarzenberg 1924. — 67. *Derselbe*, Zentralbl. f. d. ges. Neurol. u. Psych. **37**. 145. 1926 u. **44**. 1. 1927. — 68. *Brünings, W.*, Zeitschr. f. Ohren-, Nasen- und Kehlkopfheilk. **63**. 20. 1911. — 69. *Derselbe*, Verhandl. d. dtsch. otol. Ges. 1912, S. 132. — 70. *Brünings, W.* und *H. Frenzel*, Methoden zur Vestibularuntersuchung usf. Abderhaldens Handb. d. biol. Arbeitsmeth. Abt. V, 7. Heft 4. — 71. *Buys*, Monatsschr. f. Ohrenheilk. **43**, 801. 1909 u. **47**. 675. 1913. — 72. *Derselbe*, Arch. ital. di otol. **31**. 1920. Nr. 5 u. 6. — 73. *Derselbe*, Scalpel. 1920. Nr. 3. — 74. *Derselbe*, Étude analytique des épreuves interrogeant l'appareil semi-circulaire. Rapport au X. Congr. intern. d'otol. Paris 1922. Paris: A. Bussière 1922. — 75. *Derselbe*, Revue d'oto-neuro-oculistique. **2**. 641, 721. 1924; **3**. 10, 105. 1925. — 76. *Buys* et *Hennebert*, Soc. franç. d'oto-rhino-laryngol. 11.—14. V. 1914. Rev. hebdom. de laryngol., d'otol. et de rhinol. — 77. *Bychowski, G.*, Rev. neurol. **2**. 145. 1926. Jg. 33. — 78. *Byrne*, Physiology of the semicircular canals and their relation to sickness. New York: Dougherty 1912.

79. *Cemach, A. J.*, Zeitschr. f. Hals-, Nasen- u. Ohrenheilk. **3**. 237. 1922. — 80. *Derselbe*, Zeitschr. f. Hals-, Nasen- u. Ohrenheilk. **5**. 38 u. 50. 1923. — 81. *Cemach, A. J.* und *A. Kestenbaum*, Monatsschr. f. Ohrenheilk. **57**. 137. 1923. — 82. *Dieselben*, Zeitschr. f. Ohrenheilk. u. Krankh. d. Luftwege. **82**. 117. 1922. — 83. *Cords, R.*, Zentralbl. f. d. ges. Ophthalmol. **9**. 369. 1923. — 84. *Derselbe*, Jahresber. f. d. ges. Ophthalmol. **48**. 348. 1921. — 85. *Derselbe*, Jahresber. f. d. ges. Ophthalmol. **49**. 338. 1922. — 86. *Cyon, E. v.*, Ohrlabyrinth. Berlin: J. Springer 1908. — 87. *Derselbe*, Pflügers Arch. f. d. ges. Physiol. **85**. 576, 1901; **90**. 585. 1902; **94**. 139. 1903.

88. *Darwin, E.*, Zoonomie, oder Gesetze des organischen Lebens; übersetzt von *Brandis*. **1**. 1. Abt. 429. Hannover 1795. — 89. *Delage, Y.*, Arch. de zool. expérim. et général. 4. Serie. **1**. 261. 1903. — 90. *Derselbe*, Ann. d'oculist. **130**. 180. 1903. — 91. *Derselbe*, Cpt. rend. hebdom. des séances de l'acad. des sciences. **137**. 107. 1903. — 92. *Demetriades, Th. D.* und *Mayer*, Monatsschr. f. Ohrenheilk. **56**. 430. 1922. — 93. *Demetriades, Th. D.* und *E. A. Spiegel*, Zeitschr. f. Hals-, Nasen- u. Ohrenheilk. **3**. 220. 1922; **6**. 472. 1923. — 94. *Dittler, R.*, Zeitschr. f. Sinnesphysiol. **52**. 274. 1921. — 95. *Dodge, R.*, Journ. of exp. psychol. **4**. 165. 1921. — 96. *Derselbe*, Journ. of exp. psychol. **4**. 247. 1921. — 97. *Derselbe*, Journ. of exp. psychol. **6**. 1. 1923. — 98. *Derselbe*, Journ. of exp. psychol. **6**. 107. 1923. — 99. *Derselbe*, Journ. of exp. psychol. **6**. 169. 1923. — 100. *Dohlman, G.*, Acta oto-laryngol. Suppl. **5**. 1. 1925. — 101. *Derselbe*, Acta oto-laryngol. **9**. 53. 1926. —

102. *Dusser de Barenne, J. G.*, Die Funktionen des Kleinhirns. Handb. d. Neurol. d. Ohres von Alexander-Marburg. 1. 589. Berlin-Wien: Urban u. Schwarzenberg 1923.

103. *Edinger, L.* und *B. Fischer*, Pflügers Arch. f. d. ges. Physiol. 152. 535. 1913. — 104. *Erben, S.*, Monatsschr. f. Ohrenheilk. 59. 419 u. 723. 1925. — 105. *Derselbe*, Med. Klinik. 19. 426. 1923. — 106. *Eysvogel, M. A. P. M.*, Bijdrage tot de kennis van het evenwichtszintuig. Proefschrift, Amsterdam: 1926.

107. *Feilchenfeld, H.*, Zeitschr. f. Psychol. u. Physiol. d. Sinnesorg. 31. 127. 1903. — 108. *Fischer, W.*, Zeitschr. f. Biol. 77. 1. 1922. — 109. *Fischer, M. H.*, Pflügers Arch. f. d. ges. Physiol. 188. 161. 1921. — 110. *Derselbe*, v. Graefes Arch. f. Ophthalmol. 108. 251. 1922. — 111. *Derselbe*, Münch. med. Wochenschr. 1922, S. 1883. — 112. *Derselbe*, Naturwissenschaftl. Zeitschr. Lotos Prag. 73. 193. 1925. — 113. *Derselbe*, Acta oto-laryngol. 8. 495. 1926. — 114. *Derselbe*, Pflügers Arch. f. d. ges. Physiol. 213. 74. 1926. — 115. *Derselbe*, Zentralbl. f. d. ges. Ophthalmol. 17. 209. 1926. — 116. *Derselbe*, v. Graefes Arch. f. Ophthalmol. 118. 633. 1927. — 117. *Derselbe*, Monatsschr. f. Psych. u. Neurol. 63. 282. 1927. — 118. *Fischer, M. H.* und *C. Veits*, Pflügers Arch. f. d. ges. Physiol. 216. 565. 1927. — 119. *Dieselben*, Pflügers Arch. f. d. ges. Physiol. 217. 357. 1927. — 120. *Fischer, M. H.* und *O. Pötzl*, Monatsschr. f. Psych. u. Neurol. 62. 65. 1926. — 121. *Dieselben*, Zeitschr. f. d. ges. Neurol. u. Psych. 1928 (im Druck). — 122. *Fischer, M. H.* und *E. Wodak*, Zeitschr. f. Hals-, Nasen- und Ohrenheilk. 3. 198. 1922. — 123. *Dieselben*, Münch. med. Wochenschr. 1922, S. 400. — 124. *Dieselben*, Naturwissenschaftl. Zeitschr. Lotos Prag. 71. 443. 1923. 125. *Dieselben*, Pflügers Arch. f. d. ges. Physiol. 202. 523 u. 553. 1924. — 126. *Dieselben*, Monatsschr. f. Ohrenheilk. 58. 527. 1924. — 127. *Dieselben*, Monatsschr. f. Ohrenheilk. 58. 1107. 1924. — 128. *Dieselben*, Klin. Wochenschr. 3. 1406. 1924. — 129. *Dieselben*, Acta oto-laryngol. 10. 24. 1926. — 130. *Foix, Ch.* et *A. Thévenard*, Presse méd. 33. 1714. 1925. — 131. *François, M., I. Meyerson* et *H. Piéron*, Cpt. rend. hebdom. des séances de l'acad. des sciences. 181. 1181. 1925. — 132. *Frenzel, H.*, Klin. Wochenschr. 4. 138. 1925. — 133. *Derselbe*, Zeitschr. f. Hals-, Nasen- u. Ohrenheilk. 12. 637. 1925. — 134. *Derselbe*, Arch. f. Ohren-, Nasen- u. Kehlkopfheilk. 113. 233. 1925. — 135. *Freudenberg, E.*, Münch. med. Wochenschr. 68. 1646. 1921. — 136. *Fruböse, A.*, Zeitschr. f. Biol. 76. 267. 1922.

137. *Gamper, E.*, Zentralbl. f. d. ges. Neurol. u. Psych. 38. 307. 1924. — 138. *Derselbe*, Zeitschr. f. d. ges. Neurol. u. Psych. 102. 154 und 104. 49. 1926. — 139. *Garsaux, M.*, Cpt. rend. hebdom. des séances de l'acad. des sciences. 182. 236. 1926. — 140. *Garten, S.*, Die Bedeutung unserer Sinne für die Orientierung im Luftraume. Leipzig: Engelmann 1917. — 141. *Derselbe*, Über die Grundlagen unserer Orientierung im Raume. Abhandl. d. mathem.-phys. Kl. d. sächs. Akad. d. Wiss. 36. 433—508. 1920. Nr. 4. — 142. *Gatscher, S.*, Wien. med. Wochenschr. 68. 503. 1918. — 143. *Gemelli, A.*, Riassunto di alcune indagini sulla psicofisiologia degli aviatori compiute nel laboratorio di psicofisiologia del commando supremo. Milano 1921. — 144. *Gerstmann, J., H. Hoff* und *P. Schilder*, Arch. f. Psych. u. Nervenkrankh. 76. 766. 1926. — 145. *Gertz, H.*, Zeitschr. f. Sinnesphysiol. 47. 420. 1913 und 48. 1. 1914. — 146. *Derselbe*, Acta oto-laryngol. 1. 215. 1918/19. — 147. *Derselbe*, Acta oto-laryngol. 8. 143. 1925. — 148. *Goldstein, K.*, Klin. Wochenschr. 3. 1255. 1924; 4. 294. 1925. — 149. *Derselbe*, Dtsch. Zeitschr. f. Nervenheilk. 82. 84. 1924. — 150. *Derselbe*, Zeitschr. f. d. ges. Neurol. u. Psych. 89. 383. 1924. — 151. *Derselbe*, Acta oto-laryngol. 7. 13. 1924. — 152. *Derselbe*, Zentralbl. f. d. ges. Neurol. u. Psych. 41. 715. 1925. — 153. *Derselbe*, Schweizer Arch. f. Neurol. u. Psych. 17. 203. 1926. — 154. *Goldstein, K.* und *W. Börnstein*, Dtsch. Ztschr. f. Nervenheilk. 84. 234. 1925. — 155. *Goldstein, K.* und *W. Riese*, Klin. Wochenschr. 2. 1201 u. 2338. 1923. — 156. *Dieselben*, Klin. Wochenschr. 4. 1201 u. 1250. 1925. — 157. *Dieselben*, Monatsschr. f. Ohrenheilk. 58. 931. 1924. — 158. *Göthlin, G. Fr.*, Skand. Arch. f. Physiol. 46. 313. 1925. — 159. *Derselbe*, Die Bewegungen und die physiologischen Konsequenzen der Bewegung eines zentralen optischen Nachbildes in dunklem Blickfeld bei postrotatorischer und kalorischer Reizung des Vestibularapparates. Nova acta reg. soc. scient. Upsaliensis. Vol. extr. ord. ed. Upsala 1927. — 160. *Grahe, K.*, Passow-Schaefers Beitr. z. Anat., Physiol. usw. 15. 167. 1920. — 161. *Derselbe*, Zeitschr. f. Hals-, Nasen- u. Ohrenheilk. 3. 550. 1922. — 162. *Derselbe*, Zeitschr. f. Hals-, Nasen- u. Ohren-

heilk. **11**. 391. 1925. — 163. *Derselbe*, Zeitschr. f. Hals-, Nasen- u. Ohrenheilk. **12**, II. 640. 1925. — 164. *Derselbe*, Klin. Wochenschr. **4**. 1381. 1925. — 165. *Derselbe*, Zeitschr. f. Hals-, Nasen- u. Ohrenheilk. **13**. 613. 1926. — 166. *Derselbe*, Zeitschr. f. Hals-, Nasen- u. Ohrenheilk. **15**. 465. 1926. — 167. *Derselbe*, Handb. d. normal. u. pathol. Physiol. **11**. I. Teil. 909—984. Berlin: J. Springer 1926. — 168. *Derselbe*, Acta oto-laryngol. **11**. 158. 1927. — 169. *Grahe, K.* und M*etzger*, Fol. oto-laryngol. **15**. 171. 1927. — 170. *Griesmann, B.*, Münch. med. Wochenschr. **68**. 1648. 1921. — 171. *Güttich*, Passow-Schaefers Beitr. z. Anat., Physiol., Pathol. u. Therap. des Ohres, der Nase und des Halses. **7**. 1. 1914. — 172. *Derselbe*. Ebenda. **12**. 54. 1919. — 173. *Derselbe*, Ebenda. **22**. 146. 1925. — 174. *Derselbe*, Referat auf der Naturforscherversamml. Düsseldorf 1926; vgl. Zentralbl. f. d. ges. Ophthalm. **17**. 417. 1926.

175. *Haan, P. de*, Proefschrift: Utrecht, 1922. — 176. *Derselbe*, Nederl. tijdschr. v. geneesk. **69**, II. 1238. 1925. — 177. *Derselbe*, Nederl. tijdschr. v. geneesk. **70**, I. 2227. 1926. — 178. *Derselbe*, Acta oto-laryngol. **10**. 63. 1926. — 179. *Heermann, H.*, Arch. f. Ohren-, Nasen- u. Kehlkopfheilk. **115**. 216. 1926. — 180. *Heinonen, O.*, Läkaresällskapets Handlingar. **67**. 1091. 1925; Ref. Ber. ü. d. ges. Physiol. **35**. 707. — 181. *Held, H.*, Passow-Schaefers Beitr. z. Anat., Physiol. usw. **19**. 305. 1923. — 182. *Helmholtz, H. v.*, Physiologische Optik. — 183. *Hering, E.*, Beitr. z. Physiol. H. 1, S. 30. Leipzig: Engelmann 1861. — 184. *Hesse*, Zeitschr. f. d. ges. Neurol. u. Psych. **15**. 377. 1913. — 185. *Hiraga, S.* und *K. Tanaka*, Journ. of biophysics. **1**. 33. 1924. — 186. *Hitzig, E.*, Arch. f. Anat. u. Physiol. 1871, S. 716. — Gesammelte Abhandlungen (Gehirn). Berlin: Hirschwald 1904. — 187. *Derselbe*, Der Schwindel (Vertigo). 2. Aufl. von *Ewald* und *Wollenberg*. Nothnagels Handb. d. spez. Path. u. Therap. XII. Wien: Hölder 1911. — 188. *Hoeve, J. van der*, Ann. of otol. rhinol. a. laryngol. **32**. 571. 1923. — 189. *Hofer, J.*, Verhandl. d. dtsch. otol. Ges. 1911, S. 192. — 190. *Derselbe*, Monatsschr. f. Ohrenheilk. **46**. 1337. 1912. — 191. *Hoff, H.* und *P. Schilder*, Dtsch. med. Wochenschr. **51**. 810 u. 1069. 1925. — 192. *Dieselben*, Monatsschr. f. Psych. u. Neurol. **58**. 257. 1925 und **59**. 109. 1926. — 193. *Dieselben*, Zentralbl. f. d. ges. Neurol. u. Psych. **96**. 683. 1925. — 194. *Dieselben*, Dtsch. Zeitschr. f. Nervenheilk. **89**. 65. 1925. — 195. *Dieselben*, Zeitschr. f. d. ges. Neurol. u. Psych. **96**. 683. 1925. — 196. *Dieselben*. Wien. klin. Wochenschr. **38**. 1925. Nr. 33. — 197. *Dieselben*, Jahrb. f. Psych. u. Neurol. **24**. 189. 1925. — 198. *Hofmann, F. B.*, Skand. Arch. f. Physiol. **43**. 17. 1923. — 199. *Derselbe*, Raumsinn des Auges. Berlin: J. Springer 1920 u. 1925. — 200. *Hofmann, F. B.*, und *A. Fruböse*, Zeitschr. f. Biol. **80**. 91. 1924. — 201. *Holsopple, J. A.*, Journ. of. comp. psychol. **3**. 85 u. 283. 1923. — 202. *Derselbe*, Journ. of comp. psychol. **4**. 185. 1924. — 203. *Homburger, A.*, Zeitschr. f. d. ges. Neurol. u. Psych. **76**. 355. 1922. — 204. *Houben* und *Struycken*, Acta oto-laryngol. **7**. 288. 1925.

205. *Jakob, A.*, Die extrapyramidalen Erkrankungen. Berlin: J. Springer 1923. — 206. *James*, Americ. journ. of otol. **4**. 239. 1882. — 207. *Ingvar, Sv.*, Folia neurobiologica 1918. — 208. *Derselbe*, Acta med. scandinav. **57**. 313. 1922. — 209. *Derselbe*, Brain. **46**. 255. 1923. — 210. *Junger, J.*, Monatsschr. f. Ohrenheilk. **56**. 451. 1922. — 211. *Derselbe*, Zeitschr. f. Hals-, Nasen- u. Ohrenheilk. **3**. 225. 1922.

212. *Kleinknecht, F.*, Prakt. Psychol. **3**. 245. 1922. — 213. *Derselbe*, Zeitschr. f. Biol. **77**. 11. 1922. — 214. *Kleinknecht, F.* und *W. Lueg*, Zeitschr. f. Biol. **81**. 22. 1924. — 215. *Kleinknecht, F.* und *H. Ballin*, Zeitschr. f. Biol. **85**. 85. 1926. — 216. *Kleyn, A. de*, Jahresber. ü. d. ges. Physiol. **1**. 300. 1920 (1923). — 217. *Derselbe*, Jahresber. ü. d. ges. Physiol. **3**. 396. 1923 (1925). — 218. *Derselbe*, Jahresber. ü. d. ges. Physiol. **5**. 504. 1924 (1926). — 219. *Derselbe*, Journ. of laryng. a. otol. 1923, S. 646. — 220. *Kleyn, A. de* und *C. Versteegh*, Zentralbl. f. d. ges. Ophthalmol. **11**. 1. 1924. — 221. *Kny*, Arch. f. Psych. u. Nervenkrankh. **18**. 637. 1887. — 222. *Kobrak, F.*, Beiträge zur Lehre von den statischen Funktionen des menschlichen Körpers. Berlin: S. Karger 1922. — 223. *Derselbe*, Passow-Schaefers Beiträge. **19**. 321. 1923. — 224. *Derselbe*, Passow-Schaefers Beiträge. **20**. 1. 1924. — 225. *Derselbe*, Klin. Wochenschr. **3**. 195. 1924. — 226. *Derselbe*, Arch. f. Ohren-, Nasen- u. Kehlkopfheilk. **108**. 198. 1921. — 227. *Köllner, H.*, Klin. Wochenschr. **2**. 482. 1923. — 228. *Derselbe*, Arch. f. Augenheilk. **93**. 130. 1923. — 229. *Kohnstamm, O.*, Verhandl. d.

dtsch. otol. Ges. 1911. S. 203. — 230. *Kompanejetz, S.*, Arch. f. Ohren-, Nasen- u. Kehlkopfheilk. **112**. 1. 1924. — 231. *Derselbe*, Acta oto-laryngol. **7**. 323. 1925. — 232. *Kragh, J.*, Acta oto-laryngol. **4**. 209. 1922 und **6**. 178. 1924. — 233. *Kreidl, A.*, Pflügers Arch. f. d. ges. Physiol. **51**. 119. 1892. — 234. *Derselbe*, Ergebn. d. Physiol. **5**. 572. 1906. — 235. *Kreidl, A.* und *S. Gatscher*, Monatsschr. f. Ohrenheilk. **57**. 683. 1923. — 236. *Kremer, J. H.*, De Zeeziekte. Amsterdam 1921.

237. *Lanos, M.*, Annal. des mal. de l'oreille, du lar. etc. **44**. 461. 1925. — 238. *Derselbe*, Clin. ophthalm. **14**. 311. 1925. — 239. *Landau, A.*, Klin. Wochenschr. **2**. 1253. 1923. — 240. *Derselbe*, Zentralbl. f. d. ges. Neurol. u. Psych. **40**. 372. 1925. — 241. *Leidler, R.*, Der Schwindel. Handb. d. Neurol. d. Ohres von Alexander-Marburg. **1**. 1. Hälfte, 553—588. Wien-Berlin: Urban u. Schwarzenberg 1923. — 242. *Leidler, R.* und *P. Loewy*, Monatsschr. f. Ohrenheilk. **56**. 1. 1922. — 243. *Leiri, F.*, Acta oto-laryngol. **6**. 516. 1924. — 244. *Derselbe*, Rev. d'oto-neuro-oculistique. **3**. 1925. Nr. 5 u. 9. — 245. *Derselbe*, Acta oto-laryngol. **7**. 308. 1925. — 246. *Derselbe*, Acta med. scandinav. **63**. 184. 1925. — 247. *Derselbe*, Zeitschr. f. Hals-, Nasen- u. Ohrenheilk. **16**. 565. 1926. — 248. *Derselbe*, Acta oto-laryngol. **10**. 52. 1926. — 249. *Derselbe*, Zeitschr. f. Hals-, Nasen- u. Ohrenheilk. **17**. 381 u. 392. 1927. — 250. *Leiße, O.*, Arch. f. Ohren-, Nasen- u. Kehlkopfheilk. **116**. 1. 1927. — 251. *Derselbe*, Arch. f. Ohren-, Nasen- u. Kehlkopfheilk. **116**. 56. 1927. — 252. *Lévy-Valensi, J.* et *E. Halphen*, Les vertiges. Paris: N. Maloine 1926. — 253. *Linksz, A.* (unter *A. Tschermak*), Pflügers Arch. f. d. ges. Physiol. **205**. 669. 1924. — 254. *Loewy, P.*, Zeitschr. f. d. ges. Neurol. u. Psych. **65**. 141. 1921. — 255. *Lorente, R. de Nò*, Acta med. scandinav. **62**. 461. 1925. — 256. *Derselbe*, Skandinav. Arch. f. Physiol. **49**. 251. 1926. — 257. *Derselbe*, Acta oto-laryngol. **11**. 301 u. 362. 1927.

258. *Macfarlan, D.*, Ann. of otol. rhinol. a. laryng. **34**. 160. 1925. — 259. *Mach, E.*, Sitzungsber. d. Wien. Akad. d. Wissensch. Mathem.-naturw. Kl., III. Abt., S. 68. 1873. — 260. *Derselbe*, Grundlinien der Lehre von den Bewegungsempfindungen. Leipzig: Engelmann 1875. — 261. *Derselbe*, Analyse der Empfindungen. VII. Aufl. Jena: Fischer 1918. — 262. *Magnus, R.*, Körperstellung. Berlin: Springer 1924. — 263. *Magnus, R.* und *A. de Kleyn*, Pflügers Arch. f. d. ges. Physiol. **145**. 455. 1912. — 264. *Dieselben*, Münch. med. Wochenschr. 1913. Nr. 46. — 265. *Dieselben*, Pflügers Arch. f. d. ges. Physiol. **160**. 429. 1915. — 266. *Maier, M.* und *H. Lion*, Pflügers Arch. f. d. ges. Physiol. **187**. 47. 1921. — 267. *Malan, A.*, Ann. di laring., otol., rinol., faringol. **2**. 65. 1926. — 268. *Marinesco, G.* und *A. Radovici*, Rev. neurol. **1**. 289. 1924. — 269. *Matthaei, R.*, Pflügers Arch. f. d. ges. Physiol. **202**. 88. 1924. — 270. *Derselbe*, Pflügers Arch. f. d. ges. Physiol. **204**. 587. 1924. — 271. *Metzger*, Klin. Wochenschr. **4**. 853. 1925. — 272. *Meurman, Y.*, Acta oto-laryngol. **6**. 555. 1924. — 273. *Minkowski, M.*, Rev. neurol. **37**. 1105. 1922. — 274. *Derselbe*, Schweiz. Arch. f. Neurol. u. Psychiatr. **15**. 239. 1924. — 275. *Derselbe*, Schweiz. Arch. f. Neurol. u. Psychiatr. **16**. 133 u. 266. 1925. — 276. *Mittelmann, B.*, Pflügers Arch. f. d. ges. Physiol. **196**. 531. 1922. — 277. *Moro, E.*, Münch. med. Wochenschr. **65**. 1147. 1918. — 278. *Mulder, M. E.*, Onderzoek. physiol. Labor. Utrecht. **3**. 168. 1874. — 279. *Derselbe*, v. Graefes Arch. f. Ophthalm. **21** (1). 68. 1875. — 280. *Derselbe*, Arch. d'opht. **17**. 465. 1897. — 281. *Derselbe*, Unser Urteil über Vertikal bei Neigung des Kopfes nach rechts oder links. Groningen: Noordhoff 1898. Dasselbe holländisch: Donders Feestbundel. Amsterdam 1888, S. 340. — 282. *Derselbe*, v. Graefes Arch. f. Ophthalmol. **27**. 465. 1897. — 283. *Mulder, W.*, Proofschrift. Utrecht 1908. — 284. *Müller, G. E.*, Zeitschr. f. Sinnesphysiol. **49**. 109. 1916. — 285. *Mygind, S. H.*, Nordisk tidskritt f. Oto-Rhino-Laryngol. **2**. 355. 1917. — 286. *Derselbe*, Acta oto-laryngol. **1**. 527. 1918/19. — 287. *Derselbe*, Journ. of laryngol. and otol. **36**. 321. 1921. — 288. *Derselbe*, Journ. of laryngol. and otol. **36**. 72. 1921. — 289. *Derselbe*, Journ. of laryngol. and otol. **40**. 444. 1925. — 290. *Derselbe*, Zeitschr. f. Hals-, Nasen- u. Ohrenheilk. **11**. 68. 1925. — 291. *Derselbe*, Acta oto-laryngol. **7**. 161. 1925.

292. *Nagel, A., d. Ält.*, v. Graefes Arch. f. Ophthalmol. **17** (1). 237. 1871. — 293. *Nagel, W. A.*, Zeitschr. f. Psychol. u. Physiol. d. Sinnesorgane. **12**. 331. 1896. — 294. *Derselbe*, Zeitschr. f. Psychol. u. Physiol. d. Sinnesorg. **16**. 373. 1898. — 295. *Derselbe*, Handb. d.

Physiol. **3**. 734. 1905. — 296. *Nelissen, A. A. M.*, et *H. J. M. Weve*, Arch. néerland. de physiol. de l'homme et des anim. **7**. 213. 1922. — 297. *Dieselben*, Arch. f. Augenheilk. **93**. 204. 1923. — 298. *Neumann, H.* und *G. Bondy*, Internat. Zentralbl. f. Ohrenheilk. **9**. 294 u. 307. 1911. — 299. *Noltenius, F.*, Arch. f. Ohren-, Nasen- u. Kehlkopfheilk. **108**. 107. 1922. — 300 *Derselbe*, Arch. f. Ohren-, Nasen- u. Kehlkopfheilk. **116**. 210. 1927. — 301. *Nylèn, C. O.*, Acta oto-laryngol. **9**. 179. 1926.

302. *Peiper, A.* und *H. Isbert*, Jahrb. f. Kinderheilk. **115**. 142. 1927. — 303. *Peiper, A.*, Jahrb. f. Kinderheilk. **111**. 290. 1926 und **113**. 87. 1926. — 304. *Derselbe*, Arch. f. Kinderheilk. **80**. 1. 1926/27. — 305. *Pette, H.*, Dtsch. Zeitschr. f. Nervenheilk. **84**. 85. 1924 und **86**, 193. 1925. — 306. *Piéron, H.*, Presse méd. 1918. S. 440. — 307. *Plum, A.*, Passow-Schaefers Beitr. z. Anat., Physiol. usw. **18**. 342. 1922. — 308. *Pollak, E.*, Handb. d. Neurol. des Ohres von Alexander - Marburg. **2**. 239—354. Wien-Berlin: Urban u. Schwarzenberg 1926. — 309. *Přecechtěl, A.*, Časopis lékařů českých. **60**. 609. 1922. — 310. *Derselbe*, Ann. des malad. de l'oreille etc. **41**. 991. 1922. — 311. *Purkinje, J. E.*, Med. Jahrb. d. k. k. österr. Staates. **6**. 2. St., 79. 1820. — 312. *Derselbe*, 4. und 10. Bulletin d. naturwiss. Sektion d. schles. Ges. f. vaterl. Kultur 1825; 2. Bull. 1826 (abgedruckt bei Aubert-Delage).

313. *Quix, F. H.*, Le mal de mer. Monogr. oto-rhino-laryngol. internat. Nr. 8. p. 829 bis 987. Paris: A. Legrand 1922. — 314. *Derselbe*, Examen fonctionnel de l'appareil otolithique (valeur des épreuves). Xe Congr. intern. d'otol. Paris 1922. Paris: A. Bussière 1922. — 315. *Derselbe*, Arch. néerl. de physiol. de l'homme et des anim. **6**. 1. 1921; **8**. 425. 1923. — 316. *Derselbe*, Annal. des mal. de l'oreille et du larynx. **42**. 1923. Nr. 3. — 317. *Derselbe*, L'examen clinique des symptômes otolithiques. Soc. belg. d'otol., de rhinol. et de laryng. **24**. II. 1924. Ixelles: Kumps-Robin 1924. — 318. *Derselbe*, Zeitschr. f. Hals-, Nasen- u. Ohrenheilk. **8**. 516. 1924. — 319. *Derselbe*, The journ. of laryngol. and otol. 1925. p. 425 u. 493. — 320. *Derselbe*, Nederl. tijdschr. v. geneesk. **29**. II. 1925. Nr. 3. — 321. *Quix, F. H.* and *L. U. H. C. Werndly*, Konin. Akad. van Wetensch. te Amsterdam. II. Sect. **23**. 1924. Nr. 3.

322. *Rademaker, G. G. J.*, Klin. Wochenschr. **1**. 404. 1923. — 323. *Derselbe*, Die Bedeutung der roten Kerne und des übrigen Mittelhirns für Muskeltonus, Körperstellung und Labyrinthreflexe. Berlin: J. Springer 1926. — 324. *Rosenfeld, M.*, Neurol. Zentralbl. **30**. 238. 1911. — 325. *Rossem, A. van*, Onderzoek. physiol. labor. Utrecht, 5. Reihe. **9**. 151. 1908. — 326. *Ruggles, W. G.*, Laryngoscope. **31**. 6. St. Louis 1921. — 327. *Ruttin, E.*, Verhandl. d. dtsch. otol. Ges. 1909. S. 169. — 328. *Derselbe*, Monatsschr. f. Ohrenheilk. **58**. 466. 1924. — 329. *Derselbe*, Zeitschr. f. Hals-, Nasen- u. Ohrenheilk. **8**. 482. 1924.

330. *Sachs, M.* und *J. Meller*, v. Graefes Arch. f. Ophthalm. **52**. 387. 1901. — 331. *Dieselben*, Zeitschr. f. Psychol. u. Physiol. d. Sinnesorg. **31**. 89. 1903. — 332. *Schaltenbrand, G.*, Dtsch. Zeitschr. f. Nervenheilk. **87**. 23. 1925 und **89**. 82. 1925. — 333. *Schaltenbrand, G.* und *E. S. Frank*, Psychiatr. en neur. bladen. 1926, S. 252. — 334. *Schilling, R.*, Arch. f. Ohren-, Nasen- u. Kehlkopfheilk. **104**. 120. 1919. — 335. *Schmaltz, G.* und *G. Völger*, Pflügers Arch. f. d. ges. Physiol. **204**. 708. 1924. — 336. *Schmaltz, G.*, Pflügers Arch. f. d. ges. Physiol. **207**. 125. 1925. — 337. *Derselbe*, Pflügers Arch. f. d. ges. Physiol. **208**. 424. 1925. — 338. *Derselbe*, Klin. Wochenschr. **4**. 520. 1925. — 339. *Derselbe*, Pflügers Arch. f. d. ges. Physiol. **217**. 389. 1927. — 340. *Schönemann, A.*, Neue Denkschr. d. allg. Schweiz. Ges. f. d. ges. Naturwiss. **9**. Abh. 3. 89. 1906. — 341. *Schur*, Zeitschr. f. Kinderheilk. **32**. 227. 1922. — 342. *Schuster*, Dtsch. Zeitschr. f. Nervenheilk. **70**. 97. 1921. — 342. *Shoda, M.* (unter *A. Tschermak*), Pflügers Arch. f. d. ges. Physiol. **215**. 588. 1927. — 344. *Simons, A.*, Neurol. Zentralbl. **39**. 132 und 256. 192). — 345. *Derselbe*, Zeitschr. f. d. ges. Neurol. u. Psychiat. **80**. 499. 1923. — 346. *Derselbe*, Zentralbl. f. d. ges. Neurol. u. Psychiat. **40**. 372. 1925. — 347. *Skrebitzky A.*, v. Graefes Arch. f. Ophthal. **17** (1), 107. 1871. — 348. *Spiegel, E. A.*, Experimentelle Analyse der vegetativen Reflexwirkungen des Labyrinthes. Handb. d. Neurol. d. Ohres von Alexander-Merburg. **3**. Bd. S. 631—660. Urban & Schwarzenberg, Berlin-Wien 1926. — 349. *Spiegel, E. A. und Th. D. Demetriades*, Pfügers Arch. f. d. ges. Physiol. **196**. 185. 1922 und **205**. 328. 1924. — 350. *Spitzer, A.*, Arbeiten aus dem neurologischen Institut der Univ. Wien.

25. 423. 1924. — 351. *Derselbe*, Monatsschrift f. Ohrenheilk. 59. H. 11. 1925. — 352. *Stein, C.* und *O. Bénesi*, Monatsschr. f. Ohrenheilk. 58. 581, 709, 898 u. 1024. 1924. — 353. *Stein, St. v.*, Ohrlabyrinth. Jena: Fischer 1894. — 354. *Derselbe*, Schwindel, Auto-kinesis externa et interna. Leipzig: Leiner 1910. — 355. *Stenvers, H. W.*, Arch. néerl. de physiol. de l'homme et des anim. 2. 669. 1918. — 356. *Stigler, R.*, Pflügers Arch. f. d. ges. Physiol. 148. 573. 1912. — 357. *Ström, J.*, Skandinav. Arch. f. Physiol. 50. 1. 1927. — 358. *Struycken, H. J. L.*, Nederl. tijdschr. v. geneesk. 69, II. 1395. 1925. — 359. *Derselbe*, Zeitschr. f. Hals-, Nasen- u. Ohrenheilk. 12, II. 627. 1925. — 360. *Szilly, A. v.*, Zeitschr. f. Psychol. u. Physiol. d. Sinnesorg. 38. 81. 1905.

361. *Tezner, O.*, Monatsschr. f. Kinderheilk. 31. 40. 1925. — 362. *Thielemann, R.*, Passow-Schaefers Beitr. z. Anat., Physiol. usw. 20. 214. 1924. — 363. *Thornval, A.*, Acta oto-laryngol. 2. 451. 1920/21. — 364. *Derselbe*, Études expérimentales sur la fonction des organes des canaux semi-circulaires et celle des otolithes. I. u. II. Kopenhagen: Levin und Munksgaards 1926. — 365. *Derselbe*, Experimentelle Untersuchungen über die Funktionen des Bogengangs- und Otolithen-Apparates. III. Kopenhagen: Levin und Munksgaards 1927. — 366. *Derselbe*, Acta oto-laryngol. 10. 575. 1927. — 367. *Tomasewicz, A.*, Beiträge zur Physiologie des Ohrlabyrinths. Inaug.-Dissert. Zürich 1877. — 368. *Tschermak, A.*, Ergebn. d. Physiol. 4. 517. 1905. — 369. *Derselbe*, Nagels Handb. d. Physiol. 4. 1. Teil. S. 1. Braun-schweig: Vieweg 1905. — 369a. *Derselbe*, Der exakte Subjektivismus in der Sinnesphysio-logie. Pflügers Arch. f. d. ges. Physiol. 188, 1. 1921. Auch separat: Berlin: J. Springer 1921.

370. *Udvarhelyi, K.*, Zeitschr. f. Ohrenheilk. u. Krankh. d. Luftwege. 67. 136. 1913. — 371. *Uexküll, J. v.*, Ergebn. d. Physiol. 3 (2). 1. 1904. — 372. *Derselbe*, Zentralbl. f. Physiol. 23. 1. 1909.

373. *Voss, O.*, Verhandl. d. dtsch. otol. Ges. 1909, S. 163. — 374. *Derselbe*, Verhandl. d. dtsch. otol. Ges. 1921, S. 201. — 375. *Derselbe*, Zeitschr. f. Hals-, Nasen- u. Ohrenheilk. 7. 478. 1924. — 376. *Derselbe*, Folia oto-laryngol. II. Teil. Internat. Zentralbl. f. Ohren-heilk. u. Rhino-Laryngol. 24. 16. 1925.

377. *Walshe, F. M. R.*, Brain. 46. 1 u. 281. 1923. — 378. *Warrer*, Psychol. review. 2. 273. 1895. — 379. *Weill*, Ann. des malad. de l'orreille. 42. 815. 1923. — 380. *Wittmaack, K.*, Verhandl. d. dtsch. otol. Ges. 1909, S. 150. — 381. *Wodak, E.* und *M. H. Fischer*, Münch. med. Wochenschr. 1922, S. 193. — 382. *Dieselben*, Zeitschr. f. Hals-, Nasen- u. Ohrenheilk. 3. 215. 1922. — 383. *Dieselben*, Passow-Schaefers Beitr. z. Anat., Physiol. usw. 19. 15. 1922. — 384. *Dieselben*, Klin. Wochenschr. 2. 1802. 1923. — 385. *Dieselben*, Zeitschr. f. Hals-, Nasen- u. Ohrenheilk. 6. 229. 1923. — 386. *Dieselben*, Zeitschr. f. Hals-, Nasen- u. Ohrenheilk. 10. 394. 1924. — 387. *Dieselben*, Monatsschr. f. Ohrenheilk. 58. 70. 1924. —. 388. *Dieselben*, Monatsschr. f. Ohrenheilk. 58. 404. 1924. — 389. *Dieselben*, Journ. of laryngol. a. otol. 1925, S. 201. — 390. *Wodak, E.*, Monatschr. f. Ohrenheilk. 56. 1. 1922. — 391. *Derselbe*, Internat. Zentralbl. f. Ohrenheilk. u. Rhino-Laryngol. 23. 251. 1924/25. — 392. *Derselbe*, Monatsschr. f. Ohrenheilk. 59. 257. 1925. — 393. *Derselbe*, Der Báránysche Zeigeversuch. Berlin-Wien: Urban u. Schwarzenberg 1927. — 394. *Wotzilka, G.*, Zeitschr. f. Hals-, Nasen- u. Ohrenheilk. 10. 127. 1924. — 395. *Wulf, Biner*, Arch. f. Anat. u. Entwick-lungsgesch. 1901, S. 57. — 396. *Wulfften-Palthe, P. M. van*, Zintuigelijke en psychische functies tijdens het vliegen. Proefschrift Leiden 1921. — 397. *Derselbe*, Acta oto-laryngol. 4. 415. 1922.

398. *Xanthakos, G. P.*, Monatsschr. f. Ohrenheilk. 60. 762. 1926.

399. *Zingerle, H.*, Klin. Wochenschr. 3. 1845. 1924. — 400. *Derselbe*, Journ. f. Psychol. u. Neurol. 31. 329 u. 400. 1925. — 401. *Derselbe*, Zeitschr. f. d. ges. Neurol. u. Psych. 105. 548. 1926.

Nachtrag.

402. *André-Thomas*, Rev. neurol. 34. 1003. 1927.

403. *Baldenweck, L.*, Leçons sur l'exploration de l'appareil vestibulaire. Paris: Vigot Frères 1927. — 404. *Barré*, Rev. neurol. 34. 1024. 1927. — 405. *Bourguignon, G.* et *R. Déjean*, Rev. neurol. 34. 1017. 1927. — 406. *Dieselben*, Cpt. rend. hebdom. des séances de l'acad. des sciences. 184. 1349. 1927.

407. *Dorcus, R. M.*, Journ. of gen. psychol. **7.** 177. 1927.

408. *Fischer, M. H.*, Med. Klinik. **23.** 1927. Nr. 50. — 409. *Derselbe,* Klin. Wochenschr. **7.** 634. 1928. — 410. *Fröschels, E.*, Monatsschr. f. Ohrenheilk. **61.** 776. 1927.

411. *Goldstein, K.*, Das Kleinhirn. Handb. d. normal. u. pathol. Physiol. **10.** 222—317. Berlin: Julius Springer 1927.

412. *de Haan, P.*, Acta oto-laryngol. **11.** 254. 1927. — 413. *Hautant, A.*, Rev. neurol. **34.** 908 et 1031. 1927. — 413a. *Hofmann, F. B.*, Die Lehre vom Raumsinn des Auges. I. u. II. Berlin: Julius Springer 1920 u. 1925. — 414. *Hoff, H.* und *P. Schilder*, Die Lagereflexe des Menschen. Wien: Julius Springer 1927.

415. *Kleyn, A. de*, Rev. neurol. **34.** 889. 1927. — 416. *Kompanejetz, S.*, Dnepr. med. zurnal. **6.** 305. 1927. Ref. Zentralbl. f. d. ges. Ophthalmol. **19.** 121. — 417. *v. Kries, I.*, Allgemeine Sinnesphysiologie. Leipzig: F. C. W. Vogel 1923.

418. *Levi, L.*, Rev. neurol. **34.** 997. 1927.

419. *Minkowski, M.*, L'état actuel de l'étude des reflexes. Paris: Masson & Co. 1927.

420. *Pachon, V.* et *H. Verger*, Les réflexes de posture élémentaires. Paris: Masson & Co. 1927. — 421. *Piéron, H.*, Rev. neurol. **34.** 1012. 1927.

422. *Steinhausen, W.*, Ber. üb. d. ges. Physiol. **42.** 556. 1928 u. Pflügers Arch. f. d. ges. Physiol. **217.** 747. 1927.

Einleitung.

Die Regulationsfunktionen des Labyrinthes, speziell der ganze Körperstell- und Haltungsmechanismus beim Menschen sind heute zweifellos noch ein wenig kultiviertes und wenig erforschtes „Neuland." Wenn ich es trotzdem wage, der ehrenvollen Einladung der Redaktion der Ergebnisse Folge zu leisten, einen Abriss über dieses Gebiet zu schreiben, so sind es vornehmlich zwei Gründe, die mich dazu bestimmen. Nur eine langjährige Erfahrung und eingehende Beschäftigung mit diesen und verwandten Fragen gab mir die Möglichkeit einer tiefgründigen Einsicht und liess mich einigermassen ein eigenes Urteil gewinnen. Weiters scheint mir aber auch eine Behandlung obengenannter Fragen von physiologischer Seite nicht ohne Nutzen zu sein. Bisher beschäftigten diese Probleme — von wenigen Ausnahmen abgesehen — fast ausschliesslich den Kliniker. Die Gründe dafür sind bei der praktischen Wichtigkeit unseres Arbeitsgebietes leicht einzusehen. Die Physiologie liess diese Dinge zumeist ganz abseits liegen. Gerade aber hier scheint es mir von Wert zu sein, den engeren Zusammenhang zwischen Physiologie einerseits, Otologie, Neurologie und Ophthalmologie andererseits zu pflegen. Wie Erspriessliches dabei unter Umständen geleistet werden kann, das werden wir wiederholt zeigen können. Möge dies unserer Abhandlung als Geleitwort dienen.

Wir werden mit mancherlei Schwierigkeiten zu kämpfen haben; das derzeitige Wissen über unser Gebiet weist noch allzuviele klaffende Lücken auf. Es mag versucht werden, diese hie und da auszufüllen, wobei sich naturgemäss eine stark subjektive Färbung der Darstellung oft nicht wird vermeiden lassen. Man möge mit dieser persönlichen Meinung nicht zu scharf ins Gericht gehen; sie soll ohnehin nicht mehr als ein Versuch sein, das sonst allzudürftige

Bild, was wir geben könnten, etwas weiter auszugestalten und etwas übersichtlicher zu machen.

Man könnte oft geneigt sein, wie dies in den letzten Jahren nicht selten
versucht worden ist, Anlehnung an vergleichend physiologische Tatsachen
zu suchen. Dies erscheint um so verständlicher, als ja in den letzten $1^1/_2$ Jahrzehnten so Vorbildliches von R. Magnus, A. de Kleyn und deren Schule
geleistet worden ist. Mir scheint aber, dass eine solche Anlehnung nur mit
Vorbehalt und äusserster Vorsicht geschehen darf. Beim Menschen ist das
Labyrinth nicht nur ein Reflexorgan, sondern auch ein Sinnesorgan im
wahrsten Sinne des Wortes, d. h. ein Rezeptionsorgan für Sinnes-Empfindungen[1].
Reflexe und Empfindungen sind nun beim Menschen zumeist ganz innig
miteinander verknüpft, so dass eine Einwirkung beider aufeinander oft nicht
nur nicht ausgeschlossen werden darf, sondern sogar wahrscheinlich ist. Gerade
aber die „Empfindungen" werden uns bei den Tieren ein wohl immer ver-
schlossenes, dunkles Gebiet bleiben. Ausserdem aber ist die Organisation
des ganzen Zentralnervensystems beim Menschen speziell infolge der über-
wiegenden Entwicklung des Grosshirnes eine von den Tieren so grundverschiedene, dass es wohl kaum angeht, einfache Parallelschlüsse zu ziehen.
Es ist gewiss nicht anzunehmen, dass einzelne Teile des Zentralnervensystems
in der stammesgeschichtlichen Entwicklungsreihe in ihrer prinzipiellen Funktion
völlig umgestellt worden sind. Sicherlich ist aber ihre Wertigkeit sehr stark
verschieden und das will wohl viel bedeuten; darin liegt meines Erachtens
gerade der Hauptunterschied.

Die ureigentlichen Reflexmechanismen treten beim Menschen zumeist
stark in den Hintergrund; sie müssen es auch. Darin liegt gerade der Hauptzug
des Fortschrittes des menschlichen Organismus; der „Wille" ist es, der dem
Ganzen ein spezifisches Gepräge verleiht. Dadurch wird auch unserer metho-
dischen Forschung ein ganz bestimmter Weg vorgeschrieben. Strenge sinnes-
physiologische Selbstbeobachtungen müssen zumeist unsere Reflexstudien
leiten, beide müssen innig miteinander verknüpft sein. Nur so, scheint es,
kann es gelingen, voneinander zu trennen, was reiner Reflex und was Gegenreaktion, mehr oder weniger willkürlich ausgeführt ist. Nur so kann es gelingen,
rein physiologische Reflex-Schemata aufzustellen, die uns die Grundlage zum
Verständnisse mancher, anscheinend regelloser Komplexreaktionen liefern.

Unsere Darstellung beabsichtigt nicht einen unmittelbaren Anschluss
an praktische, klinische Verwertbarkeit, wenn auch der Zusammenhang mit

---

[1] Wenn hier auch immer von Sinnes-„Empfindungen" gesprochen wird, so wollen
wir uns doch keineswegs der Tatsache verschliessen, dass es sich zumeist nicht um einfache
Empfindungen handelt, sondern dass in der Regel „Urteile" dabei eine Rolle spielen. Man
kann sich darum sehr wohl überall das Wort Empfindung durch den psychologisch klar defi-
nierten Begriff „Wahrnehmung" ersetzt denken. Über die Abgrenzung der Begriffe Empfindung und Wahrnehmung vergleiche speziell die durchsichtigen und konsequenten Ausführungen von J. von Kries (417) in seiner „Allgemeinen Sinnesphysiologie".

der Klinik nicht ausser acht gelassen werden wird. Es handelt sich uns vielmehr darum, den Versuch zu machen, die bisherigen Ergebnisse in den Rahmen eines rein physiologischen Übersichtsbildes einzuordnen. Sollte es gelingen, dem Leser einen klaren Einblick in dieses reizvolle Gebiet zu verschaffen und vor allem sein Interesse auf die vielen noch schwebenden Fragen zu lenken, so ist dem Zwecke der vorliegenden Abhandlung Genüge getan.

Der Vestibularapparat als Sinnesorgan.
I. Allgemeines.

Gleichwie für die anderen Sinnesorgane gilt für den Vestibularapparat das Gesetz von der „spezifischen Sinnesenergie", der Fundamentalsatz unseres grossen Altmeisters Joh. Müller. Jedweder Reiz, der imstande ist, auf das Vestibularorgan einzuwirken, löst immer die charakteristischen Empfindungen aus. Man könnte die Gesamtheit dieser Empfindungen alter Tradition gemäss unter dem Sammelnamen vestibulärer „Schwindel" zusammenfassen. Man versteht aber unter „Schwindel" so vielerlei voneinander grundverschiedene Erscheinungen[1], so dass es entschieden als ein grosser Mangel empfunden werden müsste, wenn es dem Physiologen nicht gelingen wollte, diesen verschleierten Begriff in unserem Bereiche näher zu analysieren.

Wollen wir zunächst relativ einfache Verhältnisse betrachten, so kann ganz allgemein festgestellt werden, dass das Vestibularorgan „Bewegungsempfindungen" vermittelt. Diese Bewegungsempfindungen können allerdings sehr bunte Bilder zeigen. In einfachen Fällen handelt es sich um Empfindungen von Progressiv-Bewegungen, sog. „Linear-Vektionen" von Drehungen oder Kombinationen beider, in anderen Fällen wieder um einen solchen Komplex, dass eine Analyse nicht einfach gelingt. Dass solche Bewegungsempfindungen vom Vestibularorgane ausgelöst werden können, ist heute keine Hypothese mehr. Dass es sich um eine Tatsache handelt, kann man vor allem dadurch beweisen, dass inadäquate Beeinflussungen der Vestibularapparate, wie sie als Kalorisation und Galvanisation allgemein üblich sind, auch zu Bewegungsempfindungen führen können; hierbei fehlt jeder physikalische Bewegungsvorgang. Es bestehen also die alten, oft angegriffenen Anschauungen von Mach (260), Breuer (60), Brown (65) und anderen sicher im Prinzipe zurecht. Ein weiterer Beweis wird durch die alltägliche klinische Beobachtung gegeben; sichere Erkrankungen der Vestibularorgane[2] führen zu „Schwindel", der nach mehr oder weniger genauen Angaben der Patienten sich sehr häufig in typischen Bewegungsempfindungen äussert.

---

[1] Siehe dazu E. Hitzig (187), R. Leidler (241), F. Kobrak (225).

[2] Der Begriff „Vestibularorgan" umfasst die peripheren Rezeptionsapparate: die Vestibularapparate, und die nervösen Leitungen mit den nervösen Zentralorganen.

Damit soll aber keineswegs gesagt sein, dass etwa physikalische Bewegungsvorgänge nur mit Hilfe des Vestibularorganes empfunden werden könnten. Das ist sogar sicher nicht der Fall, da kommt noch eine ganze Reihe anderer Faktoren, selbst wenn der Gesichtssinn ausgeschlossen wird, in Betracht.

Ausser Bewegungsreizen wirkt auf das Labyrinth die „Schwerkraft" als Reiz. Man hat deshalb die Labyrinthe sehr gerne als „statische Organe" angesprochen. Diese Bezeichnung ist aber nur geeignet, falsche Vorstellungen zu erwecken; darin möchte ich den interessanten Ausführungen Kobraks (222) durchaus beipflichten. Das Labyrinth ist höchstens nur eines der Organe neben den Rezeptoren der Haut-, Muskel- und Gelenkssensibilität usw., welches Lageempfindungen vermittelt. Dass es aber an der Vermittelung der Lageempfindungen beteiligt ist, ist wohl als sehr wahrscheinlich anzusehen, wenn auch zugegeben werden muss, dass die bisher dafürsprechenden „Beweise" nicht völlig einwandfrei sind. Dem fast ganz ablehnenden Standpunkte Gartens (140, 141) kann aber auch nicht beigepflichtet werden.

Es gilt nun zweifellos bestimmte Bedingungen zu schaffen, wenn möglichst rein vestibulär ausgelöste Empfindungen studiert werden sollen. Ideal ist das freilich überhaupt nicht durchführbar, da es ausgeschlossen erscheint, alle anderen Sinneseinwirkungen auszuschalten. Aber gewisse Annäherungen lassen sich schaffen. Da muss vor allem das Studium der Empfindungen von passiven Bewegungen, passiven Lageveränderungen des Kopfes und Körpers unter ganz bestimmten Kautelen an die Spitze gestellt werden. So interessant und so wichtig das Studium aktiver Bewegungen auch ist, die noch dazu den normalen Lebensbedingungen viel mehr entsprechen, so müssen diese doch zunächst zurückgestellt werden; in ihnen steckt ein fürs Erste nicht leicht übersehbarer Komplex. Ebenso dürfen nicht von allem Anfange an optische Eindrücke mit einwirken, weil dann optische Empfindungen mit vestibulären konkurrieren können und eine Analyse ohne genaue Kenntnis der beiden Elementarfaktoren ein schwieriges, kaum erfolgreich zu lösendes Problem darstellt.

Wir sind also gezwungen, zunächst gewisse künstliche Untersuchungsmethoden heranzuziehen. Da hat nun seit jeher die Drehstuhluntersuchung in der verschiedensten Form eine Rolle gespielt. Das ist auch einzusehen, weil sie technisch sehr einfach sein kann und weil sie praktisch für die Funktionsprüfung leicht verwendet werden kann. Als eine physiologische Untersuchungsmethode kann sie aber nicht direkt angesehen werden, da sie in der gebräuchlichen Form den Anforderungen des gewöhnlichen Lebens kaum entspricht, andererseits aber auch als eine Starkreizmethode gelten muss. Der Wert dieser Untersuchungsmethode ist trotz alledem keineswegs gering einzuschätzen; sie liefert sichere Einzelergebnisse. Wenn wir nun auch von der Erkenntnis der Funktionen der Vestibularorgane im physiologischen

Sinne — d. h. unter den üblichen Lebensbedingungen — noch weit entfernt sind, so können wir doch nur durch das Studium von Einzelergebnissen das Ineinandergreifen der einzelnen Faktoren allmählich verstehen lernen.

II. Bewegungsempfindungen, sog. „Vektionen"[1].

Purkinjes (311) klassische Untersuchungen bildeten das Präludium für diesen hochinteressanten Zweig der Sinnesphysiologie; seine Feststellungen bilden heute noch die Grundlage. Viele Jahre später erst wurden diese Studien von Mach (260), Breuer (60), Brown (65) wieder aufgenommen; verfeinerte Methodik, inzwischen gewonnene Erkenntnisse liessen eine eingehendere Verwertung zu, den Ausbau jener allgemein bekannten, berühmt gewordenen Hypothese. Interessante Ergebnisse und detaillierte Ergänzungen brachten die Arbeiten von Aubert-Delage (14), Abels (1) und die feinsinnigen Untersuchungen van Rossems (325) und Mulders (283). Nach langer Ruhepause zeigten erst wieder die Ergebnisse von M. H. Fischer und Wodak (122, 126, 387), sowie Dodge (95—97) neue Gesichtspunkte auf. Es zeigte sich, dass nicht einfach physikalische Betrachtungen im Sinne der Mach-Breuer-Brownschen Theorie genügen, um die Bewegungsempfindungen zu erfassen.

A. Bewegungsempfindungen bei und nach Drehbewegungen.

Um möglichst einfache Verhältnisse zu schaffen, setzen wir zunächst passive Drehungen auf einem Drehstuhle bei verschlossenen Augen im Dunkelzimmer und fixiertem Kopfe voraus. Die Kopffixation geschieht nach M. H. Fischer und E. Wodak (123) am besten mit Hilfe eines am Drehsessel befestigten Beissbrettchens. Kopfbewegungen müssen zunächst vermieden werden, weil sie zu Komplikationen führen und ausserdem zum Auftreten sehr unangenehmer Nausea Anlass geben können, durch welche die Beobachtung stark gestört werden kann. Der Kopf werde in einer Lage festgehalten, welche einer leichten Vorbeugung von im Mittel 15° entspricht. Die lotrechte Rotationsachse gehe etwa mitten durch die wagrechte Verbindungslinie der beiden Labyrinthe.

Wenn wir unter diesen Bedingungen beispielsweise eine Drehung rasch, d. h. mit grosser Beschleunigung beginnen und sie gleichförmig mit einer Winkelgeschwindigkeit von etwa 180° 20 Sekunden lang fortsetzen, also 10 vollständige Kreisbewegungen ausführen und dann plötzlich stoppen, so lässt sich folgendes beobachten: Die Versuchsperson [2] hat im Momente des Andrehens

---

[1] M. H. Fischer und E. Wodak (126, 387) bezeichneten einem Vorschlage A. Tschermaks folgend die Bewegungsempfindungen als „Vektionen" und zwar die Empfindungen von Drehbewegungen als „Zirkularvektionen" (CV), die Empfindungen von geradlinigen Bewegungen als „Linearvektionen" (LV).

[2] Die Versuchspersonen sitzen bequem auf dem Drehsessel; neben dem Kopfe ist auch der Stamm fixiert (angebunden), die Arme liegen auf Lehnen, die Beine an Kniestützen, so dass eine Verschiebung der einzelnen Körperteile fast ausgeschlossen ist.

eine Drehempfindung von bestimmten Qualitäten[1]; der Sinn der C.V. stimmt mit der Richtung der Rotation prinzipiell überein; man könnte sagen, man erkennt die Richtung der Drehbewegung. Die Drehempfindung (C. V.) hat rein horizontalen Charakter, d. h. man glaubt um eine vertikale Achse gedreht zu werden; also auch darin besteht zunächst zwischen Subjektivem und Objektivem eine grosse Übereinstimmung. Anfänglich ist man auch imstande, mit ziemlicher Exaktheit anzugeben, wann man einen vollständigen Kreis von 360° zurückgelegt hat, mit anderen Worten, man ist imstande, anfänglich die Winkelgeschwindigkeit gewissermassen zu erkennen. Diese Verhältnisse ändern sich aber im Laufe der folgenden Rotationen sehr wesentlich. Auch unter obigen Bedingungen nimmt bereits die scheinbare Geschwindigkeit (Celerität) der C. V. erheblich ab; man meint, langsamer rotiert zu werden als es tatsächlich der Fall ist.

Wird nun die Rotation plötzlich gestoppt, dann vermeint man, obwohl tatsächlich stille stehend, mit grosser Geschwindigkeit nach der Gegenseite gedreht zu werden. Diese Drehempfindung in der sog. 1. negativen Phase unterscheidet sich ihrem Charakter nach durchaus in nichts von der Drehempfindung während einer realen Rotation. M. H. Fischer und Wodak (387) konnten sogar die Zahl der scheinbar durchlaufenen Vollkreise angeben und die scheinbaren Winkelgeschwindigkeiten bestimmen. Auch die C. V. in der 1. negativen Phase ist unter den angegebenen Bedingungen rein horizontal. Die Celerität (scheinbare Winkelgeschwindigkeit) dieser C. V. nimmt allmählich ab, bis schliesslich die Drehempfindung abgeklungen ist und man wieder ruhig zu stehen vermeint.

Bisher handelte es sich um altbekannte Grundtatsachen, die schon von Purkinje, Mach, Breuer, Brown, Aubert-Delage, Abels, van Rossem, Mulder, Bárány und anderen ausführlich beschrieben worden sind. Aber nach Fischer und Wodak sind die Drehempfindungen mit der 1. negativen Phase noch nicht ausgeklungen. Der Beobachter glaubt nämlich alsbald wieder, plötzlich einsetzend, nach der Seite der realen Rotation gedreht zu werden; der Sinn der C. V. ist deutlich und ganz bestimmt (1. positive Phase). Aber in einem unterscheidet sich die C. V. der 1. positiven Phase wesentlich von den vorausgegangenen C. V.; auch sie weist eine gewisse Celerität (scheinbare Geschwindigkeit) auf, aber man scheint dabei im Vorstellungsraume nicht recht vorwärts zu kommen. Unter den angegebenen Bedingungen glaubt man trotz der manchmal erheblichen Dauer der 1. positiven Phase von mehreren Minuten einen Kreisbogen von maximal 360° durchlaufen zu haben.

An die 1. positive Phase können sich noch eine Reihe anderer Phasen anfügen, aneinander mit Zwischenpausen von Ruhe anschliessend, immer

---

[1] M. H. Fischer und E. Wodak (126, 387) haben als Empfindungsqualitäten die „Vektorialität“ oder den „Sinn“, die „Celerität“ oder scheinbare Geschwindigkeit und die „Intensität“ der Vektion hervorgehoben.

den Sinn der C. V. wechselnd (2. negative, 2. positive, 3. negative, 3. positive Phase usw. vgl. Abb. 1). Es ist klar, dass dabei die Drehempfindungen immer schwächer werden und es einer geschulten individuellen Beobachtungsgabe bedarf, um sie zu analysieren. Eigenartig ist während der Phasen der C. V., dass man meint, nur einen bestimmten Kreissektor durchlaufen zu haben, der um so kleiner erscheint, je weiter abliegend die Phase von der realen Rotation ist. Man glaubt seine Lage im Raume um einen bestimmten Winkel geändert zu haben. M. H. Fischer und E. Wodak nannten diese Erscheinung bei den aufeinanderfolgenden Phasen: „Sektorenpendeln." Um so interessanter ist, dass R. Dodge (97), dessen ausgezeichnete Untersuchungen uns wertvolle Ergänzungen liefern, ganz unabhängig Ähnliches fand: „I do

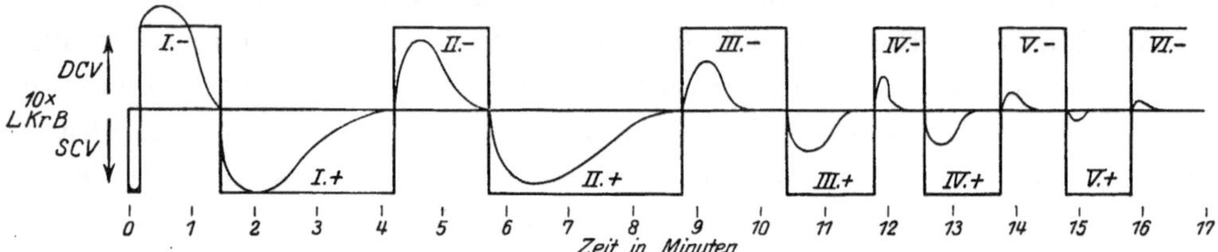

Abb. 1. Langdauernder rhythmischer Ablauf der Drehempfindungen (DCV = Drehempfindung nach rechts, SCV = Drehempfindung nach links) nach 10× Linksrotation in 20 Sekunden. (Nach M. H. Fischer und E. Wodak.)

not seem to feel any motion but I realize that I have changed my position in space."

Wir müssen also die Tatsache als gegeben betrachten, dass eine rotatorische Reizung geeignet ist, einen ganzen Pendelrhythmus von Drehempfindungen auszulösen, der sich über die lange Zeit von 20 Minuten (unter angeführten Bedingungen) erstrecken kann. Schon Abels (1) ahnte dies, kam aber zu keiner klaren Erkenntnis. St. v. Stein (354) beschreibt in seinem wertvollen, nur wenig übersichtlichem Buche über den Schwindel schon Analoges bei Labyrinthkranken. Dodge (97) bestätigte die von M. H. Fischer und Wodak gegebenen physiologischen Feststellungen; er kam in sicherer Beobachtung bis zur 2. negativen Phase. „Further faint illusions of rotation sometimes occured but they were without regularity or compelling clearness." Dieses Ergebnis von Dodge nimmt nicht Wunder, da die Deutlichkeit und Merklichkeit der einzelnen Phasen zweifellos mit der Art und Weise des Dreh-Reizes zusammenhängt; da scheint es ein gewisses Optimum zu geben. Dodge arbeitete aber nur mit sehr langsamen Drehungen.

Es ist nun äusserst interessant, dass die Drehempfindungen bei subtiler Beobachtung sensibler Personen einen wesentlich komplizierteren Charakter aufweisen können, wenn nicht in der obengenannten Kopflage rotiert wird. Wird man beispielsweise mit aufrechter Kopfhaltung um eine lotrechte Achse gedreht, so ist zwar die Drehempfindung während der realen Rotation wenigstens in der Regel sehr angenähert horizontal, aber die C. V. in den Phasen sind anders geartet. Schon in der 1. negativen Phase tritt das Empfinden auf, als würde man um schiefe Achsen gedreht, deren Lage im Raume sich rhythmisch ändert; in den anschliessenden Phasen ist dieses Empfinden meist noch deutlicher ausgesprochen. Man kann sich nun solche Drehempfindungen als Kombinationen von horizontalen (um scheinbare vertikale Achsen) und vertikalen (um scheinbare horizontale Achsen) zustandegekommen denken. Diese Auffassung findet ihre Berechtigung vornehmlich darin, dass tatsächlich sowohl reine horizontale als auch vertikale C. V. nach einer solchen Rotation beobachtet werden können. Die horizontale und vertikale Phasenrhythmik ist nämlich nicht koinzident, beide sind völlig unabhängig voneinander. Deshalb erscheint gelegentlich eine vertikale C. V. allein, wenn die horizontale vor ihrem neuerlichen Richtungswechsel eben abgeklungen ist oder umgekehrt. In der Regel sind die vertikalen Phasen wesentlich kürzer und auch schwächer.

Diese kombinierten Drehempfindungen sind noch deutlicher ausgesprochen, wenn man z. B. mit stark vor- oder rückgebeugtem Kopfe, oder mit zur Schulter geneigtem Kopfe rotiert wird. Aubert und Delage (14) geben an, dass man unter solchen Umständen schon während einer realen Rotation um eine lotrechte Achse den Eindruck haben kann, als würde man um schiefe Achsen gedreht. Fischer und Wodak (126) bemerken dazu, dass dieses Empfinden während der realen Drehung nur schwer analysierbar und wenig bestimmt ist, dass man im Gegenteil in der Regel meint, angenähert in einer Horizontalebene gedreht zu werden. Aber nach dem Stoppen treten in den Phasen mit grosser Aufdringlichkeit die beschriebenen kombinierten Drehempfindungen auf.

Diese kombinierten Drehempfindungen sind nun naturgemäss die Regel. Fischer und Wodak versuchten Kopforientierungen zur Rotationsachse ausfindig zu machen, die dadurch ausgezeichnet sind, dass durch Rotationen rein horizontale C. V. ausgelöst werden. Dies führte zur Charakteristik der sog. „Hauptlagen" des Kopfes. Eine dieser Hauptlagen konnte von M. H. Fischer mit grosser Schärfe bestimmt werden. Rotationen mit 7—8° vorgeneigtem Kopfe (Messung mit Beissbrettchen und Transporteur von der aufrechten Kopfhaltung als Nullage aus) brachten rein horizontale C. V. Linksdrehung mit 10° nach vorne geneigtem Kopfe führte aber schon in der 1. positiven Phase zu einer kombinierten C. V. um eine schiefe Achse nach links hinten unten, mit nur 6° nach vorne geneigtem Kopfe dagegen nach links vorne unten. Die Versuche liessen sich mit demselben Resultate immer wieder bestätigen.

Im Anhange an die bekannten Untersuchungen Schönemanns (340) konnte wahrscheinlich gemacht werden, dass die sog. „Hauptlagen" des Kopfes dadurch charakterisiert sind, dass immer ein zusammengehöriges

Bogengangspaar (die beiden äusseren oder horizontalen Kanäle, der linke hintere [sagittale] und der rechte vordere [frontale] Kanal, der rechte hintere und der linke vordere Kanal) wagrecht, also rektangulär zur lotrechten Rotationsachse steht. Das würde also im Sinne der Mach-Breuer-Brownschen Theorie bedeuten, dass durch die Rotation immer nur in dem betreffenden Bogengangspaare Endolymphverschiebungen erzeugt würden, nicht aber in den beiden anderen, lotrechtstehenden Kanalpaaren. Nur unter diesen Bedingungen entständen also rein horizontale C. V. Bemerkenswert ist aber, dass nach diesen Anschauungen jedes Bogengangspaar bei Wagrechteinstellung und rotatorischer Reizung um eine lotrechte Achse imstande ist, horizontale C. V. zu vermitteln. Eine Raumspezifität der Kanäle, wie sie v. Cyon (86) in seinen spekulativen Schriften so oft vindiziert hat, lässt sich also nicht vertreten.

Wird die Rotation nicht in einer Hauptlage des Kopfes durchgeführt, dann müsste es in allen Kanälen, quantitativ nach dem Machschen Cosinussatze abgestuft, zu Endolymphverschiebungen kommen. Man könnte dies als die Ursache für das Auftreten der kombinierten C. V. ansehen. Von näheren Spekulationen, die einzelnen C. V. mit den einzelnen Kanalebenen in Zusammenhang zu bringen, wollen wir absehen. Diese Verhältnisse sind nicht so einfach durchsichtig.

Es ist eine allgemein bekannte Tatsache, dass nach einer gewissen Anzahl von Rotationen mit konstanter Winkelgeschwindigkeit jede Drehempfindung trotz Weiterbestehens der realen Rotation erlischt (Mach, Aubert-Delage, van Rossem u. a.). Der Zeitpunkt des Erlöschens der C. V. hängt von den Reizbedingungen, speziell der Anfangsbeschleunigung, aber auch vom Zustande des Individuums ab. Mach erweiterte diesen Satz dahin, dass dieselbe Erscheinung auch bei gleichförmig beschleunigten Rotationen eintreten kann. Tritt aber in der Drehgeschwindigkeit eine überschwellige (siehe später) Veränderung (positive oder negative Beschleunigung) auf, dann entsteht neuerlich eine Drehempfindung im ursprünglichen bzw. entgegengesetztem Sinne. Diese Erfahrungen wären, von einer einzigen Schwierigkeit abgesehen, nach der Mach-Breuer-Brownschen Hypothese leicht verständlich. Wenn nämlich die Endolymphe und Perilymphe dieselbe Geschwindigkeit erreicht haben wie das umgebende Kanalsystem und der Kopf, dann muss physikalisch Ruhe bestehen und die Reizwirkung im Sinne der Strömungs- bzw. Druckhypothese aufhören. Erst eine Geschwindigkeitsänderung würde eine neuerliche Endolymphbewegung hervorrufen und die inzwischen zur Ruhelage gekommene Cupula neuerlich verlagern. Nun erreicht aber nach den schönen Untersuchungen von Maier und Lion (266) die Endolymphe in sehr kurzer Zeit dieselbe Geschwindigkeit wie die Kanäle, während die Drehempfindung erst sehr viel später erlischt; das bleibt also physikalisch unklar.

Jeder modern denkende Sinnesphysiologe wird aber naturgemäss nicht allein auf den Zustand des Rezeptionsapparates, sondern auch auf die mit diesem verknüpften nervösen Zentralorgane Rücksicht nehmen. Rezeptionsapparat und nervöse Zentren müssen in seiner Betrachtungsweise als „Organsystem" ein unteilbares Ganzes bilden. Daher können sich rein physikalische Betrachtungsweisen in unserem Falle nur als ungenügend erweisen. Das gilt auch für die Mach-Breuer-Brownsche Hypothese, wollte man sie einfach zur Erklärung physiologischer Tatsachen heranziehen. Sie bildet eben nur eine Möglichkeit der physikalischen Einsicht in die Vorgänge im Rezeptionsapparate.

Die obengenannte relativ lange Dauer der C. V. bei Rotationen mit konstanter Winkelgeschwindigkeit ist zweifellos eine Eigentümlichkeit der nervösen Zentren; man könnte sie etwa als „Nachdauer der Erregung" auffassen. Schon Abels (1, 2) und Bárány (18) haben gegenüber Breuer (63) mit Recht hervorgehoben, dass die Dauer des „Nachschwindels", d. h. der Drehempfindung nach einer Rotation nicht rein peripher bedingt sein könne, sondern dass zentrale Verhältnisse mit eine Rolle spielen müssen. Wo wir nun heute den Minuten dauernden Pendelrhythmus der Drehempfindungen kennen, ist meines Erachtens ein rein physikalischer Deutungsversuch völlig ausgeschlossen. Es kann sich wohl nur um ein Abpendeln der Erregung in den nervösen Zentren handeln, deren durch den Reiz gestörtes Gleichgewicht in stark gedämpften, langsam verlaufenden Schwingungen wieder allmählich hergestellt wird. Später wird noch gezeigt werden, wie es möglich ist, rein nervöse Vorgänge von gemischten, d. h. rezeptorischen und nervösen mit einer gewissen Sicherheit auseinander zu halten.

Die geäusserten Anschauungen finden eine starke Stütze durch die interessanten Ergebnisse von Buys (71, 75) und R. Dodge (97). Dodge betrieb seinen Drehstuhl durch einen aufmontierten elektrischen Ventilator. Wurde dieser Ventilator in Gang gesetzt, dann begann sich der Drehsessel infolge des Luftwiderstandes des Ventilators zu drehen; eine ganz vorzügliche Einrichtung. Das Beschleunigungsmaximum fand bei der ersten Drehung statt, bis zur 15. Rotation blieb die Rotation beschleunigt, dann ging sie, abgesehen von sehr geringen Schwankungen (technisch wohl jemals kaum vermeidbar), mit einer Winkelgeschwindigkeit von 120—180° gleichmässig weiter. Die Versuchspersonen konnten (mit einer Ausnahme) beim Andrehen den Sinn der Drehempfindung angeben, unterschätzten aber die Geschwindigkeit der Rotation; das wundert nicht bei so schwellennahen (siehe unten) Reizen. Zwischen 1. und 10. Rotation gaben alle Personen an — trotz tatsächlich beschleunigter realer Rotation — sich völlig in Ruhe zu befinden; die Beschleunigung blieb also unterschwellig. Bald darauf versicherten alle 25 Versuchspersonen — ein Irrtum scheint also völlig ausgeschlossen — trotz noch bestehender beschleunigter Rotation, nach der Gegenseite gedreht zu werden. Wenn der Drehstuhl sein Geschwindigkeitsmaximum erreicht hatte (wohl ein zufälliges Zusammentreffen), dann verschwand diese Empfindung wieder oder die Versuchspersonen meinten ganz leicht hin und her gedreht zu werden.

Noch durchsichtiger sind die schönen Experimente von Buys (75). Dessen elektrischer Drehstuhl ist so eingerichtet, dass er mit einer Beschleunigung anfahren kann, die der Verzögerung beim Anhalten sehr angenähert gleicht. Während der Rotation ist eine gleichförmige Drehung, wie die Registrierung der Winkelgeschwindigkeit zeigt, unbedingt garantiert. Buys fand mit dieser Einrichtung schon 1913 die bemerkenswerte, aber wenig beachtete Erscheinung, dass alsbald nach dem Verschwinden der ursprünglichen Drehempfindung trotz andauernder gleichförmiger Rotation — also ganz gewiss ohne jede Beschleunigung — zunächst eine „inverse" Drehempfindung auftritt. An diese kann sich noch eine schwache dritte Phase der Drehempfindung anschliessen, die wieder denselben Sinn hat, wie die ursprüngliche. Einzelne seiner Versuchspersonen beobachteten sogar noch weitere Phasen. Ich möchte bemerken, dass ich selbst vor Jahren auch ähnliche Beobachtungen machen konnte. Es war uns aber nicht möglich, dieselben als stichhaltig anzusehen, da wir unseren Drehstuhl nur mit der Hand antreiben können und deshalb keine absolute Garantie für eine gleichförmige Rotation haben.

Physikalisch lassen sich diese anfangs merkwürdig erscheinenden und deshalb wohl wenig beachteten Befunde nicht verstehen. Die Anfangsbeschleunigung setzt eine Endolymphverschiebung mit Verlagerung der Cupula. Jedoch erreicht nach Maier und Lion bei anschliessender gleichförmiger Rotation Endolymphe und Cupula in kurzer Zeit dieselbe Winkelgeschwindigkeit wie der Schädel und die knöchernen Kanäle und dann befindet sich das System in bezug auf diese Vorgänge, nicht aber in bezug auf jene, die der Zentrifugalkraft unterliegen, physikalisch in Ruhe, d. h. der Reiz hat aufgehört zu existieren.

Physiologisch liegen die Dinge anders. Die Anfangserregung überdauert den Reiz, wir sprachen oben von Erregungs-Nachdauer. Wenn die Anfangserregung abgeklungen ist, dann folgen hier in genau derselben Weise wie nach dem Stoppen der Rotation die Pendelrhythmen; wir können hier ebenso von einer 1. negativen, 1. positiven, 2. negativen usw. Phase sprechen. Aus Betrachtungen von Buys (75) über den Drehnystagmus und Nachnystagmus ergibt sich nun, dass bei gleicher Anfangsbeschleunigung und Endverzögerung unter der Voraussetzung einer genügenden Anzahl zwischenliegender gleichförmiger Rotationen das Auspendeln der Anfangs- und Enderregung quantitativ völlig gleich verläuft. Wenn wir dies auch auf die Drehempfindungen beziehen dürfen, so ergibt sich ein Schema, wie es Abb. 2 zeigt.

Bei den Beobachtungen von Dodge handelt es sich um die prinzipiell

gleichen Erscheinungen. Der einzige Unterschied gegenüber Buys besteht
darin, dass die Versuchspersonen von Dodge die durch das Beschleunigungsmaximum während der ersten Umdrehung ausgelöste Pendelrhythmik der Drehempfindungen noch während einer beschleunigten Rotation empfanden. Das
kann wohl nur so verstanden werden, dass die auf die erste Umdrehung folgenden Beschleunigungen so geringgradig waren, dass sie unterschwellig blieben.

Dass die eben beschriebenen Erscheinungen physikalisch nach der
Mach-Breuer-Brownschen Hypothese unverständlich bleiben, erkennt auch
Dodge. Er schreibt: „They, too, seem to indicate the interplay of some
central neural agency whose nature we do not know.‘‘

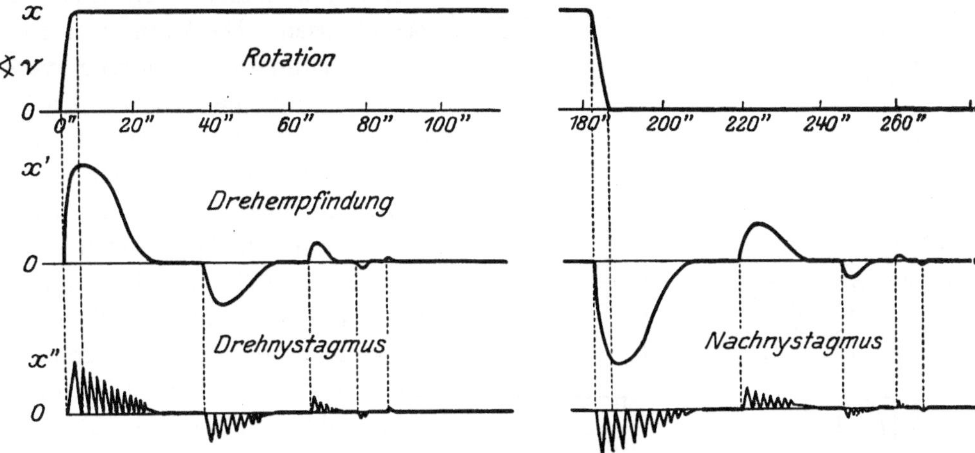

Abb. 2. Schema über den pendelnden Ablauf der Drehempfindungen und des Nystagmus
während und nach einer Rotation. Anfangsbeschleunigung und Endverzögerung der Rotation
sind gleich, dazwischen ist die Rotation gleichförmig von 180″ Dauer. Unter diesen Bedingungen
sind die durch die Anfangsbeschleunigung ausgelösten Reflexe und Empfindungen quantitativ
jenen gleich, welche die Endverzögerung erzeugt.

Nicht uninteressant ist es, die Drehempfindungen bei kurzen
Drehungen zu studieren, bei welchen nur ein kleiner Kreissektor in relativ
kurzer Zeit durchlaufen wird; dabei hängt viel von der Anfangs- und Endbeschleunigung ab. Derartige Drehungen sind in den verschiedensten Modifikationen Vorkommnisse des täglichen Lebens. Selbst wenn wir aber auch
unsere einschränkenden Versuchsbedingungen beibehalten, so zeigt sich, dass
man in der Regel sehr gut imstande ist, Ausmass und Geschwindigkeit der
Drehung anzugeben. Hier könnte man mit einem gewissen Vorbehalte geradezu
von einem „Erkennen‘‘ sprechen. Meist fehlt aber am Ende der Drehung
die 1. negative Phase, d. h. die Empfindung, nach der Gegenseite gedreht zu
werden. Das fiel schon Delage (14) auf, dem aber Aubert (14) nicht zu-
stimmte. Nun ist natürlich der Anfangs- und Endverlauf der Drehung massgebend. Angenommen, beide Beschleunigungen wären gleichgross, selbstredend

2*

von verschiedenen Vorzeichen, die Rotation wäre sonst gleichmässig. Nach der Strömungshypothese muss sowohl die Anfangs- als auch die Endbeschleunigung eine Endolymphverschiebung hervorrufen, also einen Reiz bilden. Physikalisch müssten beide Vorgänge bei genügendem Zeitintervall — das ist in der Regel der Fall — unabhängig voneinander bestehen. Anders ist es bei den trägeren nervösen Vorgängen, den Erregungen; da kann das Zeitintervall zu kurz sein und dann müssen sie einander beeinflussen. Da kann man nun die begründete Auffassung vertreten, dass die nervöse Nachdauer der Anfangserregung mit der gegensätzlichen Enderregung in Konkurrenz tritt. Wenn beide einander gerade das Gleichgewicht halten, so fällt die 1. negative Phase aus, während aber die nachfolgende 1. positive Phase und der anschliessende Pendelrhythmus sehr wohl erhalten sein können. Es gibt je nach Art des Reizes verschiedene Übergänge, wie sie M. H. Fischer und Wodak (387) studieren konnten (vgl. Abb. 3). Es ist unter gewissen Bedingungen sogar möglich, dass die Drehempfindung trotz Beendigung der kurzen Rotation nach ganz flüchtiger Unterbrechung im selben Sinne fortdauert, die 1. positive Phase also sehr früh einzusetzen scheint[1].

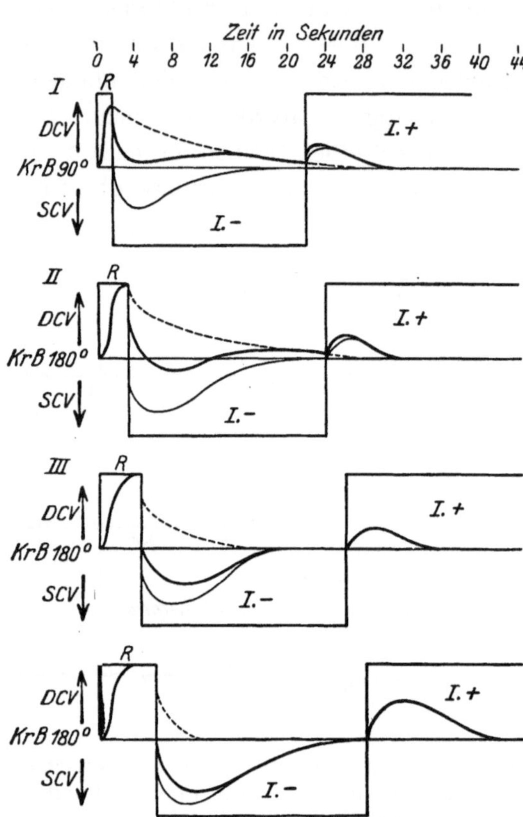

Abb. 3. — — — Nachdauer der von der Anfangsbeschleunigung herstammenden nervösen (zentralen) Erregung. ———— Durch die Endverzögerung ausgelöste gegensätzliche Erregung. ——— Resultierende (Interferenz-) Erregung als Ausdruck der CV. Schematische Darstellung des Verhaltens der 1. negativen Phase der Drehnachempfindung nach kurzdauernden Rotationen von 90—360° (DCV = Drehempfindung nach rechts, SCV = Drehempfindung nach links). (Nach M. H. Fischer u. E. Wodak.)

[1] Diese Anschauung ist wohl plausibler und begründeter als die ursprünglich von Breuer (60, 61) vertretene, der sich auch Kreidl (234) anschloss. Diese Autoren meinten die Erscheinungen bei kurzen Drehungen physikalisch durch Vorgänge im Rezeptionsapparate verstehen zu können. Bei kurzen Drehungen werde durch den anfänglichen Endolymphstoss die Cupula verlagert, sie habe jedoch wegen der Kürze der Zeit nicht die Möglichkeit in ihre Ruhelage zurückzugehen und werde erst durch den Endstoss der Endolymphe in ihre Ruhelage, nicht aber darüber hinaus gebracht. Deshalb falle in solchen Fällen die erste negative Phase, bzw. nach den Autoren der gesamte „Drehnachschwindel" aus, was ja in der Tat gewöhnlich nicht der Fall ist.

Hierher gehören auch Mulders (283) Beobachtungen über die C. V. bei unterbrochenen Drehreizen. Eine gleichmässige Rotation wurde mittels einer Hemmvorrichtung in einzelne Perioden zerlegt. Je nach Rotationsgeschwindigkeit, Periodendauer und Periodenzahl waren nun die Drehempfindungen sehr verschieden. Bei bestimmten Verhältnissen wurde sowohl die reale Drehung und das Anhalten empfunden, in den Pausen trat die 1. negative Phase auf. Bei Erhöhung der Periodenzahl und Verkürzung der Periodendauer (z. B. Dreh- und Ruheperioden von 0,4 Sekunden abwechselnd, Winkelgeschwindigkeit 24^0 pro Sekunde) war überhaupt jede Drehempfindung verschwunden, die Versuchsperson meinte still zu stehen. Verschiedene Übergänge wurden beobachtet. Es ist ohne weiteres klar, dass es sich unter diesen Bedingungen um einen Widerstreit der nervösen Erregungen handeln muss. Einfach physikalisch sind diese Dinge kaum zu verstehen.

Dodge (98) komplizierte seine Versuchsbedingungen noch mehr; er untersuchte die Empfindungen bei oszillatorischen Rotationen, d. h. harmonischen Oszillationen mit angenähert sinusartiger Acceleration und Deceleration. Dabei konnten wesentliche individuelle Verschiedenheiten festgestellt werden, die ja hier überhaupt eine sehr grosse Rolle spielen. Bei raschen Oszillationen von geringer Amplitude wurden perzentuell nur sehr wenig richtige Urteile über die Drehrichtung usf. abgegeben; eine vollkommene „confusion" war oft unvermeidlich, besonders wenn Dodge selbst Versuchsperson war. Bei grösseren Oszillationen (10^0) von geringerer Geschwindigkeit fielen die Resultate besser aus. Nach den vorausgegangenen Erörterungen erscheinen auch diese Befunde verständlich.

Interessant sind die Untersuchungen über die Reizschwelle der Drehempfindungen, das Minimum perzeptibile. Mach (260) fand, dass Beschleunigungen von 2—3^0 pro Sekunde notwendig sind, um C. V. auszulösen. Delage (14), dem sich Aubert anschloss, bemerkt, dass Drehbewegungen von 2^0 Winkelgeschwindigkeit noch empfunden werden; Warrer (378) gibt dagegen schon 1^0 an. Dodge fand mit 3 verschiedenen Methoden erst neuerlich Werte von 1—2^0 Winkelgeschwindigkeit pro Sekunde. Van Rossem (325) musste eine Winkelgeschwindigkeit von $1^0\,36'$ in mindestens $^1/_{45}$ Sekunde erreichen (Beschleunigung also etwa 80^0), um eine Drehempfindung zu bekommen; die Bedingungen waren ähnliche, wie sie Dodge später realisiert hat. Mulder (283) konnte feststellen, dass gleichförmig beschleunigte Rotationen mit einer Beschleunigung von 2^0 pro Sekunde noch den Eindruck einer gleichmässigen Drehung erwecken, während grössere Beschleunigungen schon empfunden werden; seine Ergebnisse bestätigte auch Buys (75). Es ist sehr bemerkenswert, dass die Reizschwelle für die Drehempfindungen im Flugzeug nach den schönen Untersuchungen van Wulfften Palthes (396) wesentlich höher liegt. Der Autor bringt das damit in Zusammenhang, dass im Flugzeug bei den Reizschwellenbestimmungen sog. „sekundäre Momente", Erschütterungen usw. (siehe weiter unten), wie sie sich mit dem Drehstuhle kaum ganz vermeiden lassen, keine Rolle spielen.

Van Rossem und Mulder errechneten auf Grund der von Biner Wulf (395) angegebenen Cupulamasse die zur Erreichung der Reizschwelle nötige Energiemenge und fanden Werte zwischen 10^{-5} und 10^{-7} Erg. Die „Reaktionszeit" und damit die Empfindungszeit bestimmte van Rossem mit 3 Methoden zu etwa 0,8 Sekunden; dieser Wert dürfte wohl zu gross sein[1].

Man könnte versucht sein, diese Bestimmungen der Empfindungsschwellen direkt im Sinne der Strömungshypothese physikalisch zu verwerten und etwa meinen, geringere als die oben abgeschätzten Energiemengen wären infolge der Reibung der Endolymphe an den Bogengangswänden nicht mehr imstande, Endolymphverschiebungen und Cupulaverlagerungen auszulösen. Dieser Schluss ist ohne rechnerische Grundlage nicht einfach aufrecht zu erhalten. Es wäre nicht unmöglich, dass auch unterschwellige Reize noch zu Endolymphverschiebungen führen können — die minimalste Beschleunigung, die solche noch auslöst, liesse sich wohl rechnerisch abschätzen —, die aber nicht mehr genügen, eine überschwellige Erregung auszulösen, d. h. zu einer Empfindung zu führen.

Wir müssen dieselben Überlegungen auch anstellen, wenn wir die Erscheinungen des Ein- und Ausschleichens eines Drehreizes betrachten. Van Rossem zeigte, dass man durch ganz langsames Anlaufenlassen des Drehstuhles die Rotationsgeschwindigkeit allmählich bis zu sehr grossen Werten ansteigen lassen kann, ohne dass sich die Versuchsperson jemals der Drehung bewusst wird; ebenso kann man die Geschwindigkeit ganz allmählich wieder vermindern, bis der Drehsessel wieder zur Ruhe kommt, ohne dass die Versuchsperson eine Drehung spürt. Diese Erscheinung lässt sich bei Berücksichtigung obiger Reservation rein physikalisch verstehen. Bricht man aber nach dem Einschleichen bei relativ hoher Geschwindigkeit die Drehung rasch ab, dann tritt die 1. negative Phase und der beschriebene Pendelrhythmus ein, obwohl während der realen Rotation keine C. V. vorhanden war. Auch der umgekehrte Versuch lässt sich leicht durchführen. Dodge (98), der zu diesem Probleme eine Reihe schöner Beobachtungen beigetragen hat, berichtet weiter, dass beim allmählichen Auslaufen seines Drehstuhles die Anfangsphase der C. V. wesentlich früher erlosch, als die reale Rotation beendet war; das ist leicht einzusehen.

Purkinje (311) konnte durch seine grundlegenden Untersuchungen folgenden wichtigen Satz formulieren: „Der Durchschnitt des Kopfes (als einer Kugel), um dessen Achse die erste Bewegung geschah, bestimmt die Schwindelbewegung bei jeder nachmaligen Lage des Kopfes unveränderlich." Schon Darwin (88) wusste, dass man durch Kopfstellungsänderung nach der Rotation die Drehempfindung ändern kann. Mach (260), Breuer (60), Aubert und Delage (14) konnten das Purkinjesche Gesetz bestätigen. M. H. Fischer und Wodak (126) zeigten, dass das Purkinjesche Gesetz nur während der 1. negativen Phase (abgesehen von der realen Rotation!) gilt; d. h. Lageveränderungen des Kopfes führen nur in der 1. negativen Phase zu einer Änderung der Drehempfindung, nicht aber

---

[1] In letzter Zeit bestimmten Bourguignon und Déjean (405, 406) die Chronaxie des Nervus vestibularis bei galvanischer Reizung. Sie fanden 14—22 σ, also relativ grosse Werte, wenn man bedenkt, dass die Chronaxie beim Nervus opticus 1,2—1,8, bei motorischen und sensiblen Nerven gar nur 0,1—0,75 σ beträgt.

in den anschliessenden Phasen. Daraus wurde der Schluss gezogen, dass zwischen der 1. negativen Phase und den nachfolgenden ein prinzipieller Unterschied bestehen müsse. Dieser Unterschied wurde darin gesucht, dass die 1. negative Phase durch einen peripheren Reizvorgang in den Bogengängen (die Endolymphverschiebung im Sinne der Strömungshypothese) ausgelöst wird, während die anderen Phasen als das Kennzeichen eines rein nervösen Ablaufes anzusehen seien. Aber selbst nur im Anfangsteile der 1. negativen Phase, also knapp nach dem Rotationsende gilt das Purkinjesche Gesetz, so dass also auch ein Teil der 1. negativen Phase schon als rein nervös angesehen werden müsste. Da es nun nach der Mach-Breuer-Brownschen Theorie durch die negative Beschleunigung zu einer relativ kurz dauernden Endolymphverschiebung und Cupulaverlagerung kommt, so kann man mit Vorsicht die Meinung aussprechen: eine Veränderung der Kopflage nach dem Anhalten führt nur solange zu einer Purkinjeschen Drehempfindung, als in den Bogengängen ein peripherer Reizvorgang abläuft. Unter diesen Voraussetzungen kann man dann das Purkinjesche Gesetz sehr einfach und verständlich formulieren:

„Wie jeder Bogengang im Kopfe eine gegebene Lage hat, so ist auch die diesem Bogengange zugehörige Drehempfindung bezüglich ihrer scheinbaren Ebene und ihrem Sinne nach fix mit dem Kopfe verknüpft und geht bei jeder Kopfstellungsänderung mit dem Kopfe im gleichen Ausmasse mit."

Es liess sich nämlich zeigen, dass man Berechtigung dazu hat, die scheinbare C. V. Ebene in Beziehung zu den Bogengangsebenen zu bringen[1]. Aber auch hier müssen wir daran festhalten, dass nicht etwa die vertikalen Bogengänge nur vertikale Drehempfindungen (also Empfindungen von Raddrehungen) und die horizontalen Kanäle nur horizontale Drehempfindungen vermitteln können. Im Gegenteil, die jedem Bogengangspaare zugehörige scheinbare Ebene der Drehempfindung hängt nur von der Stellung der Bogengangsebene im Raume zur Schwerkraftrichtung und der Lage der Rotationsachse ab.

Nun ist interessant, dass man durch genannte Lageveränderungen des Kopfes in der 1. negativen Phase einen eigenartigen doppelten Phasenablauf der C. V. auslösen kann. Es wäre z. B. in einer Hauptlage rotiert worden, so dass sich nach dem Anhalten eine horizontale C. V. entwickelt; gleich darauf werde der Kopf so geneigt, dass das ursprünglich wagrecht stehende äussere Kanalpaar lotrecht zu stehen kommt. Dann herrscht eine Zeit lang allein die Empfindung einer Raddrehung um eine scheinbare horizontale Achse vor; es tritt aber alsbald die ursprüngliche horizontale C. V. hinzu, so dass sich beide miteinander kombinieren. Nun pendeln die horizontalen und vertikalen Phasen unabhängig voneinander aus (vgl. Abb. 4).

---

[1] Schon **Delage** (14, S. 71, 72) hat solche Anschauungen entwickelt.

Von Abels (1), Fischer und Wodak (126, 387) wurde geäussert, dass in der ersten negativen Phase zwei Vorgänge stecken, nämlich ein nervöses negatives Nachbild der Anfangserregung und die durch die gegensinnige Endolymphströmung erzeugte Enderregung. Ein solches Zusammentreffen ist in der Tat möglich, wenn die Anfangsbeschleunigung und die Umdrehungszahl günstig liegen. Wo wir aber heute wissen, dass die Anfangserregung selbst auspendelt, was bedeutet, dass das erregte Zentralorgan in seinem eigenen Rhythmus wieder zur Ruhe zu kommen trachtet, können wir obengenannten Satz nicht mehr einfach gelten lassen. In welchem Stadium der Anfangserregung die Enderregung einsetzt, das hängt von der Anfangsbeschleunigung und der Rotationszahl ab. Wenn die gleichförmige Rotation der Anfangserregung genügend lange Zeit zum völligen Auspendeln gegeben hat, dann trifft naturgemäss die Enderregung ein ganz normal gestimmtes Zentralorgan. Gerade umgekehrt ist es bei den kurzen Drehungen, wie oben beschrieben wurde.

Schon Mach (260) wusste, dass man Drehempfindungen, die bei gleichmässiger Rotation oder bei angemessen beschleunigter Drehung

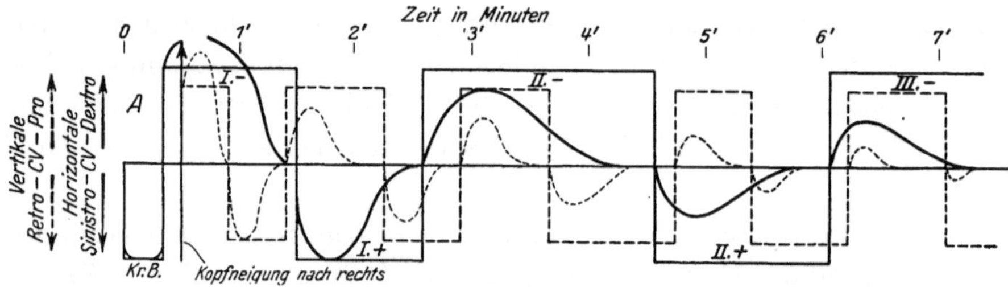

Abb. 4. Rhythmischer Ablauf kombinierter Drehempfindungen, hervorgerufen durch eine Kopfneigung nach rechts in der 1. negativen Phase nach einer 10× Linksdrehung mit aufrechtem Kopfe. Ausgezogen sind die horizontalen Phasen der Drehempfindung, gestrichelt die vertikalen Phasen (Purkinje-CV); beide pendeln voneinander unabhängig aus.
(Nach M. H. Fischer u. E. Wodak.)

schliesslich erloschen sind, durch eine Lageänderung des Kopfes zur Rotationsachse wieder auffrischen kann. Van Rossem (325) benützte dies als eine Methode zur Bestimmung der Empfindungszeit. Diese Tatsache wäre nach dem Machschen Cosinussatze einfach physikalisch verständlich. Wird z. B. in einer Kopflage rotiert, wo die äusseren Kanäle rektangulär zur Drehachse stehen, so hört in den äusseren Kanälen nach der Strömungshypothese schliesslich jeder Reizvorgang auf, wenn die Endolymphe und der ganze Kanalinhalt dieselbe Geschwindigkeit erreicht haben wie der Schädel. In den pessimal, nämlich parallel zur Drehachse gestellten Bogengängen ist überhaupt keine Strömung vorhanden. Wenn nun aber die Kopflage so geändert wird, dass z. B. der linke vordere und rechte hintere Kanal in die Rotationsebene eingestellt werden, so muss jetzt in diesen eine optimale Endolymphverschiebung eintreten und eine Auffrischung der Drehempfindung auftreten. Für diese Kanäle bewirkt also die Kopflageänderung sozusagen eine Einschaltung, eine positive Beschleunigung. Gleichzeitig mit der Einschaltung dieser Kanäle werden aber die äusseren Kanäle parallel zur Drehachse gestellt, also ausgeschaltet, was für sie einer negativen Beschleunigung gleichkommt; es muss also in ihnen nunmehr eine gegenläufige Endolymphverschiebung auftreten. Wenn diese Betrachtung richtig ist, so muss eine Purkinjesche Drehempfindung nach der Änderung der Kopflage auffallen. Es ist auch in der Tat so[1]. Wenn man bei genanntem Versuche nach dem Erlöschen jeder C. V. den Kopf entsprechend neigt, so tritt zunächst eine heftige Empfindung einer Raddrehung um eine horizontale Achse auf, die Purkinjesche C. V. — bewirkt von der gegensinnigen Endolymphströmung der „ausgeschalteten" äusseren Bogengänge —. Anschliessend folgt oft noch eine Spur einer horizontalen C. V., ausgelöst durch die Endolymphbewegung des nunmehr „eingeschalteten", wagrecht stehenden anderen Kanalpaares[2]. Die C. V. verschwindet während der fortgesetzten gleichmässigen Rotation bei ruhig gehaltenem Kopfe bald wieder völlig; ein Pendelrhythmus der C. V. konnte nicht beobachtet werden. Daran dürfte die bei diesen Versuchen physiologischerweise kaum vermeidbare schwere Nausea schuld sein, welche genaue Beobachtungen sehr erschwert. Der Versuch lässt sich verschiedentlich modifizieren.

Das Purkinjesche Gesetz gilt also auch während der Rotation. Diese Feststellung stützt unsere Auffassungen sehr wesentlich. Es ist aber keineswegs notwendig, dass man Rotationen solange fortsetzen muss, bis die C. V. erst völlig erloschen sind. Auch während einer noch bestehenden C. V. sind die Erscheinungen prinzipiell gleich.

Noch ein anderes Argument ist geeignet, unsere Deutung sehr wahrscheinlich zu machen. Will man nämlich während einer gleichmässigen Rotation die Drehempfindung in obengenannter Weise wieder auffrischen oder eine Purkinjesche Drehempfindung auslösen, so müssen die Lageänderungen des Kopfes mit einer gewissen Geschwindigkeit erfolgen, die ein bestimmtes Minimum nicht unterschreiten darf. Erfolgt die Kopfstellungsänderung langsam — genauere Bestimmungen konnten von uns mangels geeigneter Einrichtungen nicht gemacht werden — dann tritt überhaupt keine Änderung auf, gleichgültig ob die Kopfbewegung kontinuierlich oder mit Unterbrechungen durchgeführt wird. Das ist klar, weil in diesem Fall die „Beschleunigung bzw. Verzögerung" für die einzelnen Kanalpaare zu gering ist bzw. — genauer gesagt — unterschwellig bleibt.

Übersehen wir unsere bisherigen Ergebnisse, so erscheint es durchaus gerechtfertigt, die Mach-Breuer-Brownsche physikalische Hypothese als eine brauchbare Arbeitshypothese zu bezeichnen. Sie bedarf aber einer wichtigen Ergänzung, soll sie den modernen Anforderungen entsprechen,

---

[1] Schon Delage (14) war das im Prinzipe bekannt; in der Aubertschen Übersetzung lautet es: „auch glaubt man sich, wenn die Drehung schnell und die Veränderung der Kopfstellung plötzlich und häufig ist, in die einander folgenden sehr heftige Drehungen um wechselnde Achsen mit hineinversetzt und es erfolgen bald „Schwindel, Ekel und ein unaussprechliches Übelbefinden".

[2] Diese Deutung unterscheidet sich in mehreren Punkten von jener, welche von Fischer und Wodak (126, 387) ursprünglich gegeben worden war.

nämlich der Rücksichtnahme auf die nervösen Vorgänge. Das gilt ganz allgemein, der Rezeptionsapparat darf nicht allein als losgelöst von seinen nervösen Verbindungen und Zentren betrachtet werden. Eine physiologische Denkweise verlangt die Berücksichtigung des Gesamtorganes.

Die vorausgegangenen Betrachtungen werden weiter dazu beigetragen haben, zu begründen, dass es auch in der Labyrinthphysiologie zweckdienlich ist, jene strenge Scheidung zwischen Reiz und Empfindung durchzuführen, welche beim Sehorgane von E. Hering grundlegend angebahnt wurde und die dann durch den „exakten Subjektivismus" A. Tschermaks (369a) einen weiteren Ausbau erfahren hat. Wir führten darum auch für die Bewegungsempfindungen eigene Namen ein (Zirkularvektion, Linearvektion) und unterschieden entsprechend den einzelnen Reizmodalitäten bestimmte Empfindungsqualitäten (Vektorialität oder Sinn, Celerität=scheinbare Geschwindigkeit und Intensität).

Wir vertraten die Auffassung, dass der Vestibularapparat, im engeren Sinne der Bogengangsapparat die Drehempfindungen bei geschlossenen Augen auslöst und konnten uns der Strömungshypothese anschliessen. Diese Darstellung bedarf, selbst bei unseren einschränkenden Bedingungen, einer ergänzenden Korrektur. Das Labyrinth ist nicht das einzige, aber das höchstdifferenzierteste und geeignetste Sinneswerkzeug zur Auslösung von Bewegungsempfindungen, wenn optische Eindrücke ausgeschlossen sind. Ganz zweifellos können aber eine ganze Reihe anderer Faktoren mitbeteiligt sein. Da spielen Trägheitsmomente, Erschütterungen usw. eine Rolle; auch diese werden eventuell Spannungsänderungen in der Haut, den Muskeln, den Gelenken, Veränderungen der Blutverteilung, Druckverschiedenheiten in den Eingeweiden usw. hervorrufen, die zu Sensationen führen können. An solche Dinge dachte ja vor allem Purkinje, dem vom Vestibularapparate als Sinnesorgan noch nichts bekannt war. Mach (260) versuchte dann die Bedeutung dieser sekundären Momente durch eine Anzahl glänzender Versuche zu entkräften. Seine weitgehende Ablehnung schiesst aber über das Ziel hinaus. Dieser Meinung ist man heute allgemein, z. B. Kreidl (234), Dodge (97) und andere. Hier darf auch die Feststellung von van Wulfften-Palthe (396) herangezogen werden, dass unter besonderen Umständen, nämlich im Flugzeuge die Reizschwelle für die C. V. wesentlich höher gefunden wird.

Solche sekundäre Momente können den ursprünglichen Charakter der Drehempfindungen geradezu — allerdings oft zweckmässig — „verfälschen." Während man z. B. nach Rotation mit einer Kopfstellung, die keiner Hauptlage entspricht — wobei es also zu Strömungsvorgängen in allen Kanalpaaren kommt — in den pendelnden C. V.-Phasen kombinierte Drehempfindungen um scheinbare schiefe Achsen hat, glaubt man während der realen Rotation, den tatsächlichen Verhältnissen entsprechend, zumeist um eine vertikale

Achse rotiert zu werden. Wenn man auch, wie dies Delage (14) angibt, anfangs um schiefe Achsen rotiert zu werden scheint, so verliert sich dieses Gefühl bald oder ist überhaupt sehr unbestimmt. Die sekundären Momente würden also dahin zielen, dass man die reale Rotation möglichst „erkennt". In diesem Sinne sind also die C. V.-Phasen das empfindlichere Reagenz einer vestibulären Erregung, wie es Cemach und Kestenbaum (81) einmal ausgesprochen haben. Die Phasenrhythmik fehlt bei vestibulär Unerregbaren völlig. Es geht aber zu weit, wenn man behaupten wollte, dass bei solchen Individuen durch reale Rotationen mit Hilfe der sekundären Momente so fein abgestufte Drehempfindungen ausgelöst werden wie beim Normalen. An einem völlig Ertaubten mit erloschener Funktion beider Nervi VIII konnte M. H. Fischer (113) einwandfrei zeigen, dass er nur unter ganz groben Bedingungen imstande war, Drehrichtung, Drehanfang und Drehende anzugeben. Er unterschied sich sehr wesentlich von normalen Personen. Die genannten sekundären Momente geben somit im Bestfalle nur einen recht mangelhaften Ersatz.

Leiri (249) hat vor kurzem eine Meinung geäussert, die den sekundären Momenten eine ganz besondere Rolle zumisst. Er hält es nicht für richtig, das Labyrinth als direkten Rezeptionsapparat für die C. V. anzusehen. Durch die Erregung des Vestibularapparates werden vielmehr während der Drehung gewisse Reflexe ausgelöst (Leiri beruft sich da speziell auf die von M. H. Fischer und Wodak (125) beschriebenen Drehreflexe), welche vermittels der Muskelsensibilität zur Perzeption von Drehbewegungen führen. Funktionstüchtigkeit des Labyrinthes sei daher eine unerlässliche Vorbedingung. „Es ist nämlich der Vestibularapparat, der die unwillkürlichen, unbewussten Muskelkontractionen in unserem Körper auslöst, deren Wirkung wir als eine „fremde Kraft" perzipieren, welche wir als die Zentrifugalkraft und die Trägheit auffassen."

Diese Anschauung erinnert lebhaft an die These, die seinerzeit von Bárány (29) vertreten wurde, welcher behauptete, die Drehempfindung sei vom Nystagmus abhängig. In beiden Ansichten steckt zweifellos etwas Wahres. Man kann z. B. durch willkürliche Augenbewegungen ohne vorausgegangene vestibuläre Reizung gewisse Empfindungen von Drehungen auslösen, wie Fischer und Wodak (122) zeigten. Man kann darum verstehen, dass durch Blickwendung im Sinne der raschen Nystagmuskomponente die C. V. verstärkt, umgekehrt durch Blickwendung im Sinne der langsamen Nystagmuskomponente abgeschwächt werden kann. Die Ursache der Drehempfindung ist aber der Nystagmus nicht, das zeigt schon das Bestehen von C. V. bei völlig fehlendem Nystagmus, wie es z. B. in den pendelnden C. V.-Phasen gewöhnlich der Fall ist. Leiri (249) hat insofern recht, als tatsächlich die vestibulär und auch anders ausgelösten Muskelreflexe in den Bewusstseinsinhalt eintreten können und so die Empfindungen von Bewegungen, auch Drehbewegungen erwecken können. So ist z. B. das Studium der C. V.-Phasen nach Rotationen ungemein schwierig, wenn man den Reflexen, die auch einen pendelnden Ablauf zeigen, freien Lauf lässt. Reflexrichtung und C. V.-Sinn sind einander oft entgegengesetzt und das führt dann sehr häufig überhaupt

zur Unmöglichkeit der Beobachtung. Wenn man nun auch durch besondere
Vorsichtsmassregeln (Fixierung des Körpers usw.) die Auswirkung der Reflexe
nicht völlig vermeiden kann, ein gewisser Einfluss derselben somit zugegeben
werden muss, so kann doch Leiris Meinung im Prinzipe nicht anerkannt
werden. Sonst blieben ja viele der beschriebenen Details völlig unverständlich.

Wenn wir nun an Stelle der bisher allein verwendeten passiven Rotationen
aktive Drehbewegungen heranziehen, dann komplizieren sich die Verhältnisse sehr wesentlich. Für den Vestibularapparat ist es naturgemäss
gleichgültig, ob er durch passive Rotationen oder aktive Drehbewegungen
gereizt wird; physikalisch können ja beide die gleiche Beschleunigung, Geschwindigkeit usw. aufweisen. Somit müssen natürlich auch die vestibulären
Auswirkungen einander gleichen. Eine unbestreitbare Tatsache, hat ja gerade
Purkinje seine grundlegenden Feststellungen zum allergrössten Teile bei
aktiven Drehbewegungen erhoben. Aber die Auswirkungen solcher Drehbewegungen sind nicht rein vestibulär, sie sind durch die Nachwirkungen der
Muskelkontraction und die Muskelaktion bei der Drehung selbst kompliziert.
Es können dadurch nun auch Empfindungen und tatsächliche Nachbewegungen
hinzukommen, welche keinen rein vestibulären Charakter haben. Sie sind
somit für das Studium rein vestibulärer Erscheinungen nicht geeignet. Bei
dieser Erkenntnis wäre es aber gerade von grossem Interesse, solche aktive
Drehbewegungen neuerlich in den Kreis aufmerksamer Beobachtungen zu
ziehen, denn mit ihnen entfernen wir uns vom künstlichen Experimente und
nähern uns den Bedingungen des gewöhnlichen Lebens. Gerade diesen wurde
aber bisher wenig Aufmerksamkeit geschenkt. Im allgemeinen besteht wohl
die Auffassung von Aubert-Delage (14) zurecht, dass die kurzen und speziell
nicht stetigen Drehbewegungen des gewöhnlichen Lebens mit allen ihren
Qualitäten (Geschwindigkeit, Dauer und Grösse) perzipiert werden.

Anhangsweise sei noch auf eine Reihe von Beobachtungen aufmerksam gemacht, die
einen weiteren Ausbau verlangen und die zeigen sollen, dass dieses Gebiet mit seinen interessanten Ergebnissen keineswegs erschöpft ist. Rotationen am Drehstuhle sind gewöhnlich nur
mit zentrischer Einstellung des Kopfes oder in geringer Achsenentfernung möglich. Um aber
auch die C. V. bei stärkerer exzentrischer Einstellung des Kopfes studieren zu können, befestigten
wir auf der Platte eines Drehstuhles ein etwa 2,5 m langes Brett, auf welches sich die Versuchsperson legen konnte. Diese Einrichtung stellt also eine Art Karussel-Surrogat vor. Da zeigte
sich nun, dass bei exzentrisch liegendem Kopfe auch in einer Hauptlage (ein Bogengangspaar
rektangulär zur Drehachse gestellt) nicht allein rein horizontale C. V. beobachtet wurden, sondern
mit vertikalen kombinierte C. V.-Rotation mit derselben Kopflage aber zentrischer Einstellung
rief dagegen rein horizontale C. V. hervor. Bemerkenswert ist weiter, dass in den Phasen nach
solchen exzentrischen Rotationen die Drehempfindungen stark zurücktreten können, dagegen
sich aber ausserordentlich deutliche Empfindungen von Progressivbewegungen vordrängen
können. Das Studium der Empfindungen am Karussel verspricht also mancherlei Interessantes.

Aus technischen Gründen hat man bisher Rotationen um wagrechte
Achsen ausser acht gelassen. Aubert-Delage (14) haben Sektorendrehungen
und Pendelbewegungen mit dem „Zapfenbrette" vorgenommen. Wir selbst
führten Drehungen um eine wagrechte Längsachse des Körpers mittels einer

Truhe durch, in welcher die Versuchsperson festgeschnallt war. Das Verfahren ist sehr unangenehm, die Beobachtung recht schwierig. Immerhin zeigte sich, dass sich dieselben prinzipielle Feststellungen ergeben wie bei Rotationen um lotrechte Achsen, dass das Purkinjesche Gesetz gilt u. dgl.

B. Bewegungsempfindungen bei und nach Progressivbewegungen.

Es ist von vorneherein darauf aufmerksam zu machen, dass es schlechterdings unmöglich ist, gleichförmige geradlinige Bewegungen zu empfinden, wenn nicht irgendwelche optische oder andere Anhaltspunkte (z. B. Luftströmungen usw. im Flugzeug) gegeben sind. Bedeutet doch ein gleichförmig geradlinig bewegtes System schon physikalisch soviel wie Ruhe. Hier liegen also die Dinge noch anders als bei Rotationen, wo selbst im Falle von Gleichförmigkeit die Zentrifugalkraft dauernd in Betracht kommt, der wir allerdings für die Empfindung von Drehbewegungen keine bestimmende Bedeutung zumessen konnten.

Nur Geschwindigkeitsänderungen, Beschleunigungen kommen physikalisch ernsthaft als Reize in Betracht, nur sie allein können darum Bewegungsempfindungen zur Folge haben. Es darf uns daher nicht wundern, dass wir die Fahrrichtung in der Eisenbahn bei einigermassen gleichförmiger Bewegung nicht empfinden können, wie dies schon Mach (260), Cyon (86), Delage (14) und andere angegeben haben. Hingegen empfindet man das Anfahren und Anhalten des Zuges, besonders dann, wenn dasselbe stossartig erfolgt; auch unter diesen Bedingungen fehlen in der Regel längerdauernde Nachempfindungen. Delage (14) hat auch damit Schwierigkeiten gehabt, und meint deshalb, dass relativ grosse Beschleunigungen bzw. Verzögerungen notwendig seien. Er versuchte dies durch seinen interessanten Bootsversuch nachzuweisen. Ein Boot wurde an einer elastischen Schnur aus Kautschukröhren befestigt, diese stark gespannt und das Boot dann durch ein Tau festgehalten. Wenn das Tau durchschnitten wurde glitt die im Boote liegende Versuchsperson mit grosser Geschwindigkeit etwa 30 m weit. Obwohl die Anfangsbeschleunigung, ebenso wie die Endverzögerung recht lange dauerte, empfand die Versuchsperson nur das Anfahren und Anhalten, abgesehen von kleinen Schaukelbewegungen infolge Schlingern des Bootes.

Wir besitzen leider keine genaueren Untersuchungen, welche uns einen Massstab für das Minimum perceptibile von Horizontalbeschleunigungen geben. Jedenfalls müssen dieselben aber sehr erheblich sein.

Die Untersuchungen Machs (260) mit Wage und Wippe, ebenso die Schaukelversuche von Delage, selbst mit seiner „Schaukel ohne Drehung" dürfen hier — streng genommen — nicht herangezogen werden, da es sich dabei ausnahmslos um kombinierte Bewegungstypen handelt, bei denen sich Drehungen nicht vermeiden lassen. Purkinjes (311) Untersuchungen am Ringelspiel und Karussel, die man gerne an dieser Stelle referiert, gehören schon gar in eine ganz andere Kategorie, nämlich unter die Einwirkung der Zentrifugalkraft.

Bewegungsempfindungen bei Vertikalbeschleunigungen untersuchte Mach (260) mit der Atwoodschen Fallmaschine und fand auch damit,
dass nur Beschleunigungen zu Bewegungsempfindungen führen. Als Schwelle
fand Mach im allgemeinen eine Beschleunigung von 12 cm pro Sekunde.
Ich stellte mit Veits einige Untersuchungen mit einem der üblichen Aufzüge
an, der allerdings den Nachteil hatte, dass er nur mit geringer Beschleunigung
anlief und geringer Verzögerung stoppte. Man empfindet das Anfahren sehr
deutlich und kann auch den Sinn der Bewegung angeben, jedoch ist die
Empfindung bei der gleichförmigen Weiterbewegung in kurzer Zeit erloschen.
Die Kopflage fanden wir völlig einflusslos. Mit dem Anhalten hat man für
kurze Zeit die bekannte Empfindung in der umgekehrten Richtung zu fahren.
Es können sich unter Umständen auch weitere kurzdauernde, aber meist
nicht deutlich ausgesprochene Phasen anschliessen.

Gelegentlich konnte ich auch [M. H. Fischer (111)] beim Eisenbahnfahren
die Beobachtung machen, dass nach jähem Anhalten des Zuges mehrere
solche Phasen auftreten; ich muss allerdings bekennen, dass ich in solchen
Versuchen sehr geübt bin und eine besondere Beobachtungsgabe für solche
Dinge habe. Jedenfalls aber lassen sich Nachempfindungen nach linearen Beschleunigungen keineswegs vollständig leugnen und ich muss
mich darin entgegen Delage den Autoren Bárány und Loewy (254) anschliessen.

Sehr interessant ist eine Beobachtung von van Wulfften Palthe (396),
der in Selbstversuchen bei Ausführung von Kurven in Flugzeugen in sehr
schneller Fahrt, wobei zwangsläufig eine starke Neigung (bis zu 90⁰) des
Fahrzeuges auftritt, manchmal die eigenartige Empfindung von Steigen hatte.
Der Autor bringt das in Zusammenhang mit der Zentrifugalkraft, die einen
stärkeren Druck der Otolithen auf die Maculae bewirken könne, so wie bei
einer Vertikalbeschleunigung aufwärts.

Mit Sicherheit etwas über die Genese der Empfindungen von
Progressivbewegungen („Linearvektionen") resp. die für jene in Betracht kommenden Rezeptionsapparate auszusagen, fällt heute sehr
schwer. Einige Anhaltspunkte lassen sich aus den von amerikanischer Seite
(zitiert nach van Wulfften-Palthe) vorgenommenen Untersuchungen an
Taubstummen im Lift gewinnen. Aus diesen geht hervor, dass solche Individuen sehr wohl das Anfahren als auch Anhalten des Lifts anzugeben wissen,
dass sie die gleichförmige Bewegung natürlich ebensowenig empfinden wie
Normale. Es kann also das Labyrinth allein sicher nicht in Betracht kommen.
Mag sein, dass die oberflächliche und Tiefensensibilität beansprucht wird,
dass Rezeptoren des Darmes mitspielen, das lässt sich von vorneherein nicht
leicht übersehen. Aber einen wesentlichen Unterschied gegenüber dem Normalen ergaben die Versuche doch: bei den Taubstummen fehlte durchwegs
nach dem Stoppen des Aufzuges die Empfindung, in umgekehrter Richtung

zu fahren. Dies lässt sich für eine Mitbeteiligung der Labyrinthe am Zustandekommen von Linearvektionen verwerten.

Fragen wir gar nach jenem Labyrinthteile, der hier als Rezeptor in
Betracht kommen mag, so bleiben wir fast ganz im Ungewissen. Viele Autoren
vertreten die alte Breuersche Hypothese, dass es die Otolithen seien. Dafür
könnte vielleicht die oben angeführte Beobachtung von Wulffthen-Palthe
im Flugzeug sprechen. Andere, z. B. Kobrak (222) sind wieder der Meinung,
die Bogengänge seien das Rezeptionsorgan; man stützt sich dabei auf Magnus
und de Kleyn, welche beim Meerschweinchen nach Abschleuderung der
Otolithen mit der Wittmaackschen Methode noch Reflexe auf Progressivbewegungen fanden. Jedoch ist eine nur einigermassen gesicherte Entscheidung dieser Streitfragen heute noch unmöglich.

C. Bewegungsempfindungen bei und nach inadäquater Reizung (Kalorisation, Galvanisation) des Vestibularapparates.

Es ist einer der schönsten Beweise für die Gültigkeit des Gesetzes der
„spezifischen Energie“, dass man durch Wärme-Kälte-Einwirkung auf das
Innenohr (Spülung, Luftdusche), sowie durch geeignete galvanische Durchströmung des Kopfes Bewegungsempfindungen und zwar in allererster Linie
Zirkularvektionen auslösen kann.

Schon Lentin, Ullrich, Ménière, Brown-Séquard, Toynbee,
Schmiedekam, Bürkner, Baginsky, Lucae, Urbantschitsch, Bárány
u. a. [Literatur siehe Grahe (167)] war es bekannt, dass bei Wasserspülungen oder Luftdusche des Gehörganges „Schwindel“ auftreten
kann. Verwendet man nun die ursprüngliche Massenspülung von Bárány,
so resultiert bei Verwendung sowohl heissen als auch kalten Wassers ein solches
Kunterbunt von Drehempfindungen, dass eine Analyse meist unmöglich ist.
Wenn man aber nach Kobraks (223) Minimalmethode vorgeht und nur wenige
Kubikzentimeter von der Körpertemperatur nicht allzuverschiedenen Wassers
spritzt, so treten nach M. H. Fischer und Wodak (122) ganz typische Drehempfindungen auf, die auch den üblichen pendelnden Phasenablauf zeigen.
Bemerkenswert ist, dass dieser Pendelrhythmus nach Kaltspülung
langsam und träge verläuft, während er nach Heissspülungen rasch
und flüchtig abklingt. Wenn man z. B. 5 ccm Wasser von 30° C bei aufrechter Kopfstellung spritzt, so kann man Empfindungen reiner Horizontal-
drehungen erhalten; bei grösseren Wassermengen kommen Empfindungen
von Raddrehungen dazu, die sich aber gewöhnlich beim Auspendeln früher
verlieren.

Diese Drehempfindungen haben nun je nach Wassertemperatur
eine bestimmte Richtung. Vorausgesetzt sei für das Folgende zunächst
die Beibehaltung der aufrechten Kopfstellung, da ja die kalorisch ausgelösten
Labyrinthreflexe eine bedeutsame Abhängigkeit von der Kopfstellung zeigen und

dies auch für die C. V. gilt. Spritzt man unter genannten Bedingungen wenige Kubikzentimeter heisses Wasser in ein Ohr, so ist die Drehempfindung nach der gleichen Seite gerichtet, bei Kaltspülung nach der Gegenseite. Dieses Unterscheidungsvermögen ist ausserordentlich fein; es gelingt nur gerade zufällig eine Wassertemperatur, die um 37° herum liegt, zu finden, durch welche keine Drehempfindungen ausgelöst werden. Entfernt man sich um halbe, ja zehntel Grade von dieser Indifferenztemperatur, so tritt bei Überschreitung derselben deutlich eine C. V. zur gespülten Seite, bei Unterschreitung derselben eine C. V. zur Gegenseite auf. Dazu genügen ganz geringe Wassermengen von 1—2 ccm. Täuschungen durch die allerdings auch sehr fein abgestuften Temperaturempfindungen lagen bei diesen Versuchen bestimmt nicht vor. Die Versuchspersonen blieben sich im Gegenteil bei diesen unwissentlichen Versuchen über Warm oder Kalt meist im Zweifel.

Es wäre nun von erheblichem Werte, wenn gute Beobachtungen über das Verhalten der Drehempfindungen nach Spülungen bei verschiedenen Kopfstellungen vorlägen. Dergleichen Bemühungen scheiterten aber bisher, abgesehen von einigen Einzelheiten, die aber auch der Nachprüfung bedürfen. Zum Beispiel dreht sich der Sinn der C. V. nach einseitiger Spülung in aufrechter Kopfhaltung um, wenn der Kopf um gewisse Beträge vorgeneigt wird. Es lässt sich sogar ein Umschlagspunkt recht genau herausarbeiten. Die Beobachtungen sind ungemein subtil und schwierig. Vielleicht ist jetzt mehr Erfolg zu erwarten, da in der ganzen Frage der kalorischen Beeinflussung des Labyrinthes eine Reihe neuer Gesichtspunkte durch die Doppelspülmethode gewonnen wurde.

M. H. Fischer und Veits (114, 119) beschrieben bestimmte Kopflagen im Raume als sog. „absolute Indifferenzlagen", welche dadurch charakterisiert sind, dass gleichzeitige äquale Doppelspülungen in diesen Kopflagen keine vestibulären Auswirkungen zur Folge haben. Die eine dieser absoluten Indifferenzlagen entspricht einer Vorneigung des Kopfes von 20°—40°, je nach Individuum verschieden. Beugt man nun z. B. nach einer äqualen beiderseitigen Kaltspülung in dieser Kopflage den Kopf weiter (am besten um 90°) nach vorn, so tritt alsbald neben bestimmten Reflexen (siehe später) eine deutliche Empfindung einer Raddrehung nach vorne unten um eine horizontale frontoparallele Achse auf; umgekehrt bei Rückbeugung des Kopfes. Neigt man den Kopf zur rechten Schulter, so hat man die Empfindung einer Raddrehung nach rechts seitlich unten um eine horizontal-sagittale Achse. Allgemein gesprochen erfolgt die Empfindung der Raddrehung immer in derselben Ebene, in welcher man die Kopfbewegung ausgeführt hat, nach äqualen Kaltspülungen im gleichen, nach äqualen Heissspülungen aber im umgekehrten Sinne. Auch hierbei pendeln die C. V. rhythmisch aus, nach Kaltspülungen langsam, nach Heissspülungen rasch.

Nimmt man eine inäquale Doppelspülung vor, so dass man z. B. in ein Ohr heisses, in das andere kaltes Wasser einspritzt, so erhält man im Prinzipe eine Verstärkung der einseitigen Effekte, wie sie oben beschrieben sind.

Man erhält auch Drehempfindungen, wenn man einen mit heissem oder kaltem Wasser getränkten Wattebausch auf ein Planum mastoideum auflegt, oder wenn man Chloräthyl aufspritzt, kurz bei jeder Temperatureinwirkung, die das Innenohr treffen kann.

Dass galvanische Durchströmung des Kopfes „Schwindel" erzeugen kann, ist eine alte Erfahrungstatsache. Schon Purkinje (311), Breuer, Hitzig (186) stellten darüber Untersuchungen an. Gertz (146) bestimmte die Reaktionszeit in einem Falle zu etwa 0,4 Sekunden. Weitere Beiträge stammen von Fruböse (136), Fischer und Wodak (122) und anderen.

Mit relativ schwachen Strömen kann man rein horizontale C. V. erzielen, die in der Regel zur Kathode gerichtet sind, solange der Strom fliesst. Bei der Öffnung kehrt sich ihre Richtung um. Für gewöhnlich aber werden übereinstimmend von allen Autoren kompliziertere Empfindungen von Raddrehungen um scheinbare horizontale oder schiefe Achsen angegeben. Wir fanden, dass die Lage der Elektroden auf die C. V.-Bahn von Einfluss sein kann. Nach der Öffnung klingen die C. V. rhythmisch aus, auch hier verlieren sich zuerst die Raddrehungen.

Für das Verständnis der Funktionsweise der einzelnen Teile des Rezeptionsorganes sind die galvanischen C. V. nicht auszuwerten. Die Einwirkung des galvanischen Stromes betrifft wohl nicht allein die rezeptorischen Nervenendigungen, sondern auch, wie viele Beobachtungen mit Sicherheit beweisen, den Oktavusstamm.

III. Beeinflussung und Modifikation der labyrinthären Bewegungsempfindungen durch die Einwirkung anderer hinzutretender Sinnesreize; der sog. „Augenschwindel", „Tastschwindel" und dergl.

Wir haben uns bisher mit zielbewusster Absicht auf die allereinfachsten Verhältnisse, die labyrinthären Bewegungsempfindungen sui generis beschränkt. Möglichste Vermeidung anderer Sinneseindrücke wurde angestrebt, eine Voraussetzung, die sich keineswegs restlos erfüllen liess. Der Bewegungseindruck betrifft unter solchen Bedingungen das eigene „Ich", d. h. man glaubt sich selbst im umgebenden Vorstellungsraume fortbewegt. Die Bewegungsempfindung ist in diesem Falle — wenn man diesen Terminus hier in einem gewissen Sinne übertragen gebrauchen darf — streng „egozentrisch", das gesamte „Körperfühlbild" verschiebt sich im Vorstellungsraume.

Diese Verhältnisse können bei Einwirkung anderer Sinneseindrücke eine wesentliche Änderung erfahren. Es kann sich bei offenen Augen der Sehraum gewissermassen mit dem eigenen Ich fix verbunden in einem zweiten Raume mitbewegen. Mach (261) drückte diese Tatsache seinerzeit folgendermassen trefflich aus: „Es sieht so aus, als ob der sichtbare Raum sich in einem zweiten Raum drehen würde, den man für unverrückt festhält, obgleich letzteren nicht das mindeste Sichtbare kennzeichnet". Ganz ähnlich kann es auch bei Einwirkung von akustischen Reizen sein, doch sind auch andere Beziehungen möglich. Wir wollen versuchen, nach dem heutigen Stande unserer Erkenntnis über diese Dinge einigermassen Klarheit zu gewinnen.

A. Die Bewegungsempfindungen bei gleichzeitiger Einwirkung von Schallreizen.

Bei Einwirkung von Schallreizen liegen die Verhältnisse relativ einfach, weshalb diese Betrachtungen an die Spitze gestellt seien. Die passive Rotation ist wieder die geeignetste Methode, sie sei unter gleichen Bedingungen wie bisher durchgeführt. Nur sei irgendeine Schallquelle gleichzeitig in Tätigkeit, sei es, dass ein Wasserstrahl ein Geräusch erzeuge, eine Glocke töne oder dgl.

Vom Beginne der Rotation an besteht eine Zeitlang die Empfindung, dass man um die Schallquelle, die für feststehend angesehen wird, herumrotiert wird. Wenn aber gleichförmig weiterrotiert wird, und die C. V. schliesslich erloschen ist, so tritt in diesem Eindrucke eine wesentliche Änderung auf; man meint nämlich, die Schallquelle rotiere um das feststehende eigene Ich herum. Das konnte ich besonders schön im Laboratorium Zwaardemakers in Utrecht beobachten, wo mir freundlicherweise eine Drehscheibe zur Verfügung stand, die an einer Stelle einen Schleifkontakt zur Bestimmung der Rotationsgeschwindigkeit trug, der bei jeder Umdrehung knackte. Dodge (97) fand übrigens ganz dasselbe. Das ist ein schönes Beispiel dafür, dass die tatsächliche Drehung des eigenen Ichs, weil unbewusst geworden, auf den objektiv ruhenden Aussenraum übertragen wird; das Ich scheint ruhig zu stehen, der Hörraum sich zu drehen.

Ganz anders ist es nach dem Stoppen der Rotation in den C. V.-Phasen, am deutlichsten in der 1. negativen Phase. Da scheint sich der gesamte vorgestellte Aussenraum und mit ihm der Hörraum, mit dem eigenen Ich fest verbunden, im selben Sinne mitzudrehen. Diese Erscheinung beschrieb Dittler (94) als das Lindnersche Phänomen. Mit dem Wechsel des C. V.-Sinnes wechselt auch diese scheinbare Bewegung ihre Richtung, nur wird die Erscheinung immer unausgesprochener [1].

---

[1] Hierbei handelt es sich wohl um keine Änderung der „egozentrischen Schallokalisation". Eine solche ist allerdings bekanntlich von H. Frey (Monatsschr. f. Ohrenheilk. **46**, 16, 1912) nach vestibulärer Reizung behauptet worden. Seine Versuche lassen aber einen derartigen Schluss nicht zu; Frey liess nämlich die Schallquelle mit dem Arme zeigen. Ganz abgesehen von der Kompliziertheit eines solchen Mechanismus, handelt es sich dabei doch um Verknüpfungen von akustischer und haptokinästhetischer Lokalisation, ist ein Vorbeizeigen der Schallquelle in der vorausgegangenen Drehrichtung sehr wohl begreiflich und entspricht dem normalen Verhalten. Der Arm führt nämlich infolge der unbewusst einwirkenden vestibulären

Interessant ist in Hinsicht auf unser Problem eine Beobachtung von Dodge (97). Dieser Autor konnte bei seinen Versuchspersonen unter geeigneten Bedingungen — sie sassen auf einem unbewegten Drehstuhle, blieben aber darüber im Ungewissen, ob sie rotiert wurden oder nicht — durch um den ruhenden Drehstuhl herumrotierende Töne die „Illusion" von Drehempfindungen im umgekehrten Sinne erwecken. Hiebei wird also die Rotation der Schallquelle, die man als ruhigstehend auffasst, auf das eigene Ich übertragen, was das Gegenexperiment zu dem oben angeführten bedeutet.

B. Die Bewegungsempfindungen bei gleichzeitigen optischen Eindrücken.

Hierher gehören Erscheinungen, die man als „Gesichtsschwindel" oder als „Scheinbewegung der Sehdinge" bezeichnet hat. Es ist natürlich grundverschieden, ob man da die Rotation selbst in Betracht zieht, oder die „Scheinbewegung" der Sehdinge erst nach dem Stoppen der Rotation, speziell in der 1. negativen Phase studiert. In bezug auf letztere sind verschiedene Angaben gemacht worden. Den grundlegenden Beobachtungen Purkinjes (311) schlossen sich in gewissem Sinne Hering (183), dann Breuer (60) und später Dittler (94) auf Grund zahlreicher Beobachtungen an; nach diesen Autoren bewegen sich die Sehdinge in der 1. negativen Phase im Sinne der C. V., d. h. entgegen der Richtung der vorausgegangenen Rotation. Von Helmholtz (182), Delage (14), Nagel (295) und Bárány (29) wurden andere Angaben gemacht. Um über diese gewiss schwierigen Dinge Klarheit zu gewinnen, habe ich speziell in Verfolgung und — wie ich glaube — auch Erweiterung der Ergebnisse Dittlers und Köllners (227) eine Reihe von Untersuchungen angestellt, bei denen ich mich der dankenswerten Unterstützung meines jungen Freundes Kornmüller erfreute.

Bei der ganzen Frage der Scheinbewegung der Sehdinge bei und nach vestibulärer Reizung spielt naturgemäss der Nystagmus eine hervorragende Rolle. Es ist darum von besonderem Werte, dass Dittler (94) und Köllner (227) diesen Faktor herausgehoben und seinen Einfluss auf die optische Lokalisation gesondert untersucht haben. Dittler konnte einen Fall mit willkürlichem Augenzittern zu seinen Untersuchungen heranziehen; der Student war imstande bis zu 10 Sekunden willkürliche Pendelbewegungen

---

AbR (Abweichreaktion) in der Drehrichtung eine andere Zeigebewegung aus als intendiert wird. Das Vorbeizeigen ist also in diesem Falle die Folge von vestibulären Einwirkungen auf den ausübenden Zeigeapparat, den zeigenden Arm. Deshalb lässt sich aus solchen Versuchen kein bindender Schluss auf eine Änderung der egozentrischen Schallokalisation ziehen. Ob eine solche dennoch vorkommen kann, müsste mit anderen Mitteln untersucht werden. Die Ausführungen von M. Rauch (Monatsschr. f. Ohrenheilk. **56,** 176, 1922) sind zu unklar speziell in den psychologischen Grundanschauungen über die Raumvorstellung. Ausserdem konnte O. Leisse (Arch. f. Ohren-, Nasen- u. Kehlkopfheilk. **114,** 118, 1926) seine Befunde bei kalorischer Reizung nicht bestätigen.

der Augen nach Art eines Pendelnystagmus, also ohne ausgeprägte langsame und rasche Phasen, allerdings nur in einem Ausmasse von etwa 4^0 auszuführen. Der Beobachter sah unter diesen Bedingungen einen schmalen leuchtenden Spalt zu einem Bande von bestimmter Breite mit verwaschenen Rändern auseinandergezogen, was sich durch das Vorhandensein von Nachbildern einfach erklärt. Hatte sich aber die Versuchsperson vorerst ein deutliches Nachbild einer Leuchtlinie eingeprägt, so blieb die Lage dieses Nachbildes von den Pendelbewegungen der Augen völlig unberührt. Dittler meinte deshalb, dass für seinen Fall mit willkürlichem Augenzittern das Lagegefühl der Augen als solches keine den wechselnden Verhältnissen sich anpassende Änderung der Raumwerte der Netzhaut vermittelt. Dass dieser Schluss für den Nystagmus nicht allgemein gültig sein kann, zeigte schon Koellner. Seine Beobachtung betraf einen Fall, der im Dunkeln einen rotatorischen Nystagmus nach rechts hatte, d. h. die oberen Hornhautpole schlugen rasch nach rechts, langsam nach links; im Hellen war kein Nystagmus vorhanden, so dass gute Fixationsmöglichkeit bestand. Bei dem Mann stand ein eingeprägtes Nachbild nicht ruhig, sondern „drehte sich zitternd hin und her." Ausserdem erschien es mit dem oberen Pole nach links, also im Sinne der langsamen Nystagmusphase geneigt. Ganz ähnlich war es in zwei weiteren Fällen. Köllners Schluss lautet, „dass mit jeder Innervation für die Augenbewegung, gleichgültig, ob sie willkürlich[1] oder unwillkürlich erfolgt, in der Tat eine entsprechende sensorische (raumumstimmende) Valenz verknüpft ist." Voraussetzung dabei sei, dass die Frequenz der Oszillationen einen bestimmten Wert nicht überschreite. Wir wollen uns aber zunächst dem Tatbestande bei rotatorischer Reizung zuwenden. Einfacher und übersichtlicher ist der Versuch, wenn man sich vor dem Versuche ein Nachbild einer vertikal und median erscheinenden Leuchtlinie einprägt und sich auf die Beobachtung des Nachbildes bei Drehung im Dunkeln mit geschlossenen Augen beschränkt. Wir setzen immer eine passive Linksrotation mit der linken Seite voran, also von oben gesehen entgegen dem Uhrzeigersinne voraus; der Kopf ist dabei mittels Beissbrettchens fixiert und zwecks Wagrechteinstellung der äusseren Kanäle um $20—30^0$ vorgeneigt, gleichzeitig zentrisch eingestellt.

Beim Andrehen fällt nun sofort eine starke Seitendeviation des Nachbildes nach rechts, also entgegen der Rotationsrichtung auf, wie schon Dittlers (94) Versuchspersonen, sowie Kreidl und Gatscher (235) beobachteten. Diese Deviation bleibt aber in der Regel nicht kontinuierlich, sondern das Nachbild macht ruckweise Rückbewegungen in der Drehungsrichtung gegen die scheinbare Mediane, ohne sie jedoch zu erreichen und

---

[1] Auf die diesbezüglichen Versuche und Schlussfolgerungen wird noch weiter unten unsere Aufmerksamkeit zu lenken sein. Vgl. dazu auch F. B. Hofmann (413 A), Speziell S. 381—387.

weicht dann langsamer gleitend wieder nach rechts aus. Nur eine einzige der Versuchspersonen Dittlers machte diese Angabe, die wir als die Regel bezeichnen. Die Ruckbewegungen erfolgen sehr rasch und dabei kann das Nachbild leicht vorübergehend verschwinden; in solchen Fällen kann das Nachbild gelegentlich ruhig rechts seitlich zu stehen scheinen, wobei nur auffällt, dass es in einem gewissen Rhythmus verschwindet und wiederkehrt. Das Nachbild ist auf einmal verschwunden und plötzlich wieder da oder man sieht es nur immer wieder rhythmisch nach rechts gleiten. Man kann aber, und darauf muss hier Gewicht gelegt werden, die Ruckbewegungen des Nachbildes, speziell nach einigen Umdrehungen sehr deutlich sehen. Wenn nun gleichmässig weiter rotiert wird, so werden diese Ruckbewegungen des Nachbildes in der Drehungsrichtung immer kleiner und verlieren sich schliesslich völlig. Dabei besteht aber einstweilen noch die Seitendeviation des Nachbildes entgegen der Rotation, diesmal aber kontinuierlich, weiter. Soweit führten die Beobachtungen von Dittler, Kreidl und Gatscher. Wenn man nun noch gleichförmig weiterrotiert, so nimmt die Seitenstellung des Nachbildes von der scheinbaren Mediane immer mehr und mehr ab und verschwindet endlich ganz: das Nachbild erscheint median. Bemerkt sei, dass dabei jede Drehempfindung erloschen ist. Nun tritt bei Weiterdrehung ohne Geschwindigkeitsänderung (!) alsbald nach einer gewissen Zeit die im Vorausgehenden beschriebene Buys-Dodge-C. V. ein, d. h. die Versuchsperson vermeint entgegen der realen Rotation gedreht zu werden, in unserem Falle also nach rechts. Damit wandert das Nachbild wieder von der Mediane ab, diesmal aber nach links. Die Abwanderung ist auch diesmal deutlich, wenn auch wesentlich geringer als zu Rotationsbeginn. Von besonderen Ruckbewegungen oder einer Diskontinuität des Nachbildes ist nichts sicheres bemerkbar. Ist die Buys-Dodge-C. V. abgeklungen, dann wandert das Nachbild zurück zur Medianen und bleibt dort im weiteren Verlaufe der gleichmässigen Rotation, leicht hin- und herpendelnd, stehen.

Man kann diesen Versuch noch in einer anderen Modifikation machen, wobei die Phänomene in der Regel noch deutlicher zu sehen sind. Man rotiert nämlich nach Einprägen des Nachbildes im Hellen und bietet der Versuchsperson eine mitrotierende weisse Fläche (Schirm) in einiger Entfernung, wobei nur Sorge getragen werden muss, dass die Versuchsperson ausser dieser mitrotierenden Fläche nichts sehen kann; das ist durch Überwerfen eines Leintuches leicht zu erreichen. Die Beleuchtung geschieht am besten durch eine gerade über der Rotationsachse hängende elektrische Lampe, so dass sich die Verteilung von Licht und Schatten nicht ändert. Die Versuchsperson soll bei dem Versuche nicht fixieren und konvergieren, sondern nach Möglichkeit in die Ferne schauen, was geübten Personen mit Leichtigkeit gelingt; denn Konvergenz und Fixation ändert zwar nichts Prinzipielles an unseren Erscheinungen, schwächt sie aber quantitativ sehr stark ab. Der Ausfall des

Versuches ist ganz der gleiche wie oben beschrieben. Nur sind dabei die Ruckbewegungen, die das dunkle Nachbild auf dem hellen Grunde ausführt, meist mit grosser Eindringlichkeit neben der Seitendeviation bzw. dem seitlichen Ausgleiten zu sehen. Anfänglich bleiben die schnellen Ruckbewegungen in der Drehrichtung unmerklich, man sieht nur immer wieder das Nachbild entgegen der Drehrichtung langsamer ausreichen. Nach einigen Umdrehungen sind aber auch die schnellen Rucke deutlich erkennbar. Schliesslich bleibt die Deviation allein ruhig bestehen, bis sie, allmählich abnehmend, verschwindet und sofort, wie oben mitgeteilt.

Hält man nun die (Links-)Rotation an — es ist ganz gleichgültig, wieviel Umdrehungen vorausgegangen sind, ob das Nachbild noch seitlich deviiert stand oder nicht — dann weicht im Stadium der 1. negativen Phase, in unserem Falle während der Drehempfindung nach rechts das Nachbild langsam nach links von der scheinbaren Medianen aus und führt von dort, anfangs nicht deutliche, später aber mit Sicherheit erkennbare rasche Ruckbewegungen nach rechts und langsam gleitende Bewegungen nach links aus, wie auch Göthlin (158) angibt. Auch hierbei ist der langsame Bewegungseindruck nach links der eindrucksvollere. Diese Bewegungen hören schliesslich auf und eine geringfügige Seitenabweichung nach links bleibt bestehen. Dieselbe geht erst dann in eine solche nach rechts über, wenn die 1. positive Phase der Drehempfindung, also nach links begonnen hat. Pendelbewegungen des Nachbildes sieht man dann nicht immer mit Sicherheit. In den folgenden C. V.-Phasen kann entsprechend die Seitendeviation wechseln; dies geschieht aber immer erst nach Beginn der C. V.-Phase; da die Phasen in der Regel rasch abpendeln, so pendelt das Nachbild gering hin und her.

Neben diesen Bewegungen um die scheinbare Mediane führt das Nachbild noch eine weitere Bewegung aus, solange eine Drehempfindung besteht. Es dreht sich nämlich das Nachbild — gewissermassen mit dem Körper fix verbunden — in derselben Richtung mit, als man rotiert zu werden vermeint. Das ist dieselbe Erscheinung, die schon von Mach beschrieben wurde und die Dittler das Lindnersche Phänomen genannt hat.

Der ganze, recht verwickelt anmutende Erscheinungskomplex könnte meines Erachtens recht einfach verstanden werden, wenn wir die entsprechenden Nystagmusverhältnisse berücksichtigen. Dieselben sollen hier darum teilweise vorweggenommen werden. Beim Beginne einer Drehung mit geschlossenen Augen oder sich mitdrehendem Gesichtsfelde und offenen Augen (Fixation ist dabei nach Möglichkeit zu vermeiden) erhält man zunächst eine rein vestibulär bedingte Augendeviation entgegen der Drehrichtung, die immer wieder durch rasche Korrektivbewegungen in der Drehrichtung unterbrochen wird. Diese Erscheinung ist der sog. Drehnystagmus, an welchem man eine langsame und eine rasche Phase unterscheidet. Hier seien einstweilen nur die Verhältnisse beim sog. „Horizontalnystagmus" berück-

sichtigt. Nun entspricht wohl qualitativ bei unseren Versuchen die Seitenstellung des Nachbildes der Augendeviation, i. e. der langsamen Nystagmuskomponente, die ruckweisen Rückbewegungen des Nachbildes gegen die
scheinbare Mediane entsprechend den raschen Nystagmusphasen. Dieselben
können nun unter Umständen so rasch erfolgen, dass die entsprechenden
Ruckbewegungen des Nachbildes unmerklich bleiben und man nur immer
das langsame Ausgleiten des Nachbildes entsprechend der langsamen
Nystagmusphase sieht. Nun ist eine altbekannte Tatsache, dass nach einer
gewissen Zahl gleichförmiger Rotationen der Drehnystagmus an Frequenz,
Raschheit und Amplitude mehr und mehr abnimmt und schliesslich verlöscht.
Dementsprechend werden die Bewegungserscheinungen des Nachbildes immer
geringer. Dodge (96) hat weiter durch optische Registrierung mit seinem
„mirror recorder" nachweisen können, dass das Verlöschen des Drehnystagmus
nicht auch das Verschwinden der Augendeviation bedeutet, sondern dass diese
im Gegenteil sehr viel länger bestehen bleibt. Dadurch würde auch die
schliessliche ruhige Seitendeviation des Nachbildes klar erscheinen. Sind
nun bisher der Nystagmus und das Verhalten des Nachbildes vollkommen
qualitativ parallel gelaufen — ob dies auch quantitativ gilt ist eine andere
Frage, die erst gesondert untersucht werden müsste — so, meine ich, ist das
auch weiterhin so. Die Seitenstellung des Nachbildes wird immer geringer
und verschwindet endlich ganz, was offenbar ein Ausdruck dafür ist, dass
auch die Augendeviation immer mehr abnimmt und schliesslich ganz aufhört[1].
Dafür fehlt allerdings noch der direkte Nachweis. Nun wandert aber später
das Nachbild während weiterer gleichförmiger Rotation nach dem Beginne
der Buys-Dodge-C. V. neuerlich nach der anderen Seite, also in die Drehrichtung. Es wäre demnach zu fordern, dass dementsprechend auch eine
Augendeviation bestände, mit anderen Worten, dass unter diesen Umständen
auch der Nystagmus der Anfangserregung wie die C. V. auspendelt. Auch
dieses ist schon vor Jahren in einer wenig beachteten und damals unverstanden
gebliebenen Arbeit von Buys (71) über den Drehnystagmus nachgewiesen
worden und nunmehr detailliert (siehe später) veröffentlicht worden. Dieser
Autor konnte während gleichförmiger Rotation anschliessend an den Drehnystagmus in der Drehrichtung einen schwächeren inversen Drehnystagmus
entgegen der Rotationsrichtung registrieren; auch die „inverse" C. V. hatte
er schon beobachtet (vgl. Abb. 2). Für tatsächlich gleichförmige Rotation
war Sorge getragen worden, so dass ein eventueller Einwand, es hätten
negative Beschleunigungen hineingespielt, nichtig ist. Es besteht also bisher
offenbar eine vollkommene qualitative Parallelität zwischen Nystagmus und
Nachbildlokalisation. Dieselbe lässt sich auch für die Stadien nach der
Drehung weiter verfolgen.

---

[1] Wenn ich [M. H. Fischer (113)] noch vor einiger Zeit eine andere Ansicht ausgesprochen habe, so rührt dies daher, dass obige Beobachtungen damals noch nicht vorlagen.

Die Deviation und die Ruckbewegungen des Nachbildes nach dem Anhalten der Rotation sind in der 1. negativen Phase der Ausdruck des 1. Nachnystagmus; auch hier bleibt die Augendeviation und Seitenstellung des Nachbildes länger ausgeprägt als die raschen Nystagmusphasen. In der 1. positiven Phase wandert das Nachbild nach Beginn der C. V. über die scheinbare Mediane zur anderen Seite; dementsprechend ist der Nachnachnystagmus von Bárány, 2. Nachnystagmus nach M. H. Fischer und Wodak (122) eine anerkannte Tatsache. Auch für die weiteren C. V.-Phasen wurde von letzteren Autoren ein 3., 4., 5. usw. Nachnystagmus durch Palpation sichergestellt. Diese Nystagmusphasen sind wenig ausgeprägt, nur ganz kurzdauernd, aus wenigen feinen Schlägen bestehend. Die eventuell analogen Erscheinungen am Nachbilde sind unausgesprochen.

Wir müssen also aus den mitgeteilten Resultaten entgegen Dittler (94) mit Köllner (227, 228) folgern, dass der reflektorische Drehnystagmus in der Regel sehr wohl mit einer sensorischen, raumumstimmenden Valenz verknüpft ist[1]. Es müssen aber wohl Unterschiede je nach der Geschwindigkeit der Augenbewegung bestehen, wie schon Köllner angab. In unserem Falle erwies sich die langsame Nystagmuskomponente wenigstens ausnahmslos als wirksamer. Das könnte nach Köllner mit einer „gewissen Trägheit" der sensorischen Valenz zusammenhängen. Man erkennt das gut, wenn man hin- und herpendelnde Drehbewegungen des Kopfes oder Oberkörpers ausführt. Dann macht bei nicht zu raschem Tempo das Nachbild die Bewegungen mit, aber mit geringerem Ausmasse (langsame Nystagmusphase) und immer nachhinkend. Folgen die Pendelbewegungen sehr rasch aufeinander, dann kann man den Eindruck haben, als bliebe das Nachbild überhaupt ruhig an seinem Platze.

Ganz unabhängig vom Nystagmus ist dagegen das Lindnersche Phänomen. Es muss übrigens noch bemerkt werden, dass wir trotz der anscheinend guten Übereinstimmung zwischen Nystagmus und Nachbildlokalisation eine gleichzeitige direkte raumumstimmende Wirkung des Labyrinthes auf die optische Lokalisation nicht restlos auszuschliessen vermögen. Doch lassen sich wohl schwer sichere Beweise dafür bringen, weil mit dem Umschlage der Drehempfindung — und diese käme wohl hier in Betracht — gleichzeitig der Umschlag des Nystagmus erfolgt[2].

---

[1] Man kann dies in ganz ähnlicher Weise für den rotatorischen Nystagmus nachweisen, den man sich am besten durch Rotation mit vor- oder rückgebeugtem Kopfe erzeugt.

[2] Erst nach Fertigstellung des Manuskriptes ist mir eine ausführliche Arbeit von G. Fr. Göthlin (159) über „Die Bewegungen und die physiologischen Konsequenzen der Bewegungen eines zentralen Nachbildes in dunklem Blickfeld bei postrotatorischer und kalorischer Reizung des Vestibularapparates" in die Hände gekommen. Die sehr sorgfältige Arbeit führt eine Reihe recht interessanter und neuer Gesichtspunkte ein, die unter Umständen auch manche Modifikation meiner oben genannten Anschauung, für die ich einstweilen keine sicheren Beweise, sondern nur Argumente geltend machen konnte, verlangen. Es ist mir jedoch infolge Zeit-

Nach diesen Voraussetzungen können auch die sog. „Scheinbewegungen" der Sehdinge bei offenen Augen relativ leicht übersehen werden. Betrachten wir zuerst Rotationen bei sich mitdrehendem Gesichtsfelde; der Beobachter sei mit der Versuchsanordnung in ein Leintuch eingehüllt; in etwa 30 cm Entfernung von ihm befindet sich ein lotrechter, median eingestellter Stab, der aber nicht fixiert wird, sondern infolge Parallelstellung der Gesichtslinien in gekreuzten Doppelbildern erscheint. Wenn man rotiert wird, dann scheint dieser Stab vorauszueilen und weicht demgemäss in der Rotationsrichtung von der scheinbaren Medianen ab. Ruckbewegungen des Stabes sind dabei in der Regel nicht sichtbar. Das Vorauseilen des Stabes ist das Analogon der Seitenabweichung des Nachbildes und entspricht der langsamen Komponente des Nystagmus. Klarerweise erscheint der Stab in der Rotationsrichtung, also entgegen der langsamen Nystagmuskomponente verlagert, da er sich ja nicht mehr auf der Fovea abbildet, sondern zumeist auf jenen Netzhauthälften, die der Seite der langsamen Nystagmuskomponente entsprechen. Also auch hier erweist sich die langsame Nystagmuskomponente der raschen in bezug auf die Umwertung der egozentrischen Lokalisation überlegen; die rasche Komponente kommt während der Rotation sensorisch überhaupt nicht zum Ausdrucke. Bei gleichförmiger Weiterrotation nimmt das Vorauseilen des Stabes mehr und mehr ab, bis er schliesslich nach Erlöschen der C. V. wieder median zu stehen scheint. Entsprechend der folgenden Buys-Dodge-C. V. und dem inversen Drehnystagmus (Buys) kann dann sogar ein geringes Abweichen des Stabes entgegen der realen Rotation vorkommen, bis er schliesslich median, leicht pendelnd, ruhig zu stehen scheint.

Nach dem Anhalten scheint der Stab rasche Bewegungen in der ursprünglichen Rotationsrichtung auszuführen, die nicht immer deutlich zu sehen. sind; viel eindrucksvoller sind dagegen die umgekehrt gerichteten langsamen Bewegungen. Über eine Seitenabweichung lässt sich ein bestimmtes Urteil nicht abgeben. Die Bewegungserscheinungen laufen bald aus; der Zusammenhang derselben mit dem 1. Nachnystagmus ist wohl unbestreitbar. Daneben scheint sich der Stab im Sinne des Lindnerschen Phänomens mit dem Körper mitzudrehen. Letzteres tritt aber anfänglich stark zurück, offenbar weil die Aufmerksamkeit durch die Pendelbewegungen stark abgelenkt wird. Es wird aber sofort deutlich, wenn man die Pendelbewegungen durch starke Konvergenz und Fixation des Stabes hemmt, oder wenn sie schon stark nachgelassen haben.

Die Erscheinungen nach der Rotation kann man besser studieren, wenn man nach einer Drehung mit geschlossenen Augen eine Leuchtlinie betrachtet, wie es Dittler (94) gemacht hat. Seine Versuchspersonen sahen

bedrängnis nicht mehr möglich gewesen, der Göthlinschen Arbeit gerecht zu werden, zumal sie zum Teile Wiederholung von Experimenten verlangt. Wir werden seinerzeit bei der ausführlichen Veröffentlichung unserer Versuchsergebnisse auf alle diese Fragen näher eingehen.

den Lichtspalt während der ersten Sekunden in „rasender", gleichsam „flimmernder" Bewegung, je nach der Schlaggrösse des Nystagmus in ein mehr oder weniger breites Band auseinandergezogen. Später konnten langsame Bewegungen entgegen dem Sinne der realen Rotation und ein umgekehrt gerichtetes rasches „Zurückschnellen" in die Ausgangslage erkannt werden. Dittler bemerkt, „dass es sich bei symmetrischer Anordnung des Beobachters gegenüber dem leuchtenden Objekte grundsätzlich als ein Oszillieren des Spaltbildes um die scheinbare Mediane des Körpers darstellt, das sich innerhalb des unbeweglich bleibenden Sehfeldes abspielt." Wir können Dittler im Prinzipe beistimmen, nur sind noch einige Ergänzungen erwähnenswert. Der Einfachheit halber werde eine Linksrotation mit geschlossenen Augen vorausgesetzt und so angehalten, dass die zu betrachtende Leuchtlinie in 1,50 m Entfernung median steht. Auf genauere quantitative Verhältnisse, die von den Charakteristika der Rotation abhängen, wollen wir weiter keine Rücksicht nehmen.

Wenn man nun nach dem Anhalten auf die Leuchtlinie zu blicken versucht, so sieht man dieselbe von links[1] kommen und sich deutlich langsam nach rechts bewegen, sie kann dabei eventuell als ein diskontinuierliches, aus Streifen zusammengesetztes Band erscheinen; dann verschwindet das Bild und taucht plötzlich wieder links auf, um neuerlich in ähnlicher Weise nach rechts zu wandern. Diese Bewegung entspricht wohl der langsamen Nystagmuskomponente nach links (1. Nachnystagmus nach einer Linksdrehung), die rasche Komponente nach rechts macht sich überhaupt nicht bemerkbar. In späteren Stadien sieht man die langsame Bewegung nach rechts noch deutlicher ausgeprägt, dabei aber machen sich bereits Ruckbewegungen nach links durch ein helles, anfangs kontinuierliches, später diskontinuierliches Band bemerkbar. Die Unterschiede zwischen den beiden Bewegungen werden immer geringer und schliesslich scheint die Leuchtlinie leicht hin und herzupendeln bis sie endlich ganz ruhig steht. Zu Beginn der einzelnen Phasen der C. V. ist an der Leuchtlinie nur zeitweise eine leichte Unruhe bemerkbar. Ausser diesen Bewegungen macht die Leuchtlinie das Lindnersche Phänomen mit, d. h. sie scheint sich in derselben Richtung wie der Körper mitzudrehen; das ist wieder dann am deutlichsten, wenn die obigen Bewegungen entweder schon sehr gering sind oder überhaupt schon fehlen.

Man kann die beschriebenen Erscheinungen dann besonders deutlich sehen, wenn man z. B. nach einer Linksdrehung so angehalten wird, dass die Leuchtlinie rechts steht, man also in der Richtung der raschen Komponente des 1. Nachnystagmus blickt; da sind die Scheinbewegungen, ebenso wie der

---

[1] Wir hatten eigenartigerweise manchmal den Eindruck, als ob die Leuchtlinie links von der scheinbaren Medianen erschien und gegen die scheinbare Mediane wanderte, was also ein Gegensatz zu Dittler wäre. Allein das war nicht immer so; diesen Dingen muss noch nachgegangen werden.

Nystagmus von ganz besonders grossen Elongationen. Steht umgekehrt die Leuchtlinie links, so dass man in der Richtung der langsamen Nystagmuskomponente blicken muss, dann ist der Nystagmus schwächer und die Scheinbewegungen sind von sehr viel geringerem Ausmasse. Diese Tatsachen wurden schon von Wittmaack (29) erwähnt.

Am kompliziertesten liegen naturgemäss die Verhältnisse während der Rotation mit offenen Augen und stehendem Gesichtsfelde. Über diese Art des „Gesichtsschwindels" stammen die grundlegenden Untersuchungen von Darwin (88) und Purkinje (311) allerdings bei aktiven Drehbewegungen. Wir ziehen wieder passive Rotationen vor (Linksdrehung), weil dabei die Beurteilung leichter ist und auch die Beobachtungsergebnisse reichhaltiger sind. Wenn man ganz langsam rotiert wird, so sieht man die Umgebung genau und scharf ohne „Scheinbewegung" so wie bei den Kopf- oder Körperdrehungen im gewöhnlichen Leben, sieht dabei aber natürlich auch, dass man rotiert wird. Es besteht naturgemäss, wie man leicht beobachten kann, auch unter diesen Bedingungen ein Nystagmus mit der raschen Phase in der Drehrichtung, der langsamen Phase entgegen der Drehrichtung. Dieser Nystagmus ist aber keineswegs mehr allein vestibulärer Herkunft, sondern auch gleichzeitig optokinetisch (Borries 55). Der Nystagmus bleibt sensorisch unmerklich. Wird man dann zunehmend rascher nach links rotiert, so fällt auf, dass man in der rechten Gesichtsfeldhälfte (langsame Nystagmuskomponente) noch immer recht deutlich sieht, während das Sehen nach links (rasche Nystagmusphase) schon sehr viel schwieriger ist und dort schon die Aussendinge mehr und mehr verschwimmen. Irgendwelche Ruckbewegungen der Sehdinge sind dabei nicht zu erkennen. Schliesslich verschwimmen bei noch rascherer Rotation die Sehdinge vollkommen, resp. scheinen sie zu breiten Bändern (Nachbilder) auseinandergezogen, Details sind nicht mehr zu sehen. Man empfindet dabei anfangs noch immer die Drehung nach links. Schliesslich aber zeigt sich etwas sehr vergnügliches: man vermeint stille zu stehen, jede C. V. ist völlig verschwunden und die Umgebung scheint sich mit grosser Geschwindigkeit nach rechts zu drehen. Das konnte übrigens auch Dodge (97) regelmässig beobachten. Es wird also in diesem Falle, wenn die erste Drehempfindung abgeklungen ist — von den Buys-Dodgeschen Pendelphasen war nichts zu bemerken — die Bewegung des Körpers, der ruhig zu stehen scheint, auf die Umgebung übertragen.

Verblüffend ist der Aubertsche (14) Spiegelversuch. Wenn man während einer nicht zu raschen Rotation einen nicht zu kleinen Spiegel (20 × 30 cm) mit gestreckten Händen vor sich hält, so scheinen sich die gespiegelten Objekte in gleicher Richtung wie der Körper zu drehen, das ist ja leicht begreiflich. Es bleibt dabei die Empfindung der Drehung des eigenen Körpers solange unverändert bestehen, als man auch nicht gespiegelte Dinge sieht. Hält man aber den Spiegel näher an die Augen und sorgt dabei dafür, dass man nur gespiegelte Dinge sieht, dann tritt in kurzer Zeit die Empfindung auf, als drehe man sich nach der Gegenseite. Hierbei wird durch den optischen Bewegungseindruck sogar die vestibuläre C. V. überwunden und umgekehrt. Der Versuch ist überraschend, wenn man mehrmals hintereinander den Spiegel von den Augen entfernt und wieder nähert.

Die angeführten interessanten Beziehungen verlangen, ohne genauer darauf eingehen zu wollen, einige Aufklärungen über optisch ausgelöste Bewegungsempfindungen. Altbekannt sind die Beobachtungen, dass man auf einer Fluss-Brücke stehend den Eindruck haben kann, mit der Brücke stromaufwärts zu fahren, während das Wasser ruhig zu stehen scheint. Oder wenn ein Eisenbahnzug auf dem Nebengeleise fährt, vermeint man, in der Gegenrichtung zu fahren und hält den Nebenzug für ruhig. Sehr eindrucksvoll ist diesbezüglich Machs (261) Teppichversuch. Ein einfach gemusterter Ledertuchlaufteppich wird horizontal über zwei 2 m lange und 3 m voneinander in Lagern befestigte Walzen gezogen und mit Hilfe einer Kurbel in gleichmässige Bewegung gesetzt. Blickt man auf den Teppich, so sieht man diesen sich fortbewegen. Fixiert man aber einen über dem Teppiche mittels eines Fadens angebrachten Knoten, so scheint der Teppich ruhig zu stehen, man selbst aber glaubt sich mit der ganzen Umgebung in entgegengesetzter Richtung zu bewegen. Eine Reihe ähnlicher „Täuschungen" finden sich bei A. v. Szily (360) beschrieben.

Ich hatte seinerzeit mit E. Wodak eine Reihe (bisher nicht veröffentlichte) Versuche mit einem der üblichen optischen Drehräder gemacht[1]. Da sahen wir das Rad sich drehen, hatten dabei aber auch manchmal den Eindruck, als würden wir selbst gleichzeitig in umgekehrter Richtung rotiert. Gelegentlich schien letzteres allein vorhanden zu sein, wobei das Rad ruhig zu stehen schien. Die Bedingungen dazu kannten wir nicht. Bei Neuaufnahme der Versuche mit Veits gab mir Machs Teppichversuch den Schlüssel dazu. Fixiert man nämlich einen knapp vor die Streifen gehaltenen Stab oder Finger, dann scheint ganz überraschend das Rad in kurzer Zeit still zu stehen, man selbst aber glaubt, mit der anderen sichtbaren Umgebung sehr rasch in umgekehrter Richtung rotiert zu werden. Ich glaube auch, einstweilen allerdings nur Andeutungen geben zu können, womit diese Eigentümlichkeiten zusammenhängen dürften. Solange man die Streifen fixiert und diese sich fortbewegen sieht, besteht ein typischer optokinetischer Nystagmus mit der langsamen gleitenden Augenbewegung in der Drehrichtung des Rades und dem raschen Rückschlag entgegen der Drehrichtung, der wieder zur Fixation des nächsten Streifens führt. In dem Augenblicke, wo man aber den vorgehaltenen Finger

---

[1] Der Durchmesser des Papierringes ist 1 m, so dass man bequem im Inneren sitzen kann. Die Höhe ist 70 cm. Mit schwarzer Farbe sind 10 lotrechte Streifen von je 10 cm Breite in gleichen Zwischenräumen aufgemalt. Der Ring hängt an einer etwa 2,5 m langen Schnur an der Decke, die eingedreht wird, so dass sich das Rad dann in umgekehrter Richtung von selbst dreht.

fixiert, sistiert der optokinetische Nystagmus und ganz kurz darauf scheint das Drehrad still zu stehen und man selbst nach der anderen Seite rotiert zu werden. In dieser Richtung werden also die besprochenen Tatsachen weiter zu verfolgen sein.

Es besteht also kein Zweifel, dass Eigenbewegung bei ruhender Umgebung und bewegte Umgebung bei ruhendem Ich in ihrem Empfindungseindrucke in charakteristischen Wechselbeziehungen stehen. In beiden Fällen kann unter gewissen Bedingungen sowohl das eigene Ich allein, als auch die Umgebung allein bewegt erscheinen.

Betrachten wir nun noch die Scheinbewegungen der Sehdinge (Umgebung) nach dem Anhalten z. B. einer Linksrotation, so kann im Wesen auf die bereits besprochenen Leuchtlinien-Experimente hingewiesen werden. Entsprechend der langsamen Linkskomponente des 1. Nachnystagmus sieht man wie bei Betrachtung einer Leuchtlinie die Sehdinge sich in deutlichen Rucken nach rechts (also im Sinne der C. V. der 1. negativen Phase) bewegen, während die raschen Nystagmusphasen nicht immer ein entsprechendes sensorisches Äquivalent haben müssen. Letzteres kann jedoch auch vorkommen, wobei man dann die Gegenstände in einer Art Pendelbewegung sieht, aber meist mit deutlichem Geschwindigkeitsunterschied nach rechts und links. Durch starke Konvergenz kann man, wie schon bei Purkinje steht, das Ausmass dieser Scheinbewegungen stark reduzieren; in diesem Falle aber ist dann gerade das Lindnersche Phänomen besonders ausgesprochen; man scheint mit der gesamten Umgebung in einem zweiten unsichtbaren Raume rotiert zu werden.

Die beschriebenen Erscheinungen sind wohl die Regel und stimmen mit den Beobachtungen und Angaben von Purkinje, Hitzig (auch bei Kopfquergalvanisation) Mach, Breuer, Bárány und Dittler im wesentlichen überein. Die gegenteiligen Berichte von Helmholtz und Delage können auch wir nicht bestätigen. Es scheint mir aber ohne ganz genaue Kenntnis der Versuchsbedingungen eine grundsätzliche Ablehnung immerhin doch nicht möglich. Es können bei so verwickelten Problemen, wir versuchten die Schwierigkeiten oben auseinanderzusetzen, Dinge, die speziell durch die Individualität bedingt sind, eine Rolle spielen, die sich nicht ohne weiteres übersehen lassen.

Ergänzend muss noch ausgeführt werden, dass auch für die Scheinbewegungen der Sehdinge der von Darwin und Purkinje aufgestellte Satz gilt, dass die Ebene der Drehempfindung mit dem Kopfe fix verknüpft ist und bei jeder Kopfstellungsänderung im gleichen Ausmasse mitgeht. Wenn man beispielsweise mit aufrechtem Kopfe rotiert wird und nach dem Anhalten den Kopf auf eine Schulter neigt, so erfolgen die Scheinbewegungen der Sehdinge in vertikaler Richtung. Das ist völlig klar, da ja auch der horizontale 1. Nachnystagmus, der in bezug auf den Kopf seine Richtung beibehält, nunmehr nach der Überführung des Kopfes im Raume in vertikaler Richtung schlägt. Ebenso erfolgt das Lindnersche Phänomen nunmehr in vertikaler Richtung, das ja von der Richtung der Purkinje-C. V. abhängt, d. h. natürlich nur solange, als die Purkinje-C. V. besteht. Man kann somit diese Gesetze leicht aus den schon besprochenen Tatsachen ableiten.

C. Der sogenannte „Tastschwindel".

Die grundlegenden Befunde Purkinjes (311) über den „Tastschwindel" sind fast vereinzelt geblieben, nur bei Tomasewicz (367) finden sich noch vereinzelte Angaben. Der „Tastschwindel" ist wieder ein typisches Beispiel dafür, wie die Bewegung des eigenen Ichs auf den Aussenraum übertragen werden kann. Lässt man z. B. während einer Rotation einen Fuss über den Boden schleifen, dann glaubt man in dem Stadium, wo jede C. V. des eigenen Körpers verschwunden ist, dass der Fussboden nach der entgegengesetzten Richtung um den scheinbar feststehenden Fuss herumgedreht wird. Sehr merkwürdig sind die Erscheinungen des Tastschwindels nach einer Drehung, wo sich also sowohl Körper als auch die Umgebung in objektiver Ruhe befinden. Ruht z. B. in der 1. negativen Phase bei bestehender Sinistro-C. V. der Fuss am Boden, so kann zweierlei eintreten; entweder man meint, dass der Fuss über den Boden hinwegschleift und zwar im Sinne der C. V. oder es drängt sich in der Regel die Empfindung auf, der Boden würde unter dem ruhenden Fusse nach der entgegengesetzten Richtung weggezogen. Ein Sessel, den man ergreift oder mit den Fingerspitzen berührt, scheint entgegen der C. V. zurückzubleiben oder sich gar entgegen zu bewegen. Das sind die Erscheinungen wie sie Purkinje beschreibt. Auch für diese Scheinbewegungen der getasteten Dinge gilt das Purkinjesche Gesetz, ein Beweis, dass der „Tastschwindel" in direkter Abhängigkeit von der Drehempfindung steht. Purkinje (311) beschreibt dies folgendermassen: „Hält man bey der Umdrehung den Kopf stark gegen die rechte Schulter geneigt, und behält ihn beym Stillestehen in derselben Lage, so drehen sich die Gegenstände horizontal. Richtet man aber den Kopf auf, so dass das Gesicht wieder nach vorne gewendet wird, so scheinen die Gesichtsobjekte, so wie die Gegenstände des Tastsinnes, je nachdem die Drehung rechts oder links geschah, von unten herauf oder von oben herab zu steigen, wobey man sich fest zu halten hat, um nicht nach vorn oder nach hinten zu stürzen." Bemerkt sei nur, dass diese Feststellungen von Purkinje nicht allein nach aktiven Drehbewegungen, sondern auch nach passiven Rotationen Geltung haben.

Es darf aber nicht unerwähnt bleiben, dass die Erscheinungen des „Tastschwindels" sich nicht unbedingt in der genannten Weise bemerkbar machen müssen. Fasst man z. B. das Gestänge des Drehstuhles oder auch einen vorgehaltenen Stab, so machen diese Dinge in der Regel dieselbe scheinbare Drehung mit, wie sie der C. V. des eigenen Ich entspricht. Es kann also auch hier Bedingungen geben, wo getastete Objekte das Lindnersche Phänomen zeigen. Diese Probleme wären wohl einer genaueren Untersuchung wert.

Scheinbare Bewegungen des Fussbodens, des Bettes und dgl. werden überaus häufig von Vestibularkranken angegeben. Schöne Beispiele dafür finden sich in den sorgfältigen Beobachtungen von Leidler und Löwy (242).

IV. Lage-Empfindungen.

A. Untersuchung der Lageempfindungen mit den vier Hauptmethoden.

Das Problem der Empfindung unserer Lage im Raume gehört mit zu jenen Fragen, deren Beantwortung uns heute noch sehr erhebliche Schwierigkeiten bereitet. Wenn wir zunächst allein den ruhenden Körper betrachten wollen, so kann kein Zweifel darüber bestehen, dass es einzig und allein der „Schwerkraft-Reiz" sein kann, der die verschiedenen Rezeptoren unseres Körpers beansprucht, die uns dann in ihrer Gesamtheit die Empfindung unserer Lage im Raume vermitteln. Das objektive Bezugsystem unserer Lage ist also die Schwerkraftrichtung, deren subjektives Äquivalent die sog. scheinbare Vertikale ist. Die Empfindungen unserer Lage im Raume gehören also unter den Begriff der „absoluten Lokalisation." Unter Lageempfindungen kann man auch noch etwas ganz anderes verstehen: nämlich die Empfindungen der Lage zweier oder mehrerer Körperteile zueinander, z. B. des Kopfes zum Stamme, eines Armes zum Rumpfe usw. Diese „relativen" Lageempfindungen wollen wir aber nicht genauer in unsere Besprechung einbeziehen, so interessant sie auch sein mögen. Nur hie und da werden sie, wo sie unser Interesse berühren, nebenbei gestreift werden.

Da die Schwerkraft auf unseren Gesamtkörper einwirkt, so ist es wohl schon vorneherein anzunehmen, dass die Empfindung unserer Lage im Raume nicht durch ein einziges Sinnesorgan allein, das sich etwa im Kopfe befindet, vermittelt wird. Es handelt sich vielmehr wohl um einen Empfindungskomplex von verschiedenen Rezeptoren, der zu einem einheitlichen Ganzen zusammenschmilzt. Es wird unsere Aufgabe sein, zu untersuchen, inwieweit es möglich ist, die Wertigkeit der einzelnen Rezeptoren für diesen Empfindungskomplex gegeneinander abzugrenzen.

Charakteristische Änderungen unserer Lageempfindungen werden wir dann hervorrufen können, wenn wir der Einwirkung der Schwerkraft auf unseren Gesamtkörper eine verschiedene Richtung geben bzw. wenn wir die Schwerkraft in irgendeiner Weise modifizieren. Letzteres kann durch das Hinzutreten anderer Kräfte geschehen. Eine solche bildet beispielsweise die Zentrifugalkraft; in der Tat finden wir nun, dass bei geeigneten exzentrischen Rotationen auf karusellartigen Drehscheiben bestimmte Veränderungen der Empfindung unserer Raumlage eintreten. Dieses Moment spielt besonders bei der Fahrt im Flugzeug eine grosse Rolle und ist die Hauptursache der eigenartigen „Lagetäuschungen" während des Fluges. Das Experimentum crucis für unsere Orientierung im Raume bestände darin, dass man den Gesamtkörper der Einwirkung der Schwerkraft vollständig entziehen könnte; es sind verschiedene diesbezügliche Versuche gemacht worden, die jedoch alle aus mancherlei Gründen nicht den gewünschten Erwartungen entsprechen konnten.

Will man nun messende Untersuchungen über unsere Lageempfindungen anstellen, so braucht man dafür ein gewisses Kriterium, das sich in Masszahlen ausdrücken lässt. Da hat man verschiedene Methoden in Anwendung gebracht, die von verschiedenen Gesichtspunkten ausgehen und deswegen auch keineswegs Gleichwertiges leisten. Sie können darum auch nicht ohne weiteres einfach miteinander verglichen werden.

Eine dieser Methoden besteht darin, dass man die Versuchsperson bei geschlossenen Augen mittels einer geeigneten Einrichtung passiv durch Drehung um die drei Raumachsen in verschiedene Lagen zur Schwerkraftrichtung bringt und sie dann ein Urteil darüber abgeben lässt, um welchen Winkel sie gegen die Vertikale geneigt, gedreht usw. zu sein scheint. Delage (14) führte zu diesem Zwecke sein „Zapfenbrett" ein, mit welchem später noch Aubert und W. A. Nagel (295) arbeiteten. Neuerdings sind diese Versuche mit vollkommeneren Einrichtungen, dem Untersuchungstisch für Lagereflexe nach O. Voss (375) und dem „Vestibulartisch" von Grahe (163, 168), ebenso von Eysvogel (106) mit dem von Quix konstruierten „Standstoel" wieder aufgenommen und wesentlich erweitert worden. Es besteht wohl kein Zweifel, dass diese Methode für messende Untersuchungen nur bedingt geeignet sein kann.

Eine andere relativ selten verwendete Methode besteht darin, dass man einen Stab vertikal stellen lässt [Sachs und Meller (331), Stigler (356)]. v. Cyon (86) hiess seine Versuchspersonen auf eine Tafel vertikale und horizontale Striche aufzeichnen.

Sehr verwendbar ist zu messenden Studien über die Raumorientierung das Verhalten der absoluten optischen Lokalisation. Nachdem diese Untersuchungen über die „scheinbare optische Vertikale" durch die grundlegenden Beobachtungen von Aubert (11) angeregt worden waren, wurden sie von M. E. Mulder (278—282), W. A. Nagel (293—295), v. Cyon (86), Bourdon (57), Sachs und Meller (330), Feilchenfeld (107), Alexander und Bárány (5), Brünnings (69), G. E. Müller (284), F. B. Hofmann (199), F. B. Hofmann und Fruböse (200), Linksz unter A. Tschermak (253) fortgesetzt, ausgebaut und erweitert. Ich selbst [M. H. Fischer (116)] habe mit dieser Methode in neuerer Zeit eine Reihe nicht uninteressanter Befunde erheben können.

Eine vierte, von den bisherigen grundverschiedene Methode beruht darauf, dass man die Versuchspersonen mittels geeigneter maschineller Einrichtungen in eine bestimmte Raumlage bringt und sie dann auffordert, sich selbst wieder in die

Ausgangslage zurückzusteuern. Aus den sich dabei ergebenden Fehlern und der Art der Rücksteuerung lassen sich dann sehr genaue Charakteristiken der einzelnen Versuchspersonen geben. Diese Methode ging in erster Linie aus praktischen Gesichtspunkten hervor, weil man meinte, es möchte damit gelingen, eine gewisse Auslese für Piloten zu gewinnen. Auf deutscher Seite wurde diese Prüfung von Garten (141) eingeführt, der dazu seinen „Neigungsstuhl" konstruieren liess. Seine Schüler und Mitarbeiter Backhaus (15), Kleinknecht (212, 213), Kleinknecht und Lueg (214), Kleinknecht und Ballin (215), W. Fischer (108) und Arndts (10) setzten seine Untersuchungen fort. Im Luftfahrtdienste der amerikanischen Armee wurden schon während des Krieges ähnliche Methoden verwendet; neuerdings wird dort ein recht vollkommener Apparat, der „Ruggles orientator" gebraucht, der allerdings nur Übungszwecken zu dienen scheint. Wissenschaftliche Untersuchungen scheinen damit nicht vorgenommen worden zu sein [Ruggles (326)]. Ähnliche Methoden kommen übrigens bei Pilotenprüfungen heute ziemlich allgemein in Anwendung, siehe z. B. auf holländischer Seite van Wulfften-Palthe (396) und speziell die monographische Darstellung von L. H. Bauer (38), die eine ziemlich reichliche Zusammenstellung der Literatur ausser der recht stiefmütterlich behandelten deutschen gibt.

1. Die Schätzungsmethode von Delage.

In den Ergebnissen der Schätzungsmethode sind sich alle Autoren so ziemlich einig. Delage (14), der mit seinem Zapfenbrette vornehmlich Neigungen des Gesamtkörpers um eine wagrechte Transversalachse ausführte, gibt an, man müsse, um die Empfindung zu haben, vertikal zu stehen um etwa 5° nach rückwärts geneigt sein. Bei Zunahme des Neigungswinkels meine man dementsprechend zunächst weniger geneigt zu sein als den tatsächlichen Verhältnissen entspricht, zwischen 50° und 60° schätze man ziemlich richtig, bei noch weiterer Zunahme der Neigung werde aber diese sehr wesentlich überschätzt. Bei einer Neigung von 120° meine man schon oft, auf dem Kopfe zu stehen. Gleichsinnige Kopfbeugung verstärke, gegensinnige Kopfbeugung vermindere das Ausmass der Täuschungen. Aubert (14) schliesst sich, abgesehen von der Deutung, im allgemeinen Delage an; er fand nur noch dazu die Eigentümlichkeit, dass nach vorausgegangenen stärkeren Neigungen die Schätzungswerte sehr wesentlich kleiner ausfallen als wenn kleinere Neigungen vorausgingen. Er spricht darum von einer „gewissen Kontrastwirkung." Bei Neigungen um eine wagrechte Sagittalachse seien im Prinzipe dieselben Gesetze gültig. W. A. Nagel schloss sich im allgemeinen Delage und Aubert an.

Auch Grahe kam im wesentlichen zu gleichen Ergebnissen. Kleinere Neigungen in der Frontal- als auch in der Sagittalebene werden in der Regel unterschätzt, grössere dagegen überschätzt. Es gilt jedoch nach vorausgegangenen und zwar sowohl grösseren als auch kleineren Neigungen das

„Kontrastgesetz" (Aubert): man glaubt eine bestimmte Neigung im Raume eher erreicht zu haben, als es in Wirklichkeit der Fall ist.

Bemerkenswert ist, dass nach Grahe sehr oft keine genaue Angaben über die Lage im Raume gemacht werden können, wenn der Kopf nach unten hängt. Eysvogel (106), der sich im grossen ganzen Delage, Aubert, Nagel und Grahe anschliesst, gibt darüber noch detailliertere Angaben. Die Schätzungsfehler beginnen nach seinen Untersuchungen sowohl bei Neigungen um die·bitemporale als auch um die sagittale Achse ungefähr bei 60°, um dann bei grösseren Neigungen allmählich zuzunehmen. Schliesslich seien die Versuchspersonen geradezu „desorientiert", was sich durch sehr grosse Schätzungsfehler ausprägt. Auf Grund eigener Untersuchungen mit meinem unten anzuführenden Kasten kann ich diese Resultate bestätigen. Verschieden sind die Anschauungen der Autoren über die Ursache dieser Erscheinung. Grahe bringt sie mit dem Blutandrange zum Kopfe in Zusammenhang, Eysvogel mit dem sog. „blinden Flecke" der Otolithen nach Quix. Davon später Genaueres.

Wichtig erscheint die von Grahe gefundene Tatsache, dass durch Labyrinthreizung (Kalt-Warmspülung der Ohren) die Lageempfindungen charakteristisch geändert werden können. Bei Kaltspülungen eines Ohres tritt die Empfindung auf, nach der Gegenseite, bei Heissspülungen nach der gleichen Seite schief zu stehen. Durch entsprechende Neigung des Lagetisches kann man diese Asymmetrie kompensieren und dadurch Masszahlen für den Grad des scheinbaren Schiefstehens erhalten. Diese eigenartigen Empfindungen haben den Charakter eines rhythmischen pendelnden Ablaufes, wie wir ihn ja schon wiederholt beschrieben haben. Grahe hat auch scheinbares Schiefstehen durch Anwendung von Kältereizen auf einer Seite des Halses erzielen können.

2. Untersuchung der Lageempfindungen mit Hilfe der haptokinästhetischen Lokalisation.

Sachs und Meller (331) liessen ihre Versuchspersonen unter verschiedenen Bedingungen die Richtung eines 40 cm langen, fingerdicken, runden, glatten Stabes beurteilen, längs dessen sie ihre Hände gleiten lassen konnten. Es wurde auf diese Weise bei Kopfneigungen, bei Stammneigungen und Neigungen des Gesamtkörpers um sagittale Achsen indirekt bestimmt, wann der Stab vertikal zu stehen schien (absolute Lokalisation). Andererseits wurde auch versucht, die Abweichung der Richtung des Stabes von der Kopf-Körperlage zu schätzen und so — gleichfalls wieder indirekt — die scheinbare Kopf-Körperlage bestimmt. Es stellte sich heraus, dass der Stab bei Neigungen des Gesamtkörpers dann vertikal erschien, wenn er um bestimmte Beträge im gleichen Sinne mitgeneigt war; auch bei Stammneigungen (Kopf aufrecht) musste der Stab, um vertikal zu erscheinen, so gerichtet sein, dass er sich der

Längsrichtung des Stammes anpasste. Umgekehrt aber musste bei Kopfneigungen allein der Stab im entgegengesetzten Sinne geneigt werden, um vertikal zu erscheinen; dieses letztere Verhalten entspricht dem sog. E-Phänomen bei der Lokalisation der scheinbaren optischen Vertikalen (siehe weiter unten).

Mit der Änderung der scheinbaren Vertikalen gehen gleichzeitig auch Änderungen der scheinbaren Lage vom Kopf zum Stamm parallel. Kopfneigungen werden unterschätzt, gleichzeitig scheint aber der tatsächlich lotrechte Stamm nach der anderen Seite schief zu stehen. Eine Neigung des Stammes wird gleichfalls für geringer gehalten, als sie wirklich ist; der lotrecht gehaltene Kopf scheint aber dabei nach der Gegenseite geneigt zu sein. Genauere Zahlenangaben sind bei den Autoren nur vereinzelt gegeben. Es erhellt aus diesen Untersuchungen, wie verwickelt diese Lokalisationsprobleme sind, speziell dann, wenn auch relative Lageveränderungen vom Kopfe zum Stamm mit in Betracht kommen.

Stigler ging von dem richtigen Gedanken aus, die Lageempfindungen unter solchen Bedingungen zu untersuchen, unter welchen der Mensch nach Möglichkeit der Einwirkung der Schwerkraft entzogen ist. Er versuchte dies durch entsprechende Experimente unter Wasser zu erreichen; es standen ihm eine Reihe ausgezeichneter Taucher der ehemaligen österreichischen Kriegsmarine in Pola zur Verfügung. Die Versuchspersonen wurden auf ein Brett aufgebunden, welches Neigungen zuliess und hatten mit Hilfe eines Stabes die Vertikale anzuzeigen (Augen verschlossen). Stand der Versuchsperson ein Atmungsapparat zur Verfügung, so waren die Ergebnisse im „allgemeinen" richtig (genauere Messungen fehlen). Stigler macht dafür den Auftrieb durch die Lungenluft verantwortlich. Es erscheint mir aber von Wichtigkeit zu sein, dass Stigler ausdrücklich feststellt, dass auch normale gute Taucher mit verbundenen Augen und Ohren im Wasser nach mehrmaligem passiven Lagewechsel sehr unsicher in der Beurteilung ihrer Lage werden können. Auch viele sichere Taucher können das Gefühl für oben-unten verlieren, besonders dann, wenn sich bei ihnen infolge langen Tauchens Sauerstoffmangel und ein damit verbundenes Angstgefühl bemerkbar macht. Psychische Faktoren sind also ganz bestimmt von wesentlichem Einflusse.

Letzteres ist wohl besonders zu berücksichtigen, wenn man die Untersuchungen von James (206) zu verstehen sucht, der bekanntlich fand, dass viele Taubstumme die Orientierung unter Wasser ganz verlieren können, sie aber sofort wieder haben, wenn der Kopf über Wasser gehalten wird. Es ist sogar verschiedentlich behauptet worden, dass Taubstumme nicht schwimmen können oder wenigstens nicht schwimmen lernen können. Das ist wohl im allgemeinen ganz gewiss nicht richtig, wie ja schon Beck (40) einwandfrei widerlegen konnte; auch mir sind eine Reihe von Fällen bekannt, wo Taubstumme und Ertaubte nicht nur gute Schwimmer, sondern auch Taucher sind.

Die Untersuchungen v. Cyons (86), deren Ergebnisse kompliziert und schwer zu deuten sind, können wir übergehen.

3. Die absolute optische Lokalisation der scheinbaren Vertikalen.

Auch die optische scheinbare Vertikale gibt uns ein Kriterium für unsere Lageempfindungen und zwar ein recht genaues, da sich hier leicht exakte messende Untersuchungen vornehmen lassen. Es sei allerdings auch hier gleich bemerkt, dass man besonders individuell stark wechselnde Befunde erhält, wenn man relative Stellungsänderungen des Kopfes zum Rumpfe vornimmt. Sehr viel konstantere Resultate erzielt man bei Neigungen des Gesamtkörpers um sagittale Achsen. Es ist an dieser Stelle nicht möglich, eine ins Detail gehende Schilderung dieses Grenzgebietes mit allen seinen Komplikationen zu geben, worauf ich an anderer Stelle (M. H. Fischer 116) ausführlich hingewiesen habe. Wir wollen nur die Hauptsachen bei Neigungen des Gesamtkörpers herausgreifen. Als erster hat M. E. Mulder (281) solche Untersuchungen im Dunkeln ausgeführt und im allgemeinen gefunden, dass die Leuchtlinie um gewisse Beträge im Sinne der Körperneigung mitgeneigt werden musste, um vertikal zu erscheinen; aber auch er gibt schon an, dass einzelne Versuchspersonen das entgegengesetzte Verhalten zeigen, was Sachs und Meller (330) dann ganz allgemein behaupteten. Sehr wechselnd waren die Ergebnisse von Alexander und Bárány (5). Doch sind vollständige messende Untersuchungsreihen bisher nicht ausgeführt worden; ich habe mich darum bemüht, diesen Dingen unter möglichst einheitlichen Bedingungen bei verschiedenen Versuchspersonen, vor allem auch Labyrinthanomalen in ausgedehnten Untersuchungsreihen nachzugehen. Die Hauptzüge dieser nicht uninteressanten Resultate seien der späteren eingehenden Veröffentlichung hier vorweggenommen.

Methodisch sei nur kurz mitgeteilt, dass die Versuchsperson in einem Kasten eingeschlossen ist, in welchem sie vollkommen fixiert ist, der Kopf gesondert noch durch ein Beissbrettchen festgehalten wird. Dieser Kasten lässt sich um eine wagrechte sagittale Achse in jede Neigungslage nach rechts oder links bringen; das Neigungsausmass kann man an einem Transporteur mit Lot ablesen. An dem Kasten sind in Augenhöhe zwei Leisten befestigt, welche eine Querleiste tragen, an der eine um eine wagrechte sagittale Achse drehbare Leuchtlinie montiert ist. Die Leuchtlinie, deren Mitte in der wagrechten Blickebene liegt, ist vom Drehpunkte der Augen rund 2 m entfernt. Die Versuchsperson kann mittels Schnurlaufes die Leuchtlinie im völlig dunklen Raume — unokular oder binokular unter strenger Fixation der bezeichneten Mitte — auf scheinbar vertikal stellen. Ein mit der Leuchtlinie fix verbundener Zeiger gleitet über einen Transporteur und gestattet auf diese Weise, die Stellung der Leuchtlinie abzulesen. Genauere Beschreibung der Versuchsanordnung bei M. H. Fischer (116).

Die Ergebnisse waren im Laufe der zeitlich jahrelang auseinander liegenden Untersuchungen bei mir recht. konstant. Sie mögen übersichtlich durch die beigefügte Abb. 5 veranschaulicht werden. Die Leuchtlinie muss mit zunehmendem Neigungsausmasse im Sinne des Aubertschen Phänomens um immer grössere Winkel mitgeneigt werden, um vertikal zu erscheinen;

die scheinbare Vertikale wird also sozusagen in gewissem Ausmasse vom Körper „mitgenommen." Die Einstellungen erfolgen in der Mehrzahl der Neigungslagen mit recht grosser subjektiver Bestimmtheit bei recht guter

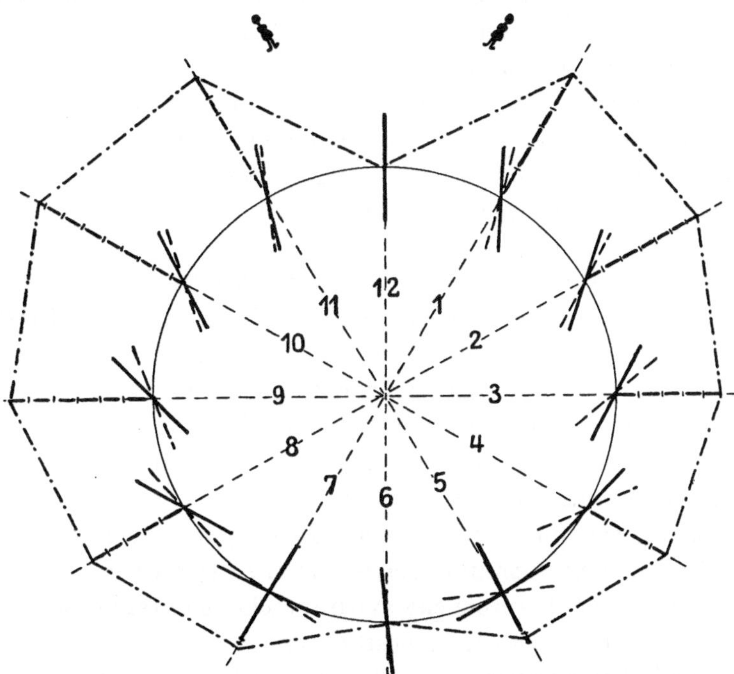

Abb. 5. Lokalisation der optischen scheinbaren Vertikalen mit dem rechten Auge in verschiedenen Neigungslagen des Gesamtkörpers im Raume zur Schwerkraftrichtung. Die seitlichen Körperneigungen erfolgen um eine wagrechte sagittale Rücken-Bauch-Achse. Die einzelnen Neigungslagen sind durch die Kreisradien gekennzeichnet, die mit den Zahlen des Uhrzifferblattes benannt sind, auf das man sich die Versuchsperson blickend zu denken hat. Die in den Schnittpunkten der Radien mit der Kreisperipherie eingezeichneten ausgezogenen (——————) Sekanten stellen — von hinten gesehen — jene Lagen der Leuchtlinie zur Lotrichtung dar, welche der Versuchsperson den Eindruck „scheinbar vertikal" erwecken, wenn die Neigungen von der aufrechten Stellung (12) aus im Sinne des Uhrzeigers, also mit der rechten Schulter voran geschehen. Die gestrichelten (— — — —) Sekanten charakterisieren dasselbe aber bei Neigungen entgegen dem Sinne des Uhrzeigers, also mit der linken Schulter voran. — Gleichzeitig sind in der Abbildung die Gegenrollungen des rechten Auges in den verschiedenen Lagen des Gesamtkörpers zur Schwerkraftrichtung in folgender Weise verzeichnet: der Kreisbogen bildet die Abszisse, die verlängerten Kreisradien entsprechen den Ordinaten (— · — · — · —). — Man sieht, dass zwischen der Lokalisation der scheinbaren optischen Vertikalen und der Orientierung des Auges um die Visierlinie (Gegenrollung) keine einfache Proportionalität besteht. Ein engerer Zusammenhang zwischen beiden kann also nicht angenommen werden. (Nach M. H. Fischer.)

objektiver Sicherheit innerhalb einer Reihe, was sich aus den keineswegs erheblichen Schwankungen der Einstellungen von einigen Graden ersehen lässt. Nur besteht ein ganz eigentümliches Verhalten bei den Körperlagen 5 und 7 (Uhrzifferblatt), d. h. wenn der Körper aus der aufrechten Stellung um 150° nach rechts oder links geneigt ist. In diesen Lagen ist man jedesmal sehr im

Zweifel, welche Richtung der Leuchtlinie man als scheinbar vertikal ansehen soll; es gibt da, wie die Abbildung zeigt, zwei Möglichkeiten, welche um etwa 90° verschiedenen Leuchtlinienstellungen entsprechen. Für eine dieser beiden Stellungen entscheidet man sich schliesslich, ist sich aber dabei bewusst, kein absolut bestimmtes Urteil abgeben zu können. Die Empfindungen: vertikal und horizontal sind dabei in der Regel nicht gegeneinander zu differenzieren. Es kommt vor, dass in einer der genannten Körperlagen ein bestimmteres Urteil abgegeben wird und man von vornherein gleich eine bestimmte Einstellung vornimmt; das hängt meist mit der Art der Vorgeschichte zusammen, auf welchem Wege nämlich jene Körperlage erreicht worden ist.

Die Vorgeschichte der Neigung ist übrigens auch auf die Einstellungen der scheinbaren Vertikalen in jeder Körperlage von Einfluss. So ergeben sich typische Unterschiede, je nachdem ob die Körperlage durch Neigung im Sinne des Uhrzeigers oder entgegen dem Uhrzeigersinne (von hinten gesehen) erreicht wird. Wie die Abbildung zeigt, wird die scheinbare Vertikale vom Körper im geringeren Ausmasse „mitgenommen“, wenn die Neigungslage von der aufrechten Ste'lung aus auf dem kürzesten Wege erreicht wird, als wie wenn sie durch umgekehrte Neigung auf dem grösseren komplementären Winkel-Wege zustande gebracht wird. Das ist ein ähnliches Verhalten, wie es das oben besprochene Aubertsche Kontrastgesetz charakterisiert, das Grahe und Eysvogel bestätigten.

Man hat die Lokalisation der scheinbaren Vertikalen sehr oft in Zusammenhang mit der Gegenrollung der Augen bringen wollen. Dass Beziehungen zwischen Augenstellung und Lokalisation der scheinbaren Vertikalen bestehen ist freilich eine nicht zu bezweifelnde Tatsache, wie erst neuerliche Untersuchungen M. Shodas unter A. Tschermak (342) gezeigt haben. Es besteht aber zwischen diesen beiden Faktoren keineswegs eine einfache Proportionalität. Gerade dort wo die scheinbare Vertikale durch immer grössere Neigungen der Leuchtlinie charakterisiert ist, nimmt die Gegenrollung der Augen mehr und mehr ab und verschwindet schliesslich völlig (Abb. 5).

Von besonderem Interesse ist für vorliegende Probleme, dass es mir gelungen ist, zu den Untersuchungen über die Lokalisation der scheinbaren Vertikalen ein Individuum mit sicher beiderseitig völlig erloschener Labyrinthfunktion (nach Fleckfiebererkrankung) und einen anderen jungen Burschen mit einseitiger operativer Labyrinthausräumung zu gewinnen. Wenn ich auch noch des Genaueren an anderer Stelle auf diese Untersuchungen eingehen werde, so möge doch gleich hier festgestellt werden, dass zwischen den Ergebnissen dieser beiden Labyrinth-Anomalen und normalen Versuchspersonen keine grundlegenden Unterschiede bestehen. Das ist deshalb von besonderer Wichtigkeit, weil es heute noch Autoren gibt, welche den Gravizeptoren des Labyrinthes die Hauptrolle bei der Vermittlung der Orientierung im Raume zuweisen wollen; ich kann einer solchen Auffassung nicht einfach beipflichten.

4. Die Fliegerprüfungsmethode mit dem „Neigungsstuhle" und verwandten Einrichtungen.

Die schon während des Krieges von Garten (141) inaugurierte Methode mit Hilfe des „Neigungsstuhles" lässt ebenfalls sehr genaue messende Untersuchungen über unsere Orientierung im Raume zu. Garten schlug vor, die Fehler einer Reihe gleichartiger Einstellversuche (in der Regel 10) zu summieren oder die Summe der Fehlerquadrate zu berechnen und dieses als Charakteristikum der betreffenden Versuchsperson zu buchen. Seine Schüler haben diese Art der Behandlung der Ergebnisse beibehalten.

Garten bemühte sich zunächst festzustellen, welchen Einfluss die Labyrinthe auf die Einstellungen am Neigungsstuhle haben und zog deshalb zu seinen Untersuchungen 12 taubstumme Kinder heran. Garten versuchte diese Kinder in zwei Gruppen zu sondern, nämlich solche mit hauptsächlich fehlender „Otolithenfunktion" und solche mit abnormaler „Bogengangsfunktion." Um die „hypothetische" Otolithenfunktion — wie sich Garten selbst ausdrückt — festzustellen, untersuchte er, inwieweit Augenrollungen vorhanden waren, wenn die Kinder exzentrisch auf einem Karussel gedreht wurden; die Bestimmung der Orientierung der Augen um die Visierlinie geschah aber nicht direkt etwa mit Hilfe von Nachbildern, sondern wurde nur indirekt aus dem Verhalten der scheinbaren Vertikalen erschlossen. Es bedürfen nun meines Erachtens die Ergebnisse von Breuer und Kreidl (64) an sich schon dringend einer Nachprüfung mit exakten Methoden; jedenfalls aber ist die Bestimmung der scheinbaren Vertikalen aus oben diskutierten Gründen nicht geeignet, sichere Schlüsse auf Augenrollungen und dementsprechend auf eine eventuelle Otolithenfunktion zuzulassen. Wenn nun Garten fand, dass die Kinder mit „erloschener Otolithenfunktion" fast denselben Durchschnittswert für die Fehlersummen aufwiesen wie gleichalterige normale Gymnasiasten, so kommt meines Erachtens dieser Tatsache keine bestimmende Bedeutung zu. A. de Kleyn (218) hält auch noch aus anderen Gründen Gartens Schlussfolgerung nicht für berechtigt. Würde man schon Gartens Untersuchungen als Beweis für das Fehlen der Breuer-Kreidlschen Augenrollungen (Raddrehungen) ansehen dürfen, so müsse man diese mit Quix und mit Rücksicht auf vergleichend physiologische Experimente auf Ausfälle der Funktion der Sacculi beziehen. Aber gerade seitliche Neigungen hat Garten mit seinen Kindern nicht vorgenommen, wo die Sacculus-Otolithen (Sagittae) in Funktion treten, sondern nur Neigungen nach vorne-hinten, welche die Utriculus-Otolithen (Lapilli) beanspruchen. Es gibt nun gerade Taubstumme mit schwer geschädigter Funktion der Pars inferior (Cochlea und Sacculus), während die Pars superior (Kanäle und Utriculus) relativ intakt sind (histologische Befunde!). Gerade solche Fälle, meint de Kleyn, könnte Garten unter sich gehabt haben. Ich möchte den Argumentationen de Kleyns kein zu grosses Gewicht beilegen, weil wir beim Menschen (siehe weiter unten) derzeit noch keine genügenden Unterlagen für so detaillierte Anschauungen über die Funktion der Otolithen besitzen.

Bei der Hälfte der anderen Gruppe der taubstummen Kinder, bei welchen auf Grund der Drehprüfung erloschene Bogengangsfunktion angenommen wurde, fanden sich unverhältnismässig hohe Fehler. Womit dies zusammenhängt, lässt sich wohl kaum übersehen, da die anderen 50% dieser Kinder keine wesentlichen Abweichungen vom Verhalten normaler Menschen aufzeigten.

Dass aber die Labyrinthe nicht bestimmend für die Einstellungen am Neigungsstuhle sind, bewies — wohl einwandfrei — Backhaus (15) unter Garten. Auch wenn der Kopf in einer abnormen Lage gehalten wurde oder infolge Fixation an der Bewegung des Neigungsstuhles überhaupt nicht Anteil nahm oder ständig während der Rücksteuerung in ganz unregelmässiger Weise passiv bewegt wurde, ergab sich keine bemerkenswerte Verschlechterung der Einstellungen gegenüber den üblichen Kontrollversuchen.

Anschliessend an die oben besprochenen Versuche von Stigler stellte Garten verschiedene Reihen von Untersuchungen unter Wasser an. Es wurde ein eigener „Wasserstuhl" konstruiert, den die Versuchsperson unter Wasser mit dem Kopfe in der Luft, oder untergetauchtem Kopfe und Atemanhalten oder am besten ganz unter Wasser bei künstlicher Atmung zu steuern hatte. Das Wasser wurde dabei zweckmässigerweise auf Temperaturen von 35° gehalten, um längerdauernde Versuche zu ermöglichen. Die Summe der Fehler resp. Fehlerquadrate stieg unter diesen Umständen gegenüber den Trockenversuchen bemerkenswert an. Zog die Versuchsperson eine mit Blei gleichmässig belastete Weste an, so waren die Resultate wieder wesentlich besser. Es ist also wohl anzunehmen, dass unter Wasser die Verminderung der Schwerkrafteinwirkung auf den Gesamtkörper die Ursache ist, welche die Verschlechterung der Einstellungen zur Folge hat. Garten ging noch einen Schritt weiter, indem er den schon von Stigler gegen derartige Versuche vorgebrachten Einwand, der Auftrieb des Brustkorbes könne sehr wesentlich zur Orientierung beitragen, in sehr geschickter Weise auszuschalten suchte. Er liess seine Versuchspersonen durch starke elastische Federn kräftig auf den Führersitz des Neigungsstuhles anpressen, so dass der Auftrieb gegenüber dieser Druckkraft nicht mehr in Betracht kommen konnte. Allerdings liess sich dabei gleichzeitig eine Beeinträchtigung des Drucksinnes der Gesässhaut nicht vermeiden (Garten). Unter solchen Bedingungen ergab sich nun allerdings eine enorme Steigerung der Fehlersummen bis zu Werten, wie sie in Trockenversuchen nie gefunden wurden. Es waren aber immerhin noch zielstrebige Einstellungen — wenn auch mit relativ grossen Fehlern behaftet —

möglich; man kann also auch unter diesen Umständen nicht von einer voll-
kommenen Desorientierung, wie auch de Kleyn folgerichtig bemerkt, reden.
Das darf meines Erachtens auch nicht wundern, denn man ist auch unter
Wasser mit den Gartenschen Federn der Einwirkung der Schwerkraft nicht
völlig entzogen. Im Innern des Körpers sind Organe genügend vorhanden,
die man auf keine Weise der Schwerkrafteinwirkung entziehen kann; selbst
wenn der ganze Körper in einer idealen Flüssigkeit mit völlig gleichem spezifischen Gewicht schwebt, könnten an solchen Organen Verschiebungen eintreten, die Anlass zur Erregung allerdings fraglicher Gravizeptoren geben
könnten.

Wenn auch Garten auf Grund von Untersuchungen über die Neigungsschwelle unter Wasser bei zwei Versuchspersonen „praktisch" von einer
völligen Desorientierung spricht — die Versuchspersonen glaubten schon bei
Neigungen von 6—18° aufrecht zu sitzen — so zeigt das meines Erachtens
auch wieder nur, dass unter seinen Bedingungen das Orientierungsvermögen
sehr wesentlich verschlechtert, aber keinesfalls völlig aufgehoben war. Ob
sich die vorzüglichen Untersuchungen Gartens noch weiter vervollkommnen
werden lassen, erscheint mir zu mindestens sehr fraglich; meiner Meinung
nach gibt es kein Mittel, alles Sinneserregungen, die·für die Orientierung in
Betracht kommen können, auszuschalten. Eine Ausnahme muss dabei zu-
gestanden werden: dass man auf den Körper Kräfte einwirken lässt, welche
der Schwerkraft entgegenarbeiten bzw. jene infolge ihrer Grösse fast bedeutungslos werden lassen. Dass die Zentrifugalkraft im Flugzeuge solches
unter Umständen zu leisten imstande ist, wird weiter unten besprochen werden.

Garten zog aus seinen Untersuchungen den Schluss, dass das Labyrinth
am Zustandekommen der Lageempfindungen nur in geringem Masse beteiligt
ist. Garten legte das Hauptgewicht auf die Muskelsensibilität bzw. in er-
weitertem Sinne die Tiefensensibilität. Er selbst hatte schon durch starke
Abkühlung der Gesässhaut mit einer Kältemischung und stellenweise epi-
fasciale Novocaininjektion in die Gesässhaut nachzuweisen versucht, dass der
Hautsensibilität keine grosse Rolle zukommt. Arndts (10) hat dann diese
Versuche in vervollkommneter Form wiederholt, indem er der Anästhesie der
Gesässhaut durch Kälte noch eine Injektionsanästhesie der Inguinalgegend,
Scrotalgegend und der oberen Partien der Oberschenkelinnenflächen hinzu-
fügte. Die Einstellungen waren darnach subjektiv erschwert, grobe Störungen
konnten aber nicht beobachtet werden. Kleinknecht und Lueg (214) ver-
kleinerten die Druckfläche der Haut, indem sie Versuche im Stehen ausführten;
sie fanden dabei sogar bessere Einstellungen, was aber wohl mit der Erleichte-
rung der Balance im Stehen zusammenhängt. Arndts (10) schaltete bei seinen
Stehversuchen durch Querschnittsanästhesie der Unterschenkel ausser der
Oberflächensensibilität des Fusses und des oberen Sprunggelenkes auch die
Druckempfindlichkeit der distalen Teile des Fusses aus; die Einstellungen

wichen kaum von den Kontrollen ab, wenn sich auch hier subjektive Unsicherheit bemerkbar machte. Neuerdings haben Kleinknecht und Ballin mit dem „ballistischen Elastometer" von Gildemeister bei Vorwärtsneigung am Neigungsstuhle Spannungszunahme, bei Rückneigung Erschlaffung der Beugemuskulatur der Oberschenkel nachweisen können.

Die Leipziger Schule steht auf Grund dieser Untersuchungen auf dem Standpunkte, wie ihn Arndts (10) formuliert: Die Tiefensensibilität und zwar hauptsächlich der „Muskelsinn" sei das wichtigste Vermittlungsorgan der Lageempfindung, wie schon Garten vermerkte; allerdings ist schon insoferne eine Annäherung an die Beobachtungen und die Anschauungen v. Freys und seiner Schule eingetreten, als sich die Tiefensensibilität auf die grobe Orientierung beschränken soll. Feinheiten der Wahrnehmung, Sicherheit des Urteiles seien vom Erhaltensein der Oberflächensensibilität kaum oder gar nicht zu trennen. Es scheint mir aber wohl notwendig darauf hinzuweisen, dass alle Beeinflussungen der genannten Autoren sich auf die Sitzfläche und die unteren Extremitäten beschränkten, denen wohl die Hauptrolle zukommen mag, ohne dass man aber die übrigen Körperteile vernachlässigen dürfte. Als ganz einwandfrei können darum wohl die Schlussfolgerungen nicht angesehen werden. Jedenfalls aber scheinen mir gerade die Versuche von Arndts mit so schweren Eingriffen wieder dafür zu sprechen, dass unsere Lageempfindungen ein verwickelter Komplex und nicht einfacher Genese sind.

B. Die Lageempfindungen bei Einwirkung der Zentrifugalkraft.

Die grundlegende Beobachtung, dass die Empfindung unserer Lage im Raume durch die Zentrifugalkraft in typischer Weise beeinflusst werden kann, stammt von Purkinje (311); er fand, dass man bei exzentrischer Drehung auf einer Karusselscheibe diese für geneigt hält. Mach (260) liess seine Versuchspersonen, in einem Papierkasten eingeschlossen, mit seiner bekannten Balken-Dreheinrichtung das Gesicht voran exzentrisch rotieren. War die Drehgeschwindigkeit einigermassen konstant geworden und die Drehempfindung verschwunden (die Rotationen erfolgten relativ langsam), dann meinte die Versuchsperson mit dem ganzen Kasten nach aussen geneigt schief zu sitzen. Ein miteingeschlossenes Pendel, das je nach Drehgeschwindigkeit um $10\text{---}20^0$ ausschlug, wurde dabei für vertikal gehalten. Mach schloss aus diesen Versuchen, dass „man die Richtung der resultierenden Massenbeschleunigung empfindet und diese für die Vertikale hält." Kreidl (233) ergänzte diese Versuche insofern, als er eine grössere Zahl von normalen Versuchspersonen einen Zeiger unter obigen Bedingungen auf scheinbar vertikal einstellen liess; bei 11 Umdrehungen in der Minute wurde der Zeiger konstant mit dem oberen Pole um rund $8^1/_2^0$ nach aussen geneigt eingestellt. Bei Taubstummen, die keinen Drehnystagmus hatten, fehlte die Änderung der Vertikalempfindung während der Drehung. Breuer und Kreidl (64) schlossen dann aus späteren

Versuchen, dass bei derartigen exzentrischen Rotationen eine Rollung der Augen um die Visierlinie auftritt und brachten die Änderung der Vertikalempfindung damit in Zusammenhang. Es bedarf aber — wie schon erwähnt — neuerlicher genauerer Untersuchungen, um die Berechtigung dieser Parallelisierung nachzuweisen.

Hierher gehört auch die Beobachtung von Mach, Breuer u. a., gegen die v. Cyon lebhaftest polemisierte, dass man von der Eisenbahn aus beim Durchfahren starker Kurven Häuser und Bäume schiefstehen sehen kann oder dass man auch den Eisenbahnwagen für schiefstehend halten kann.

Brünnings (69) fand bei konzentrischer Einstellung der Labyrinthe am Drehstuhle während der Rotation keine Änderung der scheinbaren optischen Vertikalen. Die Exzentrizität des rotierten Individuums ist also wohl eine unerlässliche Bedingung, mit anderen Worten, die Zentrifugalkraft muss ein bestimmtes Ausmass überschreiten, um Änderungen der Orientierung hervorzurufen. Doch ist keineswegs bei genügender Drehgeschwindigkeit eine grosse Exzentrität notwendig, wie folgender eigener Versuch zeigt, der auch Breuers richtige Auffassung entgegen Abels (1, 2) rechtfertigt; ich liess mich aus anderen Gründen öfters mit etwa 40—50 cm von der Rotationsachse entferntem, fixierten Kopfe bei symmetrisch exzentrischer Einstellung der Labyrinthe mit etwa 180° Winkelgeschwindigkeit drehen, wobei ich mit dem Gestänge des Kopfhalters in ein Leintuch eingehüllt war. Da entwickelte sich nun bald nach Drehbeginn ganz unabhängig von der Drehempfindung das eigenartige Gefühl, stark nach hinten geneigt zu sein, das ganze Gestänge des Kopfhalters schien stark rückenwärts geneigt, drohend, alsbald umzufallen. Wesentlich ist, dass das Gefühl des Schiefsitzens während der ganzen Dauer der Rotation, auch wenn sie gleichmässig geworden ist, wenn jede Drehempfindung völlig verschwunden ist, also die vom Bogengangsapparate ausgelösten Erregungen abgeklungen sind, dauernd unverändert bestehen bleibt. Mach (260) hatte ja schon festgestellt, dass die Drehempfindung und die Änderung der Vertikalempfindung voneinander unabhängig sind.

Das deutet mit Bestimmtheit darauf hin, dass die genannte Änderung der Raumvorstellung nicht von einer Bogengangserregung herrühren kann. Wollen wir die Erscheinungen nun auch mit den Labyrinthen in Zusammenhang bringen — ob es berechtigt ist, die Labyrinthe allein heranzuziehen, scheint allerdings keineswegs sicher, jedenfalls fehlen die nötigen Beweise — so müssen wir wohl mit Recht die Breuersche Otolithen-Hypothese heranziehen. Breuer nahm eine Einwirkung der Zentrifugalkraft auf die Otolithen-Maculae in Form von Druck oder Zug an. Diese Auffassung ist allerdings heute keine Hypothese mehr; dass die Zentrifugalkraft sicherlich eine derartige Einwirkung auf die Otolithen hat, das beweisen die von Magnus-de Kleyn, Nylén u. a. so häufig geübten und mikroskopisch kontrollierten ingeniösen Abschleuderungsexperimente Wittmaacks der Otolithen beim Meerschweinchen durch Zentrifugieren mit mehreren Tausend Umdrehungen pro Minute. Es besteht darum wohl kein Zweifel, dass beim Menschen prinzipiell gleiche Einwirkungen in Betracht kommen können.

Im Anhange an meine eben mitgeteilten Experimente ist noch interessant mitzuteilen, dass nach dem Stoppen der Rotation die eigenartige Empfindung des Schiefsitzens und der Neigung des Kopfhaltergestänges in das Gegenteil umschlägt: man vermeint nunmehr nach vorne geneigt zu sitzen, das Gestänge droht nach vorne zu fallen. Daran anschliessend tritt dann ein Vor-Rückwärtspendeln auf, das immer schwächer wird und abklingt. Also auch hier gibt es wieder den charakteristischen Rhythmus des Abklingens.

Die experimentellen Untersuchungen über die Einwirkungen der Zentrifugalkraft haben durch das Flugwesen in den letzten Jahren eine sehr wertvolle Bereicherung erfahren. Da stehen an erster Stelle die Ergebnisse des ausgezeichneten holländischen Forschers und Fliegers van Wulfften Palthe (396), die unter anderem von hervorragender Bedeutung für das ganze Fliegerproblem geworden sind.

Es ist eine alte Fliegererfahrung, dass beim Fliegen in Wolken — wenn also der Gesichtssinn ausgeschaltet ist — sehr leicht jede Orientierung verloren gehen kann, weshalb Wolken von den Piloten sehr gefürchtet sind; van Wulfften Palthes Experimente haben über diese eigenartige Erscheinung Aufklärung gebracht. Jede horizontale Drehbewegung (Kreisbewegung) eines Flugzeuges ist notwendigerweise mit einer Neigung der Maschine und des Piloten gegen das Zentrum des Kreises verbunden. Der Grad der Neigung hängt vom Radius des Kreises und der Geschwindigkeit des Flugzeuges ab. Nun wird diese Neigung vom Flugzeugführer und den Insassen bei geschlossenen Augen bzw. jeglicher Behinderung optischer Orientierung (z. B. in Wolken) nicht empfunden. Das ist nach Wulfften Palthe leicht einzusehen, weil die Resultierende der beiden auf den Flugzeuginsassen einwirkenden Kräfte, nämlich der Zentrifugalkraft und der Schwerkraft, ihre Richtung in bezug auf den Flugzeugfahrer resp. den Flugzeugsitz nicht ändert. Es kann sich aber sehr wohl die Grösse dieser Kraft unter verschiedenen Bedingungen ändern, was bei starker Grössenzunahme dieser Kräfte-Resultante darin seinen Ausdruck findet, dass der Pilot zu steigen vermeint. Dasselbe gilt nach Wulfften Palthe auch bei der Ausführung vertikaler Schleifen („looping"). Sonach können weder die Tiefensensibilität, noch die Otolithen, noch andere der resultierenden Kraft unterliegende Faktoren für die Empfindung der Orientierungsänderung in Betracht kommen (von den Drehempfindungen usw., die schon oben besprochen worden sind, sehen wir hier ab). Führt nun der Pilot mangels bestimmender Anhaltspunkte durch den Gesichtssinn solche Drehbewegungen aus, von denen er, wenn die Winkelgeschwindigkeit oder besser die Beschleunigung zu gering ist (die Schwelle ist ja nach Wulfften Palthe in der Luft wesentlich höher), auch nichts empfindet, so wird er zwangsmässig gleichzeitig geneigt, ohne es zu wissen und verliert die Orientierung. Kommt der Flieger dann, wenn er einige Zeit in den Wolken speziell Cumuli geflogen ist, wieder aus den Wolken heraus, dann hat er oft den zwingenden Eindruck, als ob die Erde schief stände. Man kann unter solchen Umständen auch mit dem Kopfe nach unten oder in Spiralen aus den Wolken herauskommen; sehr viele Unglücksfälle sind auf derartige Ereignisse zurückzuführen.

Wulfften Palthe hat weitere Untersuchungen über die Neigungsschwelle bei Berg- und Talfahrten des Flugzeuges gemacht und fand dabei das Minimumperceptibile bei etwa 10°. Das Minimum perceptibile bei Seitenneigungen, die allerdings bald spontan in Drehbewegungen übergehen, lag etwa bei 20°. Diese Zahlen stimmen im allgemeinen mit amerikanischen Untersuchungen überein. Dass die Werte bei Berufsfliegern mit grosser Fliegererfahrung etwa um die Hälfte kleiner gefunden werden können, liegt in der Natur der Sache. Schon Kleinknecht (213), Kleinknecht und Lueg haben ja am Gartenschen Neigungsstuhle den Einfluss der Übung durch die Verbesserung der Einstellungsresultate demonstrieren können. Jedenfalls liegen aber die Minima perceptibilia in der Luft höher als bei Prüfung mit dem Neigungsstuhle.

So interessant und praktisch bedeutsam die Untersuchungen Wulfften Palthes sind, sie können nichts über die Beteiligung der einzelnen Faktoren (Tiefensensibilität, Labyrinth usw.) an unserer Orientierung im Raume aussagen. Mit Recht kritisiert darum der Autor die Versuche von amerikanischer Seite an Taubstummen, die zu dem Schlusse führen sollten, dass Menschen mit zerstörten Labyrinthen Seitwärtsneigungen und Auf- und Abbewegungen des Flugzeuges schlechter empfinden als normale Versuchspersonen, wenn beiden die Augen verbunden sind.

C. Die Genese der Lageempfindungen.

Wir können auf Grund der vorliegenden Untersuchungen kein klares detailliertes Bild über die Genese der Lageempfindungen entwerfen. Klar ist nur, dass die Schwerkraft den auslösenden Reiz abgibt und dass wir deshalb ganz allgemein jene Rezeptoren, die uns die Lageempfindungen vermitteln, am besten als „Gravizeptoren" mit A. Tschermak bezeichnen können. Die Zentrifugalkraft macht ja nichts anderes als Änderung der auf den Menschen einwirkenden Kraftrichtung und -grösse, ändert nichts Prinzipielles.

Ganz gewiss ist, dass ein sehr wesentlicher Teil der Gravizeptoren in der sog. „Tiefensensibilität", d. h. in den Rezeptoren der Muskeln, Bänder usw. vereint ist. Doch scheint mir auch die Oberflächensensibilität im Sinne von Freys von Bedeutung zu sein; jedenfalls ist das Gegenteil nicht einwandfrei erwiesen. Es ist auch wahrscheinlich, dass die Eingeweide Gravizeptoren enthalten.

Es erscheint darum nicht berechtigt, die Otolithen als „die" Gravirezeptoren anzusehen, eine Meinung, die oft verfochten worden ist. Erst neuerlich hat sie Eysvogel (106) in enger Anlehnung an Gedankengänge von Quix in sehr bestechender Weise wieder vertreten. Er beruft sich vornehmlich auf die Tatsache, dass bei den Untersuchungen mit dem Quixschen „standstoel" die Beurteilung der Lage im Raume dann in der Regel sehr unbestimmt ist, wenn der Kopf nach unten hängt, was sowohl Grahe wie ich im Prinzipe bestätigen können. Jener Kugelsektor der „Desorientierung" fällt nun mit dem Gebiete der fehlenden Druckwirkung der Otolithen zusammen, welches Quix (314, 317—321) als „blinden Fleck" („blind spot") der Otolithenwirkung bezeichnet. Deshalb sei dort die Orientierung so mangelhaft, weil die Otolithen ausser Funktion seien.

Wenn nun auch Eysvogel beizupflichten ist, dass diese Eigentümlichkeit in der Beurteilung unserer Lage im Raume nicht durch die Muskelsensibilität erklärt werden kann, so kann man meines Erachtens in Übereinstimmung mit Grahe nicht ohne weiteres die Besonderheit der abnormen, ungewohnten Lage leugnen. Die Blutverteilung ist eine ganz andere, der Blutandrang zum Kopfe sehr stark und sehr unangenehm. Wer selbst je solche Untersuchungen gemacht hat, kann sich nicht verhehlen — der Zug der Eingeweide wird gleichfalls als sehr peinlich empfunden — dass solche Dinge doch bei diesen Untersuchungen eine bemerkenswerte Rolle spielen können.

Wir sind aber weit davon entfernt, etwa die Mitwirkung der Labyrinthe an dem Zustandekommen unserer Lageempfindungen leugnen zu wollen. Einen solchen Schluss aus den vorliegenden Ergebnissen zu ziehen, wäre meines Erachtens verfehlt. Selbst wenn Untersuchungen an Taubstummen negativ ausfielen, dürfte man diese Meinung nicht vertreten. Dazu müsste man erst die anderen Gravizeptoren der Reihe nach ausschalten — ein wohl unmögliches Beginnen — um jeden einzelnen Faktor seiner Wertigkeit nach abschätzen zu können. Es ist eben offenbar so eingerichtet, dass eine derartig wichtige Funktion wie unsere Lageempfindung ist, mehrfach gesichert ist, so wie wir es vielfach andersseitig vertreten finden. Dann kann der Ausfall eines Faktors keinen groben Schaden bedeuten, der sich nicht etwa weitgehend durch die anderen ersetzen liesse, so dass die geringen Ausfälle unseren doch relativ groben Untersuchungen entgehen.

Sicherlich lassen sich die Lageempfindungen von seiten der Labyrinthe aus verändern, wie Grahe gezeigt hat. Auch dies beweist eine Mitwirkung der Labyrinthe. Gleichzeitig aber waren ähnliche Modifikationen durch Hautreizung möglich; dies spricht wieder, wie mir scheint, für die oben geäusserte Ansicht, dass es sich um einen Empfindungskomplex handelt.

Der Vestibularapparat als Reflexorgan.

Die vom Vestibularapparate ausgelösten Reflexe bieten die alleinige Möglichkeit vergleichend physiologischer Studien; sie waren es ja auch, die

Flourens zu seinen grundlegenden Entdeckungen über die Funktion der Bogengänge führten. Darum beschäftigte sich auch eine schier unübersehbare Zahl von Arbeiten namhaftester Forscher mit diesen reizvollen Problemen. Namen wie Goltz, Breuer, Ewald und andere stehen an der Spitze. In den letzten zwei Jahrzehnten haben Magnus, de Kleyn und ihre Utrechter Schule das mit den Vestibularapparaten in innigem Zusammenhange stehende Körperstellproblem in zielbewusster vollendeter Weise an Säugern bearbeitet. Deren Erkenntnisse haben ungemein anregend und befruchtend auf das ganze Gebiet gewirkt.

Man hat begreiflicherweise immer wieder versucht, aus dem Tierexperimente Anregungen, wenn nicht gar Parallelen für den Menschen zu gewinnen. So berechtigt und verständlich einerseits dieses Bestreben erscheint, so muss andererseits doch wohl in solchen Analogisierungsversuchen meines Erachtens die grösste Vorsicht obwalten. Eine allzu enge Anlehnung an das Tierexperiment in Erwartung einfacher Parallelen ohne die nötigen experimentellen Grundlagen ist kaum berechtigt. Man braucht deshalb nicht etwa der Meinung zu sein, dass die Vestibularapparate beim Menschen prinzipiell andere Funktionen haben als bei den höheren Säugern. Keineswegs! Aber die Wertigkeit der einzelnen Funktionen kann sehr wohl eine andere sein und ist es wohl auch. Darin liegt aber meines Erachtens ein grundlegender Unterschied. Es kann wohl kaum ein Zweifel darüber bestehen, dass beim Menschen der Vestibularapparat in seiner Wichtigkeit gegenüber dem Säuger, geschweige denn gegenüber phylogenetisch noch niedriger stehenden Tieren weit zurücktritt. Es sind beim Menschen eine ganze Reihe anderer Mechanismen vorhanden, die in ähnlicher — nicht analoger! — Weise zu arbeiten imstande sind wie die Vestibularapparate. Ein Funktionsausfall der Vestibularapparate gibt beim Menschen durchaus nicht jene schweren Störungen wie beim Säuger (Kaninchen, Hund, Katze), hochwertige Kompensationsmechanismen greifen ein. Reflexe, die beim Tiere in elementarer Weise nachzuweisen sind, können am Menschen häufig nur unter bestimmten Bedingungen gesehen werden; es bedarf dazu oft einer möglichsten Ausschaltung der Willkürinnervation, eines intentionslosen Sich-Dahin-Gebens. Dazu kommt noch, dass wir am Menschen keineswegs über die Funktionen der einzelnen Teile des Vorhof-Bogengangsapparates in jener klaren Weise unterrichtet sein können, weil uns die Möglichkeit des Experimentes fehlt. Da müssen Gelegenheitsbeobachtungen an Kranken herhalten, denen gegenüber naturgemäss infolge Komplikationen ernste Kritik am Platze ist.

Nichtsdestoweniger hat sich im Laufe der Jahre doch, speziell dank der unverkennbaren Verdienste von Bárány, ein gewisses Prüfungsschema des Vestibularapparates beim Menschen herauskristallisiert, das die Grundlage der Funktionsprüfung bildet. Inwieweit dieses Schema in der letzten Zeit vervollkommnet worden ist und — abgesehen von praktischen Gesichtspunkten —

die rein wissenschaftliche Erkenntnis des menschlichen Vestibularapparates fortgeschritten ist, das wollen wir nun auseinanderzusetzen versuchen. Es wird sich dabei notgedrungen ein Eingehen auf die Pathologie nicht immer vermeiden lassen.

Wir wollen in den Grundzügen die Magnussche Einteilung der einzelnen für die Körperstellung in Betracht kommenden Reflexe anwenden. Man mag theoretisch ihre Gültigkeit bestreiten können, phänomenologisch ist sie meines Erachtens durchaus berechtigt und bisher unübertroffen. Freilich wird es dabei nicht möglich sein, so ins Detail zu gehen, wie es den Utrechtern Forschern für das Tierexperiment möglich ist; dazu fehlen uns die nötigen Grundlagen. Es ist unser Titel für diesen Abschnitt „Der Vestibularapparat als Reflexorgan" für die kommenden Ausführungen eigentlich zu eng gewählt, da eine Reihe von Reflexen zu besprechen sein wird, die nichts direktes mit dem Vestibularapparate zu tun haben. Immerhin ist aber die Verknüpfung der einzelnen Reflexe untereinander eine so enge, dass wir der Einheitlichkeit halber jenen Titel wohl beibehalten dürfen, um das ganze Problem übersichtlich zu kennzeichnen. Es betrifft jene Einflüsse, welche auf die Körperstellung und Körperhaltung beim Menschen einwirken können.

I. Reflexe der Lage oder Haltung.

Die strenge Begriffsdefinition der Reflexe der Lage oder Haltung ergibt sich aus dem Tierexperimente und ist speziell von der Utrechter Schule genauestens festgelegt worden. Es handelt sich bei diesen Reflexen um sog. tonische Dauerwirkungen auf die Muskeln des Gesamtkörpers (des Halses, Stammes, der Extremitäten, Augen), die einmal bei unveränderter Haltung des Kopfes und der Extremitäten zum Stamme von der Kopflage im Raume zur Schwerkraftsrichtung als sog. tonische Labyrinthreflexe abhängen. Es handelt sich um Schwerkraftswirkungen auf die Gravizeptoren des Labyrinthes, die jene Reflexe auslösen, soweit es wenigstens das Tierexperiment ergibt. Ein anderes Mal können tonische Haltungsreflexe durch Lageänderungen des Kopfes zum Stamme oder auch durch Stellungsänderungen einzelner Extremitäten zum Stamme hervorgerufen werden: man spricht dann von „tonischen Halsreflexen" (Magnus-de Kleyn) oder im weiteren Sinne von „induzierten Tonusänderungen" (Goldstein und Riese). Will man letztere gesondert studieren, dann ist streng darauf zu sehen, dass der Kopf seine Lage zur Schwerkraftsrichtung nicht ändert, also die labyrinthären Einwirkungen sicher konstant gehalten werden.

Das Charakteristikum sowohl der tonischen Labyrinthreflexe als auch der induzierten Tonusänderungen bzw. der tonischen Halsreflexe im engeren Sinne ist, dass ihre Latenzzeit eine relativ grosse ist und dass es sich um Dauerwirkungen handelt; d. h. die Reflexe bleiben solange unverändert bestehen, als die auslösende Ursache andauert.

Im Tierexperimente verfolgen viele dieser Reflexe einen ganz bestimmten Zweck. Die einen versteifen die Extremitäten und dienen zum Stehen, die anderen wieder sind geeignet, den Körper aus dem Liegen aufzurichten. Magnus und de Kleyn sprechen daher einerseits von Stehreflexen andererseits von **Stellreflexen**, wobei sich allerdings diese Begriffe zunächst auf das enthirnte Tier beziehen, an denen sie studiert worden sind. Doch gibt es Beweise genug, dass sie auch beim Normaltiere in prinzipiell gleicher Weise verlaufen und von wesentlicher Bedeutung sein können.

Beim Menschen liegen da die Verhältnisse meist anders und komplizierter. Man kann die meisten der hierhergehörigen Reflexe nicht als Steh- oder Stellreflexe bezeichnen, da sie diesen Zweck gar nicht verfolgen. Daran mag wohl vornehmlich die aufrechte Körperhaltung schuld sein. Man sollte deshalb wohl solche einfach analogisierende Bezeichnungen besser vermeiden. Dazu kommt noch, dass man beim Menschen — abgesehen von Säuglingsstudien — solche Reflexe meist nur unter besonderen Bedingungen finden kann, andererseits aber für ihre Genese in der Mehrzahl der Fälle keine Beweise bringen kann und deshalb auch wieder nur auf analogisierende Vermutungen angewiesen ist. Die Bedeutung dieser Reflexe für den Haltungsmechanismus des normalen Menschen ist deshalb nur mit grösster Vorsicht abzuschätzen.

A. Tonische Labyrinthreflexe.
1. Auf Kopf, Stamm und Extremitäten.

Beim **gesunden erwachsenen** Menschen sind tonische Labyrinthreflexe auf Kopf, Stamm und Extremitäten nicht bekannt. **Grahes** (163) Versuche, der bei seitlichen Neigungen des Gesamtkörpers auf seinem Vestibulartische Höhendifferenzen der nach vorne ausgestreckten Arme fand, sind schon seiner eigenen Ansicht nach nicht beweisend.

Eine Ausnahme von dieser allgemeinen Anschauung machen die Auffassungen von **Quix** (314, 316—320) und seiner Schule. Der Autor nimmt ganz charakteristische Wirkungen der Otolithen beim Menschen an (auf den rein theoretischen Teil kommen wir noch an späterer Stelle zurück). Zunahme des Druckes der Lapilli (Utriculus-Otolithen) bei Vorbeugung des Kopfes (etwa 30°) führt nach **Quix** zu einer Beugetendenz der Extremitäten; Rückbeugung des Kopfes bewirkt infolge Abnahme des Lapilli-Druckes eine Strecktendenz. Bei Seitwärtsneigungen des Kopfes werden dagegen die Sagittae (Sacculus-Otolithen) beansprucht; sie erzeugen asymmetrische Wirkungen (**Quix**). Seitwärtsneigung des Kopfes zu einer Schulter erzeuge Abduktion der gestreckten Extremitäten der Gegenseite und Adduktion der Extremitäten (des Armes) der gleichen Seite (vgl. Abb. 6 u. 7). Eine solche Kopfneigung bewirkt nach **Quix** eine Zunahme des Sagitta-Druckes auf der Gegenseite und eine Abnahme des Sagitta-Druckes auf der Neigungsseite.

Diese **theoretischen**, auf anatomischen Untersuchungen fundierten Anschauungen versucht **Quix** in geistreicher Weise durch die Prüfung mit dem „**Zeigeversuche**" (pastpointing test, signe de l'index — de l'indication, geste indicateur (**Buys**), vingerwijsproef) zu belegen. Er benützt dazu den Zeigeversuch in der Sagittal-, Frontal- und Horizontalebene. Nach **Quix** fehlt nun ein Vorbeizeigen in der Funktionsebene des Otolithen und tritt erst auf, wenn man in einer dazu senkrechten Ebene zeigen lässt; es ist am stärksten, wenn man dort zeigen lässt, wo die beiden genannten Ebenen sich schneiden. Vorausgesetzt ist eine entsprechende Otolithenreizung.

Die Funktion der Lapilli (Utriculus-Otolithen), deren Funktionsebene sagittal ist, wird in der Weise geprüft, dass man in der horizontalen Ebene von einem Punkte, der in der Mitte zwischen der Sagittalebene und Frontalebene liegt, nach aussen und innen zeigen lässt. Befinden sich die Lapilli-Maculae in Reizzustand, was durch Vorbeugen des Kopfes erreicht wird,

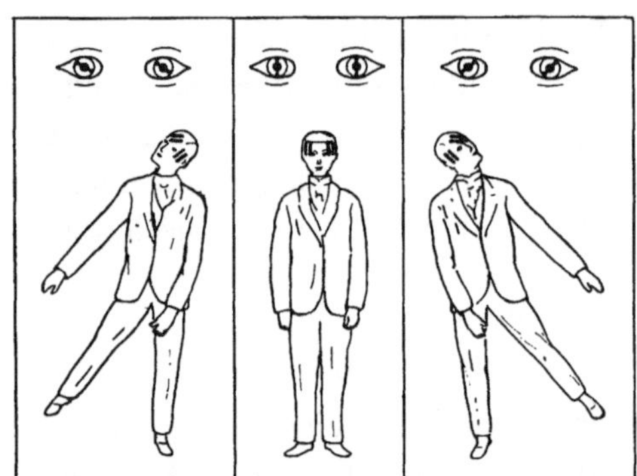

Abb. 6. Die „hypothetischen" Sagittareflexe (Reflexe der Sacculus-Otolithen) bei Neigungen des Kopfes zur rechten bzw. linken Schulter. — Darüber sind die Gegenrollungen der Augen eingezeichnet. (Nach F. H. Quix.)

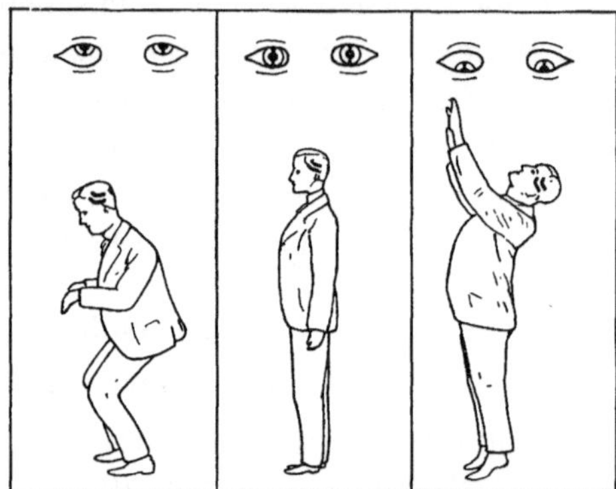

Abb. 7. Die „hypothetischen" Lapillireflexe (Reflexe der Utriculus-Otolithen) bei Vor- (30°) und Rückbeugungen (70°) des Kopfes. — Darüber sind die vermutlichen Vertikalabweichungen der Augen eingezeichnet. (Nach F. H. Quix.)

dann wird beim Zeigen nach innen gegen die Sagittalebene nach unten vorbeigezeigt, was einer Zunahme des Beugetonus nach Quix entspricht. Gerade das Gegenteil ist der Fall bei einer Paralyse (Funktionsminderung der Utriculus-Maculae), die z. B. durch Rückbeugung des Kopfes erreicht werden kann. Beim Zeigen in anderen Richtungen sei ein Vorbeizeigen nicht nachzuweisen (vgl. Abb. 8).

Um die Sagittae-Funktion zu prüfen, deren Funktionsebene die frontale ist, muss man in der Sagittalebene zeigen lassen und zwar wird der Arm aus um 45° erhobener oder gesenkter Stellung entweder gegen die Horizontalebene oder hinauf bzw. hinunter geführt. Ist nun eine Macula im Reizzustande z. B. bei Kopfneigung zur rechten Schulter die linke, dann wird infolge der Abduktionstendenz der linken Extremitäten in oben genannten Fällen mit dem linken Arme nach aussen vorbeigezeigt. Bei Paralyse einer Macula ist es wieder umgekehrt (vgl. Abb. 9).

Das Ausmass des Vorbeizeigens sei in charakteristischer Weise von der Kopflage zur Schwerkraftrichtung abhängig. Quix schildert weiter in be-

stechender Weise, wie er imstande sei durch Otolithenreizung und Bogengangs-
reizung ausgelöstes Vorbeizeigen auseinander zu halten.

Quixs Gebäude ist entschieden elegant, seine Gedankengänge sind
scharf. Ganz abgesehen davon erscheint aber sein experimentelles Beweismittel
mehr als bedenklich. Es ist hier nicht der Platz, über den Zeigeversuch zu
diskutieren. Eines aber ist sicher, der Zeigeversuch ist ein äusserst kompliziertes
und nicht leicht übersehbares Hilfsmittel. Zweifellos ist er unter bestimmten
Bedingungen geeignet, Tonusänderungen an den Extremitäten nachzuweisen.
Solche Tonusänderungen können aber auch extralabyrinthär, z. B. durch

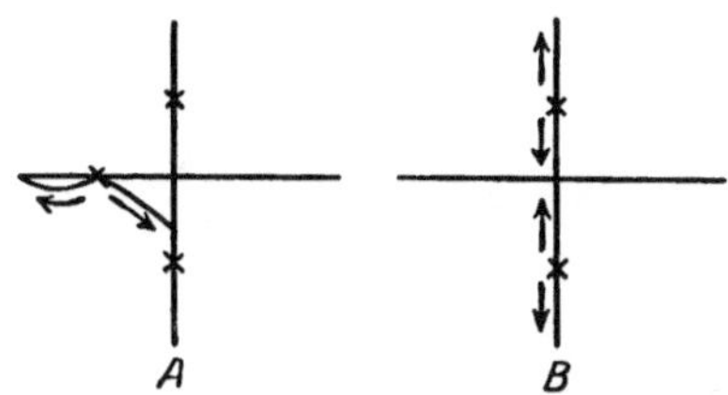

Abb. 8. Ausfall des Zeigeversuches in verschiedenen Ebenen bei Reizung einer oder
beider Utriculus-maculae im Sinne von Quix,
z. B. durch Vorbeugung des Kopfes um 30⁰.
A Nur wenn der rechte bzw. linke Arm in
horizontaler Ebene ausgehend von der Mitte
zwischen Sagittal- und Frontalebene nach innen
zeigt trete ein Vorbeizeigen nach unten auf.
B. In der Sagittalebene erfolgt kein Vorbeizeigen.
(Nach F. H. Quix.)

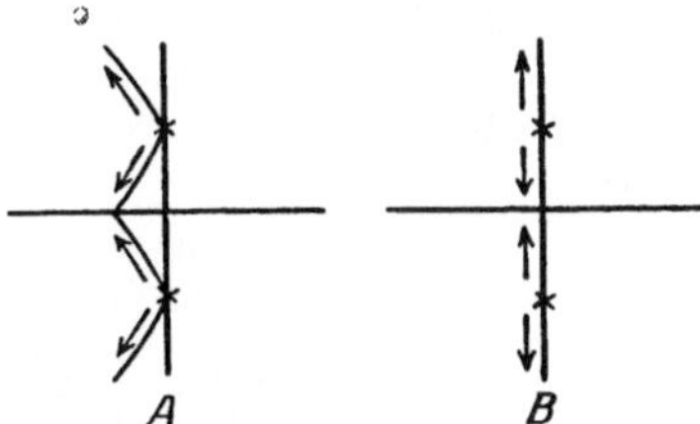

Abb. 9. Ausfall des Zeigeversuches in verschiedenen Ebenen bei Reizung der rechten
Sacculus-macula im Sinne von Quix, z. B.
durch Neigung des Kopfes zur linken Schulter.
A. Vorbeizeigen des rechten Armes beim Zeigen
in der Sagittalebene. B. Kein Vorbeizeigen
des rechten Armes beim Zeigen in der
Frontalebene. (Nach F. H. Quix.)

Halsreflexe und anderweitig induziert werden. An derartige Einwirkungen
hat nun Quix anscheinend nicht gedacht; sie wirken aber in der Regel im
selben Sinne wie Quixs „Otolithenreize." Meines Erachtens kann man
darum einstweilen seine Anschauungen nicht als genügend begründet ansehen,
weil seinen Experimenten die sichere Beweiskraft fehlt.

Pette (305) meint an spastisch gelähmten Erwachsenen tonische Labyrinthreflexe auf die Extremitäten in Analogie zu den Magnus-de Kleynschen
Tierversuchen gefunden zu haben. Je erheblicher die Lähmung mit gleichzeitigem Spasmus und Rigor sei, um so vollkommener seien die Auswirkungen.
Pette fand bei 4 Fällen das Maximum des Strecktonus in wagrechter Bauchlage bzw. in einer Schräglage: aus der Bauchlage mit dem Kopfe 45⁰ nach
unten geneigt. Das Maximum des Beugetonus konnte er dagegen bei aufrechter
Kopf-Körperhaltung registrieren. Pette glaubt sichere Analogien zum Tierexperimente gefunden zu haben, weil er nur bei einer Stellung im Raume den
Tonus der Strecker bzw. Beuger maximal fand. Doch sei hier darauf verwiesen,
dass Böhme und Weiland (45) entgegen Pette gerade in Rückenlage an
Armen und Beinen die stärksten Streckspasmen fanden. Es bedarf darum
bei der Beurteilung solcher Tatsachen grosser Vorsicht, denn derartige indi-

viduelle labyrinthäre Verschiedenheiten anzunehmen, ist wohl nicht angängig. Man muss auch daran denken, dass etwa derzeit noch nicht übersehbare Dinge eine Rolle spielen können.

Wesentlich sicherere Beobachtungen liegen an Säuglingen und Kindern vor, wenn auch da offen zugegeben werden muss, dass wir keine absolute

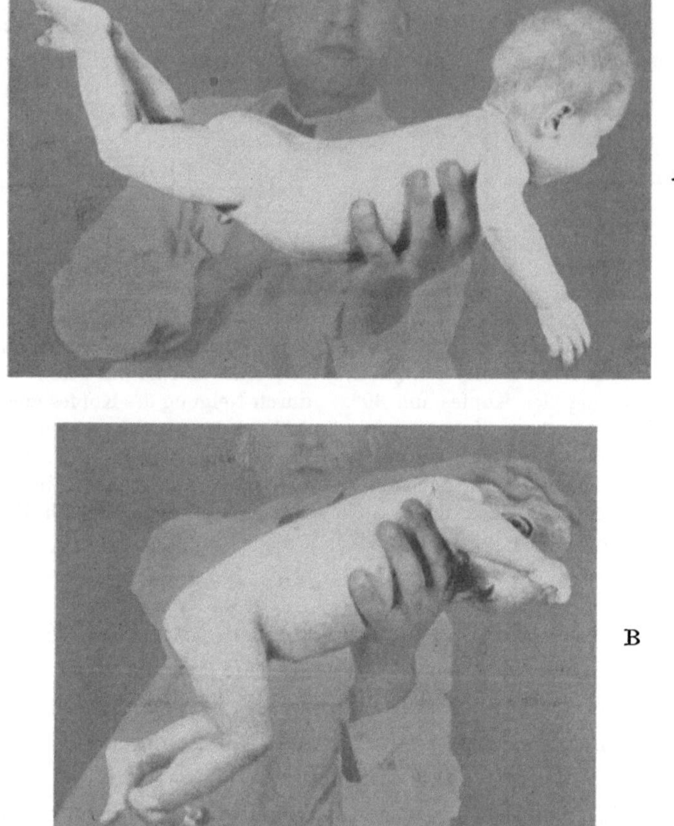

Abb. 10. Der Landausche Reflex. A. Ein 1³/₄ Jahre altes Kind liegt mit dem Thorax auf der Hand des Untersuchers. Der Kopf wird erhoben (Labyrinthstellreflex?), der Rücken wird durchgebogen, die Beine werden erhoben und gestreckt. B. Nach Herabdrücken des Kopfes klappt das Kind zusammen; die Beine fallen herab, die Wirbelsäule wird konvex.
(Nach G. Schaltenbrand.)

Beweise dafür haben, von Labyrinthreflexen reden zu dürfen. Es kann sich dabei nur um einen allerdings recht wahrscheinlichen Analogieschluss handeln. Mit dieser Reserve ist eine Beobachtung Landaus (240) als tonischer Labyrinthreflex anzusehen; der Autor fand, dass manche Kinder gegen das Ende des ersten Lebensjahres stundenlang auf einen Ellbogen gestützt in Seitenlage liegen bleiben, während der andere, nach oben gekehrte Arm steil in die

Höhe gestreckt wird. Erhebt man das Kind in Seitenlage, so zeigt sich auch dann Beugung des nach unten, Streckung des nach oben gelegenen Armes. Die Haltung des Kopfes gegen den Körper ist dabei gleichgültig, so dass also Halsreflexe hier keine Rolle spielen.

Als Labyrinthstellreflexe auf den Kopf können von Landau (239), Schaltenbrand (332), Simons (346) und neuerdings von Peiper und Isbert (302) beschriebene Haltungen angesehen werden. Es ist eine altbekannte Erscheinung, dass Säuglinge in einem Alter von mehreren Monaten in Bauchlage ihren Kopf erheben und dass dabei eine Konkavkrümmung der Wirbelsäule auftritt. Landau zeigte nun im Anhange daran, dass Kinder im Alter von 6—18 Monaten, mit einer Hand unter dem Thorax in der Luft

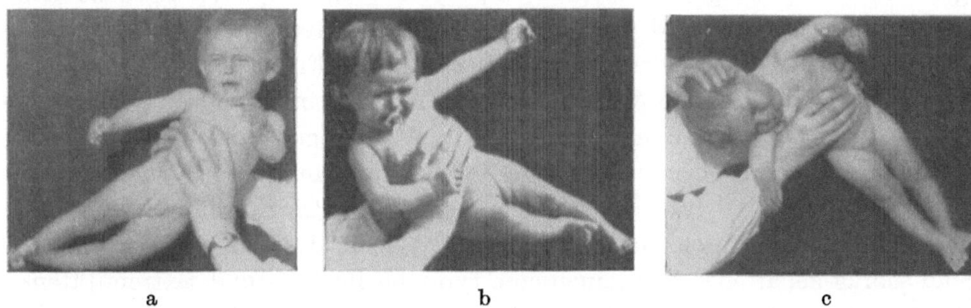

a   b   c

Abb. 11. Die „Schwebe"-Reflexe von A. Peiper u. H. Isbert. a) Beim Halten des Kindes an der Lendengegend in schiefer Seitenlage richtet sich der Kopf auf, auch der Oberkörper wird halb aufgerichtet; das Becken wird etwas gehoben. b) In rechter Seitenlage werden der linke Arm und das linke Bein gestreckt und nach links erhoben. Der rechte Arm wird gebeugt, das rechte Bein wird in der Hüfte gebeugt, etwas nach aussen gedreht, das Kniegelenk gebeugt und der Fuss supiniert. Umgekehrt in linker Seitenlage. Durch entsprechende Kopfneigung c) werden die typischen Arm- und Beinhaltungen ausgelöscht.
(Nach A. Peiper u. H. Isbert aus Jahrb. f. Kinderheilk. 115, 1927.)

gehalten, ihren Kopf soweit als möglich bis zur aufrechten Stellung erheben. Im Anschlusse daran kommt es zu einer Erhebung der Beine und Streckung der Wirbelsäule, so dass eine opisthotonische Stellung resultiert (Abb. 10 A). Der Reflex ist am deutlichsten bei muskelschwachen Kindern und kann bis zu 3 Minuten andauern. Senkt das Kind den Kopf spontan oder nimmt man die Kopfsenkung passiv vor, so lässt die Spannung der Wirbelsäule nach und die Beine sinken herunter (Abb. 10 B). Die beschriebene Streckung der Wirbelsäule und Beine ist wohl in erster Linie als tonischer Halsreflex anzusehen, der also erst sekundär durch den Kopfstellreflex ausgelöst wird; inwiefern auch labyrinthäre Komponenten mitbeteiligt sind, lässt sich nicht ohne weiteres behaupten, aber auch nicht negieren. Es ist aber eine labyrinthäre Beteiligung unwahrscheinlich, da passives Erheben des Kopfes die Erscheinung nicht zustande bringt, sondern vielmehr eine starke Spannung der Halsmuskulatur nötig ist.

Simons (346), später Peiper und Isbert (302) konnten zeigen, dass Kinder in einem Alter von mehreren Wochen, an den Füsschen mit dem Kopfe nach unten gehalten, fast alle den Kopf kräftig dorsalflektieren, was ebenfalls als ein Labyrinthstellreflex auf den Kopf anzusehen wäre. Die anschliessende tonische Durchbiegung der Wirbelsäule ist hingegen auch wahrscheinlich vornehmlich halsreflektorischer Herkunft. Im späteren Alter verliert sich diese eigenartige Kopfaufrichtung, die Kinder trachten sich viel mehr vornüber heraufzuziehen (Peiper und Isbert). Dagegen fand Simons den typischen Reflex an einem $3^1/_2$ jährigen Idioten erhalten.

Schaltenbrand (332), Peiper und Isbert (302) beschreiben Kopfstellreflexe auch noch in anderen Raumlagen; diese Erscheinungen pflegt die vergleichende Physiologie gerne als kompensatorische Kopfstellungen zu bezeichnen. Schaltenbrand verband bei seinen Untersuchungen vorsichtshalber den Kindern die Augen, um etwaige optische Einflüsse mit Sicherheit auszuschalten. Nach diesem Autor besteht bei Kindern im Alter von 2 Monaten bis zu mehreren Jahren, wenn auch manchmal stark gehemmt, die Tendenz, den Kopf bei verschiedenen Raumlagen des Rumpfes in seiner Normallage zu bewahren. Peiper und Isbert schliessen sich ihm im Prinzipe an und ergänzen seinen Befund noch durch die interessante Tatsache, dass ein in der Lendengegend schräg gehaltenes Kind auch eine typische Becken- und Extremitätenhaltung zeigt: der Oberkörper richtet sich auch wie der Kopf auf, aber nur in geringerem Ausmasse, auch das Becken wird etwas gehoben. Dabei sind Arm und Bein der höherliegenden Körperseite gestreckt und abduziert, die unten liegenden Extremitäten werden dagegen gebeugt und adduziert. Peiper und Isbert nennen diesen Reflexkomplex „Schwebereflex" (Abb. 11). Es ist wohl kein Zweifel, dass die Rumpf- und Extremitätenhaltung wiederum vornehmlich halbreflektorisch bedingt ist. Dadurch dass man den Kopf gleichfalls in die Längsrichtung des Rumpfes passiv zur Seite neigt, kann man die charakteristischen Haltungen auslöschen. Wechselt man die Schräglage des Kindes, so bleibt der Kopf im Raume ruhig stehen, nur die Extremitäten und der Rumpf wechseln ihre Haltungen, es sei denn, dass Spontanbewegungen des Kindes störend eingreifen.

Ähnliche Kopfstellreflexe bei Seitenneigung des Körpers beobachtete auch Gamper (138) an seinem arhinencephalen Kinde, nur drehte sich der Kopf bald in der Richtung der nach oben stehenden Schulter; auch in Bauchlage war eine deutliche Tendenz zu Kopferhebung vorhanden.

An idiotischen Kindern und Kindern mit schweren Gehirnläsionen sind eine Reihe von hierhergehörigen Erscheinungen von den Utrechtern Forschern beobachtet worden, die R. Magnus in seiner Monographie beschrieben hat. Man fand z. B. bei einem dieser Kinder, dass der Strecktonus der 4 Extremitäten maximal war, wenn das Kopfende des eingegipsten Patienten aus der Rückenlage um 45° unter die Wagrechte gesenkt wurde und dass er anscheinend minimal war, wenn der Körper mit dem Kopfende nach oben stand und dabei 0—45° nach vorne geneigt war. Magnus macht auf die weitgehende Analogie mit dem Tierexperimente aufmerksam. Auch hier ist der Gegensatz zu den Beobachtungen Pettes hervorzuheben. Das „Mittelhirnwesen" Gampers (138) zeigte nur angedeutete tonische Labyrinthreflexe auf die Extremitäten, die sich in einer zunehmenden Strecktendenz in Rückenlage äusserten.

2. Auf die Augen, die sogenannten kompensatorischen Augenstellungen.

Von den kompensatorischen Augenstellungen beim Menschen sind seit alters her die sog. Gegenrollungen bei seitlicher Neigung des Kopfes und Körpers studiert worden; verschiedene Methoden sind angewendet worden: die weniger zuverlässige Beobachtung der Conjunctivalgefässe, Beobachtung des blinden Flecks, der Iris, der Netzhautgefässe, des Astigmatismus der Hornhaut, hauptsächlich die Nachbildmethode. Neuerlich hat man versucht, Merkzeichen auf der Hornhaut anzubringen, deren Orientierung man beobachtet.

Entdeckt wurden die Gegenrollungen von J. Hunter (1876). Hueck, Tourtual, Burow, Ruete, Volkmann, Javal, A. Nagel, Woinow konnten die Beobachtungen erweitern, während J. Müller, Ritterich, A. v. Graefe, Aub und zunächst auch Donders das Bestehen von Gegenrollungen überhaupt bestritten. Messende Untersuchungen stammten erstmalig aus dem Laboratorium von Donders, der sich nun auch zu den Gegenrollungen bekannte, von Skrebitzky (347) und Mulder (278—280). Nach den mehr qualitativen Untersuchungen von Breuer und Cyon folgten neuerliche Messungen von W. A. Nagel (293, 294) mit der Blindfleckmethode. Contejean und Delmas leugneten wieder die Gegenrollungen. W. A. Nagel inaugurierte die Arbeiten von Feilchenfeld und Angier, der sich speziell gegen die eigenartigen Befunde von Delage (89—91) wandte. Einige Beiträge lieferte Linksz unter A. Tschermak.

Auf klinischer Seite stammen Untersuchungen von Bárány, Abranowitsch, Bartels, Oreste, van der Hoeve, Houben und Struycken, Karlefors, de Kleyn, Voss, Borries, Kompanejetz, Benjamins und anderen, auf die wir im Detail nicht werden zurückkommen können. Zum Teile handelt es sich um objektive Beobachtungen mit eigens konstruierten, mehr oder weniger komplizierten Apparaten.

Man hat die Gegenrollungen mit einziger Ausnahme von Delage (89—91), dessen eigenartige Versuchsergebnisse jedenfalls einer dringenden Nachprüfung bedurften, nur bei Neigungen des Kopfes gegen die Schulter oder bei Neigung des Oberkörpers studiert. Weil dabei Fehlerquellen durch eventuelle Einwirkungen von Halsreflexen oder sonstigen Reflexen auf die Augen gegeben sein können, andererseits sich auf diese Weise aber auch nicht alle Raumlagen studieren lassen, so habe ich [M. H. Fischer (116)] das ganze

Problem einer sorgfältigen Untersuchung unterworfen (siehe dort die Literatur-details, soweit sie hier nicht vermerkt sind). Ich arbeitete unter bestimmten Kautelen mit der Nachbildmethode von Ruete. An dieser Stelle werden auch eine Reihe von Untersuchungen über dieses Gebiet übersichtlich mitgeteilt werden, die einstweilen noch nicht publiziert worden sind und deren genauere Ausführung mit tabellarischen Übersichten darum erst später an anderer Stelle gegeben werden können.

Die von der Lage im Raume zur Schwerkraftrichtung abhängige labyrinthäre Einwirkung auf die Augenstellung lässt sich am reinsten nur so studieren, dass man die Lage des Gesamt-körpers im Raume ändert, ohne dass die Stellung des Kopfes zum Rumpfe eine Änderung erfährt. Um dies zu ermöglichen, wurde die schon oben kurz erwähnte Kasteneinrichtung (M. H. Fischer 116) verwendet. Die Messungen geschahen derart, dass ein Nachbild einer lotrechten Leuchtlinie in der aufrechten Körperhaltung eingeprägt wurde, dessen Lage dann nach Vornahme der Seitenneigung durch Koinzidenz mit einem drehbaren Diameter messend bestimmt werden konnte. Die hier mitgeteilten Ergebnisse wurden ausnahmslos auf diesem Wege gewonnen.

Man muss beachten, dass bei raschen Kopf- und Körperneigungen ein rotatorischer Nystagmus mit der raschen Komponente nach der Seite der Neigung entstehen kann. Die langsame Komponente desselben kann eine abnorm starke Gegenrollung vortäuschen, sie ist dasjenige, was man immer als den „vorüber-gehenden“ Betrag der Gegenrollung bezeichnet hat. Diese „vorüber-gehende“ Gegenrollung kommt aber nur dann in Betracht, wenn die Neigungen relativ rasch erfolgen. In unserem Falle konnten sie, da die Drehung des Kastens nur sehr langsam möglich ist, ganz ausser acht gelassen werden.

Houben und Struycken (204) haben in letzter Zeit angegeben, dass sich auch der sog. „bleibende“ Betrag der Gegenrollungen (untersucht bei Kopfneigungen) bei den meisten Individuen binnen 10—30 Sekunden sehr erheblich vermindern und längstens in einigen Minuten völlig verschwinden soll. Wir können dieser Anschauung nicht beipflichten, da sich die Gegen-rollungen selbst noch nach mehr als 20 Minuten nach Einnahme der Seiten-neigung mit Hilfe sog. „Kettennachbilder“ (M. H. Fischer 116) unverändert nachweisen liessen. Auch noch auf andere Weise (durch Einprägen eines Nachbildes in der Seitenlage und Zurückgehen in die Ausgangslage) konnte das dauernde Bestehenbleiben der Gegenrollungen erhärtet werden. Mulders (278—280) Befunde sind darum kaum anzuzweifeln; die Gegenrollungen der Augen sind Dauerreflexe und bleiben solange bestehen als der Kopf, Körper seine Lage im Raume beibehält. Die Schlussfolgerungen von Houben und Struycken sind also kaum aufrecht zu erhalten. Die Richtigkeit der Beobachtungen von Houben und Struycken soll dabei aber nicht angezweifelt werden; es ist nicht unmöglich, dass sich die Bindehautgefässe — diese wurden von den Autoren beobachtet — in der genannten Zeit so erheblich gegen den Bulbus speziell in ihren peripheren Partien verschieben, dass sie eine erhebliche Abnahme, ja ein Verschwinden der Gegenrollung vortäuschen.

Aber dass die Beobachtung der Bindehautgefässe deshalb nicht zur Entscheidung der Gegenrollungsfrage geeignet ist, ist einzusehen und war übrigens schon Tourtual und Volkmann gut bekannt.

Wenn man nun die bleibenden Gegenrollungen bei seitlicher Neigung des Gesamtkörpers mit der Nachbildmethode, wie oben beschrieben, am

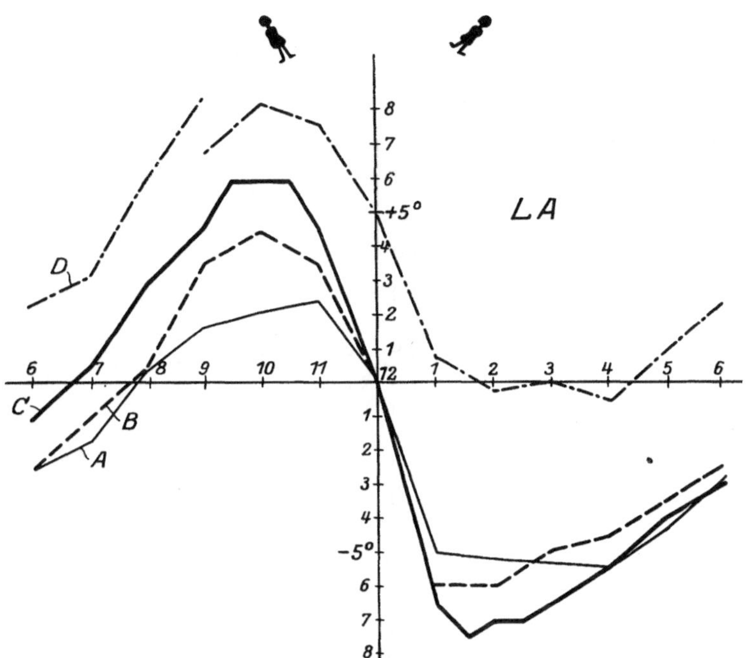

Abb. 12. Gegenrollungen des linken Auges bei seitlichen Neigungen des Gesamtkörpers um eine wagrechte, sagittale Rücken-Bauch-Achse. Auf der Abszisse sind die Neigungslagen des Körpers (von 30 zu 30°) mit den Zahlen des Uhrzifferblattes bezeichnet, auf welches man sich die Versuchsperson blickend denkt (vgl. Abb. 5). Auf den Ordinaten sind die Gegenrollungen des Auges direkt in Graden angegeben, + bedeutet dabei eine Gegenrollung im Sinne, — eine Gegenrollung entgegen dem Sinne des Uhrzeigers von hinten gesehen. Die zeitlich weit auseinanderliegenden Messungen der Kurven A, B und C gingen alle von der aufrechten Stellung (12) des Körpers aus; die Kurven ziehen darum alle durch den Nullpunkt des Koordinatensystems. Die Messungen für Kurve D hatten die rechte wagrechte Seitenlage (3) als Ausgangspunkt; darum bildet diesmal die Lage 3 den Nullpunkt des Koordinatensystems.

Normalen misst, dann erhält man Kurven, wie die Abb. 12 zeigt. Es ergibt sich je ein Maximum zwischen 40 und 60°, sowie 300 und 320°, d. h. bei einer Seitenneigung nach links oder rechts von 40—60°. Der Anstieg der beiden Kurven erfolgt steiler als der Abfall. Wenn bei wiederholten Versuchen auch die Kurvenhöhen nicht immer gleich gefunden werden — dass es zeitliche Variationen in der Grösse der Gegenrollung gibt, war schon älteren Autoren speziell Mulder bekannt — so ist der Kurvenverlauf jedoch immer der gleiche. Die Maxima schwanken bei mir etwa zwischen 6 und 8°, doch habe ich schon Versuchspersonen gefunden, bei welchen Werte von 10—12° gemessen werden konnten. Es ist wichtig zu bemerken, dass die Fehlerbreite der Nachbild-methode in der Regel 1° beträgt, $1^1/_2$° bei genügender Übung nur in seltenen Fällen überschreitet.

Die gefundenen Kurven sind für beide Augen fast völlig identisch. Wir können also den Angaben von Delage (89—91) keineswegs beistimmen, der so

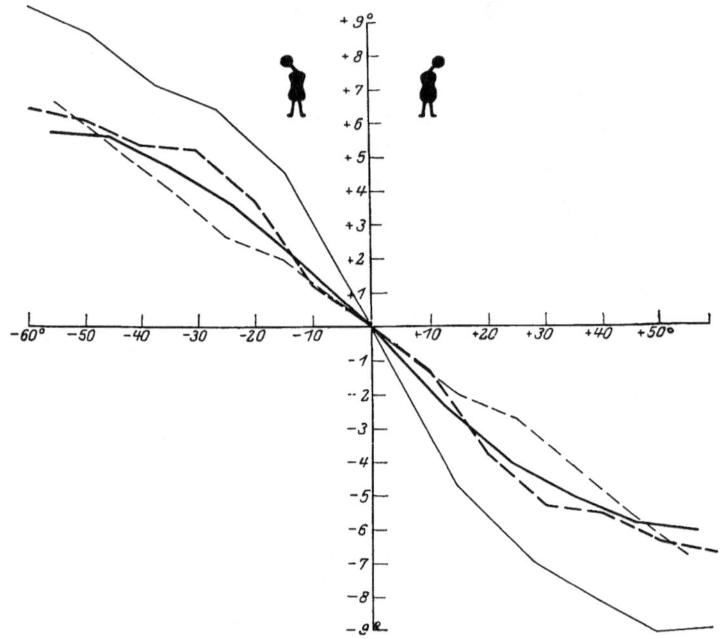

Abb. 13. Gegenrollungen der Augen bei Kopfneigungen nach Mulder und Küster, Skrebitzky und W. A. Nagel. Auf der Abszisse sind die Kopfneigungen (— nach links, + nach rechts) eingezeichnet, auf den Ordinaten die Gegenrollungen (+ mit dem Stirnpole nach rechts, — mit dem Stirnpole nach links von hinten gesehen).

grosse Verschiedenheiten in den Gegenrollungen der beiden Augen fand, was übrigens schon teilweise von Angier (9) widerlegt werden konnte.

Es ist aber nicht immer ganz gleichgültig, auf welchem Wege von der Ausgangsstellung die entsprechende Körperlage erreicht wird, ob auf dem kürzesten oder dem längeren komplementären Wege. Da kann sich in der Tat eine gewisse Verschiedenheit ergeben, die in einer Verschiebung der beiden Kurven gegeneinander besteht wie die einzelnen Kurven in Abb. 12 zeigen. Insofern müssen wir uns also Delage anschliessen. Im übrigen war aber wohl seine subjektive Methode mit Hilfe der Beobachtung seines Hornhaut-astigmatismus zu ungenau.

Es ist von Interesse, die mitgeteilten Resultate bei Körperneigungen mit den älteren Ergebnissen zu vergleichen, welche bei Kopfneigungen eventuell

unter Zuhilfenahme der Neigung des Oberkörpers gewonnen worden sind.
Es sei darum eine von mir gegebene (M. H. Fischer 116) Zusammenstellung
der Messungen von Mulder (279) und dessen Versuchsperson Küster, von
Skrebitzky (347) und W. A. Nagel (294) reproduziert (Abb. 13), welche die
Gegenrollungen bei Kopfneigungen bis 60° darstellt. Alle 3 Autoren haben
jedoch die Kopfneigungen bis zu etwa 100° ausgeführt und dabei noch eine
weitere Zunahme der Gegenrollung gefunden (Mulder bis 6,62 bzw. 6,15°,
Küster bei Mulder bis 11,22 bzw. 11,02°, Skrebitzky bei 70—80° Kopfneigung bis 8,60°, W. A. Nagel bis 8,6°). Ich selbst (116) habe aus bestimmten Gründen die Kopfneigungen nur bis zu 40° ausgedehnt und dabei Werte von 4—6° gefunden (Abb. 14). Die Abb. 13 u. 14 geben ein übersichtliches Bild über die individuellen Verschiedenheiten der Gegenrollung bei Kopfneigungen.

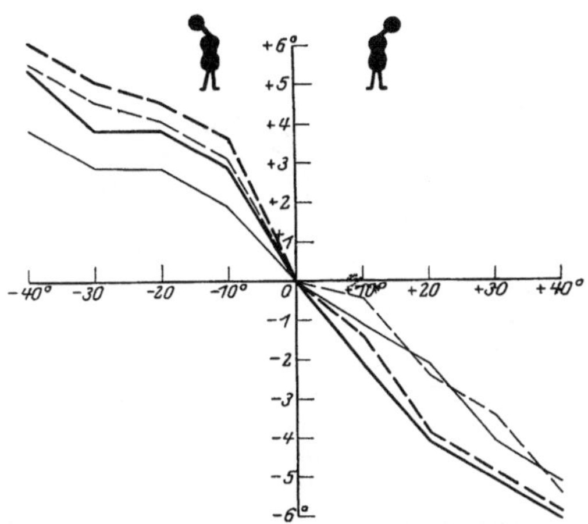

Abb.14. Gegenrollungen der Augen bei Neigungen
des Kopfes. Auf der Abszisse sind die Kopfneigungen (— nach links, + nach rechts), auf
den Ordinaten die Gegenrollungen (+ mit dem
Stirnpole nach rechts, — nach links von hinten
gesehen) eingezeichnet.

Es bedarf aber die Diskrepanz noch einer Aufklärung, dass ich bei allen meinen Versuchspersonen bei Körperneigungen von 40 bis 60° die Maxima der Gegenrollung fand, während Mulder mit Küster, Skrebitzky und W. A. Nagel alle übereinstimmend gefunden haben, dass bei ausgiebigeren Kopfneigungen die Gegenrollung noch zunimmt. Das erklärt sich meines Erachtens vielleicht aus der Tatsache, dass die Gegenrollungen, welche die genannten Autoren gemessen haben, ausser durch die Lage des Kopfes im Raume noch durch andere Faktoren bestimmt werden, nämlich durch die relative Lage des Kopfes zum Stamme und eventuell auch durch Lageveränderungen im Becken. Es gelang mir (116) nämlich bei sog. intermittierenden Reihen nachzuweisen, dass die Gegenrollungen bei Kopfneigungen grösser sind als bei Gesamtkörperneigungen in gleichem Ausmasse, weil bei den Kopfneigungen noch halsreflektorisch ausgelöste Rollungen der Augen hinzutreten, die den Gegenrollungen gleichgerichtet sind und diese verstärken. Der Beweis, dass es reine halsreflektorisch ausgelöste Rollungen der Augen gibt, ergab sich dadurch, dass Orientierungsänderungen der Augen um die Visierlinie bei Knickungen des Stammes gegen den im Raume unverändert gehaltenen Kopf hervorgerufen werden können, was Voss (376) schon an Kindern und Frühgeburten gezeigt hatte. Die Details folgen an späterer Stelle. Es ist nun sehr wahrscheinlich, dass solche Faktoren die Ergebnisse der oben genannten Autoren in der gefundenen Weise beeinflusst haben.

Zur Beurteilung der Genese der Gegenrollungen ist es naturgemäss von besonderer Wichtigkeit, Individuen mit funktionsunfähigen Labyrinthen zu untersuchen. Zu diesem Zwecke hatte man schon Taubstumme herangezogen und van der Hoeve (188) hatte in einem solchen Falle keine Gegenrollungen gefunden; doch hatte schon Bárány gezeigt, dass dies keineswegs immer der Fall ist. Kompanejetz (230) fand Reste von Gegenrollungen und meinte

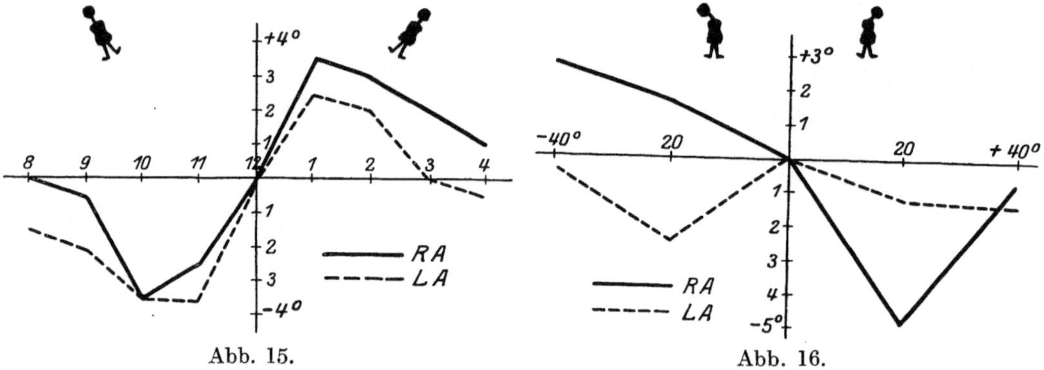

Abb. 15.   Abb. 16.

Abb. 15. Gleichsinnige Rollungen der Augen bei seitlichen Neigungen des Gesamtkörpers um eine wagrechte, sagittale Rücken-Bauch-Achse bei einem Patienten nach rechtsseitiger Labyrinthexstirpation (vgl. Abb. 12). Auf der Abszisse sind die Neigungslagen des Körpers (von 30 zu 30°) mit den Zahlen des Uhrzifferblattes bezeichnet, auf welches man sich die Versuchsperson blickend denkt. Auf den Ordinaten sind die gleichsinnigen Rollungen der Augen in Graden direkt verzeichnet (+ im Sinne, − entgegen dem Sinne des Uhrzeigers, von hinten gesehen.)

Abb. 16. Gegenrollungen der Augen bei Neigungen des Kopfes bei einem Patienten nach rechtsseitiger Labyrinthexstirpation. Auf der Abszisse sind die Kopfneigungen (− nach links, + nach rechts), auf den Ordinaten die Gegenrollungen (+ mit den Stirnpolen nach rechts, − nach links, von hinten gesehen) eingezeichnet.

daher, es könnte ein mechanischer Faktor bei der Gegenrollung in Betracht kommen, was aber meines Erachtens sehr unwahrscheinlich ist. Nun sind Taubstumme zur Untersuchung solcher Fragen nicht sehr geeignet, weil immer noch funktionsfähige Labyrinthreste zurückgeblieben sein können; andererseits hat man aber auch dem Halsreflex-Faktor keine Bedeutung beigemessen. Ich konnte einen jungen Burschen heranziehen, dem auf der Prager deutschen Ohrenklinik vor 3 Jahren das rechte Labyrinth vollständig herausgemeisselt worden war und ausserdem einen völlig ertaubten jungen Mann (wahrscheinlich infolge beiderseitiger Neuritis des N. octavus durch Fleckfieber), der keine Spur einer Vestibularisreaktion bei wiederholter Untersuchung aufwies.

Die Abb. 15 zeigt die Kurven der Rollung beider Augen bei dem Burschen mit dem allein funktionierenden linken Labyrinthe bei Neigungen des Gesamtkörpers. Die Werte sind wieder für beide Augen annähernd gleich. Sehr auffallend ist hiebei aber, dass man hier von Gegenrollungen nicht sprechen darf, denn dieses Individuum weist mit der Körperneigung gleichsinnige Rollungen der Augen auf! Auch hier gibt es zwei Maxima und zwar zwischen 30 und 60° Rechts- bzw. Linksneigung des Gesamtkörpers. Der Patient hatte auch halsreflektorisch ausgelöste Rollungen aufzuweisen und zwar in derselben Art wie der Normale, wenn bei feststehendem Kopfe eine Stammknickung vorgenommen wurde. Bei Kopfneigungen sind nun in diesem Falle die halsreflektorisch ausgelösten Rollungen und die durch die Lageänderung des Kopfes zur Schwerkraftrichtung hervorgerufenen gleichsinnigen Rollungen der Augen entgegengerichtet. Es war darum ein eigenartiges Resultat zu erwarten. Ein Beispiel von den gefundenen Orientierungsänderungen der Augen bei Kopfneigungen allein gibt Abb. 16. Es ist dabei zu bemerken, dass diese Messungen ziemliche Schwierigkeiten machten und relativ grosse Fehler neben erheblichen zeitlichen Verschiedenheiten störten, während dies bei den Messungen bei Gesamtkörperneigungen durchaus nicht der Fall war.

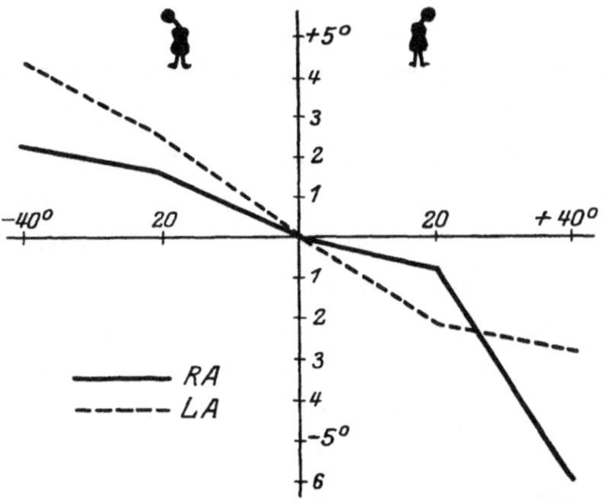

Abb. 17. Gegenrollungen der Augen bei Neigungen des Kopfes bei einem Patienten mit vollständiger Funktionsuntüchtigkeit beider Labyrinthe. Auf der Abszisse sind die Kopfneigungen (— nach links, + nach rechts), auf den Ordinaten die Gegenrollungen (+ mit den Stirnpolen nach rechts, — nach links von hinten gesehen) eingezeichnet.

Die eigenartige Diskrepanz in den Befunden bei Neigung des Gesamtkörpers und des Kopfes allein kann wohl nur auf das Einwirken von Halsreflexen bezogen werden. Bei Kopfneigungen bis zu 40° nach rechts überwiegen die halsreflektorisch ausgelösten Rollungen über die labyrinthären vollständig; bei Kopfneigungen nach links ist dasselbe für das rechte, nicht aber ganz für das linke Auge der Fall (vgl. Abb. 15 u. 16). Aus dem Widerstreit der beiden gegensinnigen Einwirkungen dürften auch die Schwierigkeiten und die grossen Fehler dieser Messungen verständlich erscheinen.

Bei dem Individuum mit völlig funktionsunfähigen Labyrinthen fanden sich unter der Voraussetzung von Gesamtkörperneigungen nur sehr spärliche Reste von Gegenrollungen von maximal 1—2° ohne bestimmten Gang. Bei der Beurteilung dieser Reste ist auch zu bedenken, dass die Fehlergrenze der Messungen mindestens mit ± 0,5° zu bewerten ist. Immerhin ganz geringfügige Reste scheinen vorhanden zu sein; doch möchte ich dieselben nicht auf mechanische Faktoren wie Kompanejetz (230) zurückführen, sondern sie vielmehr mit dem asymmetrischen Drucke der Unterlage, verschiedenen Spannungen der Körpermuskulatur usw. in Zusammenhang bringen. Es wird noch gezeigt werden, dass solche Dinge jedenfalls einen Einfluss auf die Augenstellung haben können. Schliesslich ist noch zu berücksichtigen, dass keine Versuchsanordnung so ideal, keine Kopffixation je so vollständig sein kann, dass sich nicht auch geringe, unübersehbare Fehler einschleichen könnten.

Ganz anders ist das Verhältnis bei Kopfneigungen allein! Die Abb. 17 erweist mit nicht misszuverstehender Deutlichkeit, dass unser Ertaubter unter diesen Umständen sehr erhebliche Gegenrollungen aufzeigt. Diese sind in unserem Falle naturgemäss fast ausschliesslich halsreflektorischer Herkunft. Dieser Schluss rechtfertigt sich ohne weiteres durch die fast gleichen Rollungsbeträge der Augen bei Knickungen des Stammes gegen den festgehaltenen Kopf (vgl. Abb. 27). Es zeigt also dieser Fall mit Sicherheit, wie wichtig es sein kann, wenn man die labyrinthären Lagereflexe auf die Augen usw. prüfen will, halsreflektorische und ähnliche Einwirkungen zu vermeiden. Wir müssen darum den üblichen klinischen Prüfungsmethoden, welche fast ausschliesslich mit Kopfneigungen allein arbeiten, als nicht beweisend ihre Berechtigung zur Funktionsprüfung des Vestibularapparates (Otolithen?) im allgemeinen absprechen.

Kompensatorische Augenstellungen in Form von Höhen- und Seitenabweichungen sind beim Menschen bisher nicht mit der nötigen Sicherheit nachgewiesen worden, wenn auch ihr Bestehen als Lagereflexe sehr wahrscheinlich ist. Fixationsbestreben und willkürliche Augenbewegungen stehen hier dem Studium hindernd im Wege, Faktoren, die bei den Gegenrollungen nicht in Betracht kommen. Breuer und W. A. Nagel haben an Blinden Höhenabweichungen der Augen bei Kopfbeugungen nach vorne und hinten gefunden, die man unter die Gruppe der Lagereflexe auf die Augen rechnen könnte. Ich selbst (M. H. Fischer 109) habe auf einem indirekten Wege durch das Studium des subjektiven Gleichhoch Anhaltspunkte finden können, die auf die Möglichkeit kompensatorischer Augenstellungen in Form von Höhenabweichungen hinweisen.

3. Der Zusammenhang der Lagereflexe mit den Vestibularapparaten.

Betreffs der Lagereflexe auf Kopf, Stamm und Extremitäten lässt sich eine bewiesene Aussage über den Zusammenhang mit den Labyrinthen derzeit nicht machen. Wir wiesen schon oben darauf hin, dass wir diesbezüglich lediglich auf Analogieschlüsse angewiesen sind, die Parallelen zum Tierexperimente konstruieren. Es geht aber aus unseren Untersuchungen mit Sicherheit hervor, dass die Orientierungsänderungen der Augen um die Visierlinie bei seitlichen Neigungen des Gesamtkörpers zweifellos zum allergrössten Teile von den Vestibularapparaten ausgelöst sind. Es fragt sich nun, ob sich da genauere Zusammenhänge ergeben können. Man denkt bei der Vermittlung von Lagereflexen bei höheren Säugern an die

Otolithen, eine Auffassung, welche durch die Untersuchungen der Utrechter Schule in den letzten Jahren so manche Stütze gefunden hat. Immerhin gibt es aber auch da noch viele recht unklare Punkte, wie sich einmal aus den Kontroversen von Magnus-de Kleyn mit Quix ergibt, andererseits aber speziell durch die allerdings nicht immer ganz durchsichtigen Untersuchungen von Lorente de Nò (256, 257) gezeigt werden konnte. Um so schwieriger liegen die Verhältnisse beim Menschen.

Nun haben Quix und Werndly (321) ausgezeichnete topographisch anatomische Untersuchungen über die Otolithen beim Menschen angestellt,

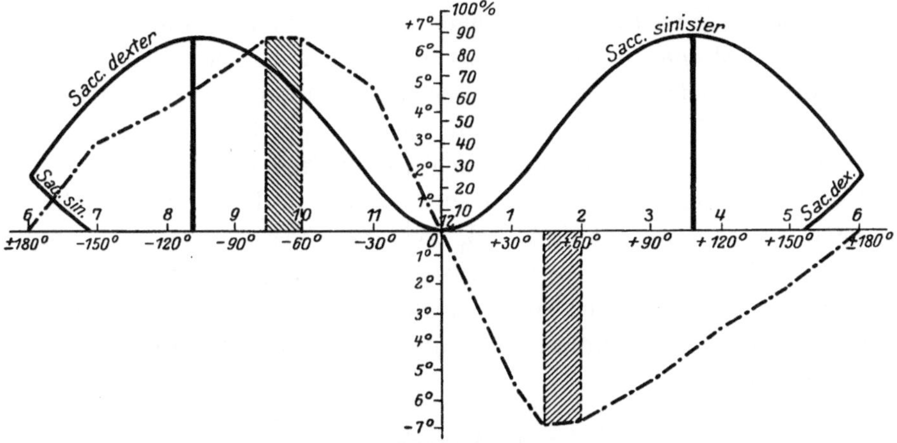

Abb. 18. Zusammenhang der Gegenrollungen des rechten Auges bei verschiedenen Neigungslagen des Gesamtkörpers zur Schwerkraftrichtung mit den von F. H. Quix ermittelten Druckkurven der Sacculus-Otolithen (Sagittae). — Auf der Abszisse sind die verschiedenen Neigungslagen des Gesamtkörpers (vgl. Abb. 5 u. 12) eingezeichnet; auf den Ordinaten ist einerseits das Ausmass der Gegenrollungen in Graden, andererseits der Druck der Sacculus-Otolithen in Prozenten des Druckmaximums nach Quix angegeben. — Die Maxima der Gegenrollungen fallen mit den Druckmaxima der Sacculus-Otolithen nicht zusammen.

die einzigen, auf die wir uns berufen können. Quix hat auf Grund dieser Untersuchungen Druck-Kurven errechnet und konstruiert, denn er ist im Gegensatze zu Magnus-de Kleyn der Meinung, dass der Druck und nicht der Zug der Otolithen auf die Maculae das wirksame Moment ist.

Wollen wir nun zunächst einmal vorbehaltlos mit Quix gehen, so müssen wir die Druckkurven der Sagittae (Sacculusotolithen) heranziehen, um sie mit den von uns gemessenen Gegenrollungen zu vergleichen. Denn nach Quix ändert sich die Druckwirkung der Sagittae speziell bei seitlichen Neigungen um die wagrechte Sagittalachse, während die Lapilli ihre Druckwirkung bei Lageänderungen um die wagrechte Frontalachse variieren. Es empfiehlt sich darum die Quixschen Sagittal-Druckkurven mit den Kurven der Gegenrollungen direkt zu vergleichen, wie es auf Abb. 18 versucht worden ist. Beständen nun die Quixschen Anschauungen einfach zu recht, so würde man erwarten, dass die Kurven sich decken; das ist aber nicht der Fall. Die Maxima sind vor allem ganz beträchtlich gegeneinander verschoben, aber auch der sonstige Kurvenverlauf ist ein verschiedener. Weiters harrt auch noch das eigentümliche Verhalten der gleichsinnigen Rollungen bei unserem einseitig Labyrinthlosen im Zusammenhange mit topographisch anatomischen Daten der Aufklärung.

Jedenfalls ist das ganze Problem keineswegs einfach, sind ja auch die Macula-Flächen keine Ebenen, wie Quix selbst vermerkt. Auf diese Weise ist naturgemäss die Bestimmung des Otolithendruckes eine recht schwierige Angelegenheit. Noch ärger, wenn der Zug herangezogen werden sollte; dann müsste man sich vorerst fragen, ob tangentialer Zug oder direkter rektangulärer das wirksamste Moment wäre. Es ist unmöglich an dieser Stelle auf alle hierhergehörigen Details genauer einzugehen, das muss einer gesonderten Abhandlung bei Gelegenheit der ausführlichen Besprechung unserer oben mitgeteilten Befunde über die Gegenrollung vorbehalten bleiben.

Zusammenfassend können wir darum feststellen, dass wir beim Menschen einstweilen nicht berechtigt sind, sichere quantitative Zusammenhänge zwischen Otolithenwirkung und Gegenrollung zu konstruieren, so wahrscheinlich solche auch sein mögen. Keinesfalls sind die vorliegenden Tatsachen geeignet, die Grundlage für eine Theorie der Otolithenwirkung zu liefern.

4. Anhang.

Man hat in der letzten Zeit einer eigentümlichen Erscheinung viel Aufmerksamkeit zugewandt, die eine Art Lagereflex ist und die man in Zusammenhang mit den Otolithen zu bringen versucht hat. Es handelt sich darum, dass man bei Kranken die Merkwürdigkeit fand, dass sie nur bei einer bestimmten Lage des Kopfes bzw. Gesamtkörpers im Raume starke Schwindelanfälle mit gleichzeitigem Auftreten von Nystagmus aufweisen (Voss, Bárány, Borries, Brunner, de Kleyn, Dusser de Barenne, Kobrak, Schoenlank, Buys u. a.). Nylèn (301) konnte in einer experimentellen Studie an Meerschweinchen zeigen, dass man solche Nystagmusanfälle bei Schädigung des Otolithenapparates durch Zentrifugieren (nach Wittmaack) erhalten kann. Lorente de Nò (257) hat eingewendet, dass man auch schon an normalen Tieren (Kaninchen) in ungewohnten Körperlagen (besonders in Rückenlage) einen Nystagmus beobachten kann und hat das mit einer komplizierten Hypothese zu erklären versucht. Ich selbst habe bei gelegentlichen Studien an dezerebrierten Katzen Nystagmus in bestimmten Körperlagen sehen können. Beim Menschen ist jedenfalls der Zusammenhang mit Erkrankungen des Zentralnervensystems häufig. Weil nun manche Autoren z. B. Buys es nicht für diskutabel halten, den Otolithen die Fähigkeit Nystagmus auszulösen zuzusprechen, so meinen sie, dass eine Störung des Zusammenwirkens der Otolithen mit den Bogengängen in bestimmten Lagen die Ursache dieses Nystagmus sei. In dieser Richtung geht auch die Hypothese von Lorente de Nò.

Meines Erachtens ist die Genese dieses Lagenystagmus heute noch durchaus unklar. Man geht wohl in manchen Dingen viel zu weit, wenn man solche Erscheinungen ohne genügende Beweise mit den Otolithen zusammenzubringen sucht. Interessant ist der Einwand meines Freundes und Mitarbeiters C. Veits, der es bei entzündlichen Erkrankungen des Innenohres ganz gut für möglich hält, dass z. B. Endolymphgerinsel in den Bogengängen in gewissen Raumlagen des Kopfes verschoben werden könnten und auf diese Weise etwa Nystagmus und Schwindel auslösen könnten.

Bemerkt sei, dass wir heute imstande sind, „Schwindel" und Nystagmus in ganz gleicher Weise wie in obigen pathologischen Fällen experimentell auszulösen, wenn wie unter bestimmten Bedingungen eine gleichzeitige äquale Doppelspülung beider Ohren vorausschicken (M. H. Fischer 114). Davon wird noch später die Rede sein.

B. Induzierte Tonusänderungen, tonische Halsreflexe usw.

Die am Menschen festgestellten Tatsachen sind in manchen Punkten weit über das Tierexperiment hinausgegangen, selbst wenn wir einstweilen unter „induzierten Tonusänderungen" nur Reflexe bestimmter Muskelgruppen auf andere Muskelgruppen verstehen wollen. Der Begriff lässt sich im Sinne von Goldstein und Riese noch weiter fassen. Freilich stammen eine Reihe hierhergehöriger Ergebnisse von Kranken. Es wird darum unsere Aufgabe sein, die rein physiologischen Befunde von den Ergebnissen an Kranken nach Möglichkeit zu sondern. Da sich beim Studium dieser Reflexe am erwachsenen Menschen der Willkürmechanismus störend bemerkbar machen kann, bedarf es einer gewissen Einstellung des Individuums.

Klarerweise kommt darum auch hier wieder den Untersuchungen an Kindern eine besondere Bedeutung zu. Da steht an erster Stelle das sorgfältig untersuchte Mittelhirnwesen Gampers (137, 138).

1. Auf Kopf, Stamm und Extremitäten.

Bleiben wir zunächst bei den einfachsten Verhältnissen an Kindern. Da ist mit sehr grosser Wahrscheinlichkeit die beim oben beschriebenen Landauschen (239) Reflex, den Tezner (361), Peiper und Isbert (302) bestätigt haben, bestehende Einwirkung auf die Rücken- und Beinmuskulatur im Sinne einer Streckung bei der Erhebung des Kopfes ein symmetrischer Halsreflex (vgl. Abb. 10). Zu derselben Kategorie gehören auch die Beobachtungen von Simons (346), Peiper und Isbert über die Streckung der Wirbelsäule anschliessend an den Kopfstellreflex bei Säuglingen in Kopfhängelage. Residuen dieses Reflexes dürften übrigens in gewissem Sinne auch beim Turnen und Springen bei der Kreuzhohlhaltung Erwachsener eine Rolle spielen, deren Zustandekommen durch aktive Rückwärtsbeugung des Kopfes wesentlich erleichtert wird. Auf solche Gedankengänge hat schon Zingerle (400) hingewiesen.

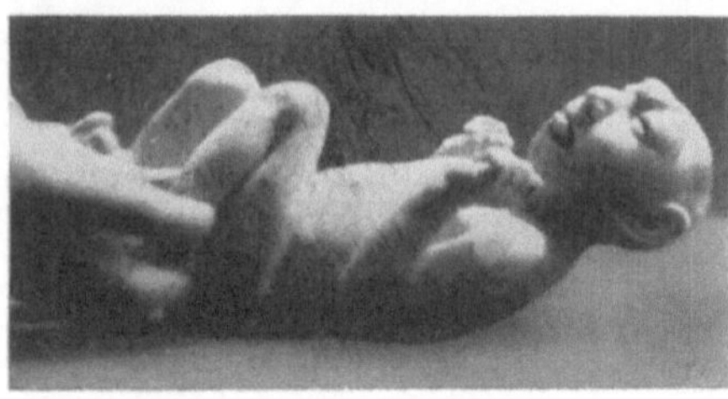

Abb 19a.

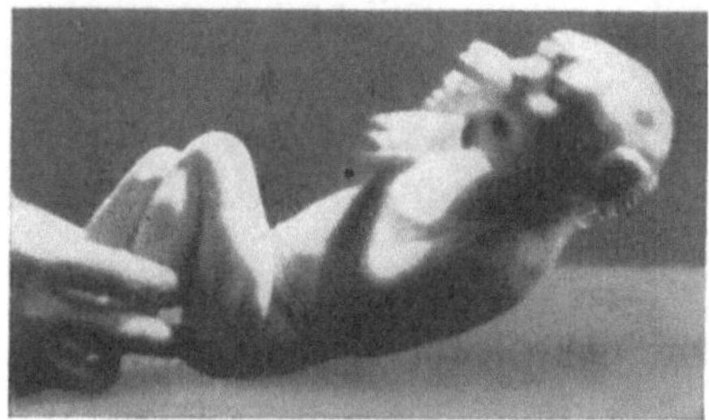

Abb. 19b.

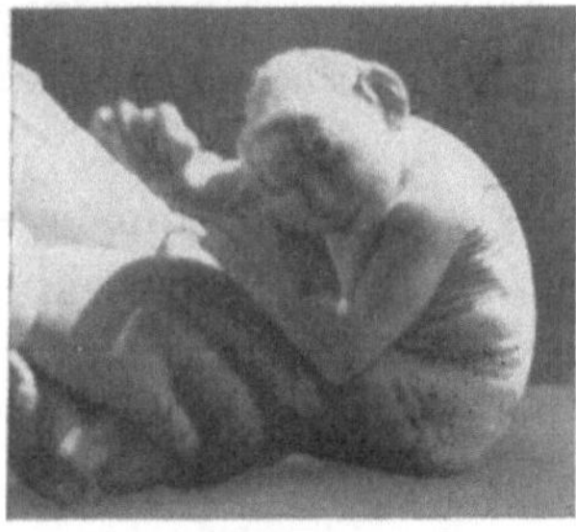

Abb. 19c.

Abb. 19a--c. Bei dem in Rückenlage befindlichen menschlichen Mittelhirnwesen wird ein Druck auf die beiden Unterschenkel ausgeübt: erst (a) hebt sich der Kopf von der Unterlage ab, darauf (b) zunehmende Abhebung des Rückens, schliesslich (c) gerät das Kind in freisitzende Stellung. (Nach E. Gamper.)

Gerade umgekehrt liegt aber die Einwirkung auf die Beinmuskulatur bei der Beobachtung des sog. „tonischen Handreflexes", „clinging reaction" nach Peiper und Isbert (302). Gesunde Neugeborene umschliessen einen Finger häufig so fest mit dem Händchen, dass man sie emporheben kann. Beugt nun das Kind den Kopf nach rückwärts, so sahen die beiden Autoren die Beine gebeugt und angezogen; bei Vorbeugung des Kopfes hängen die Beinchen dagegen schlaff herab.

Dieses gegensätzliche Verhalten in den genannten Fällen ist bemerkenswert und lässt daran denken, dass diese Verschiedenheit durch die verschiedene Kopflage im Raume bedingt sein könnte, denn Halsreflexe müssten in beiden Fällen gleich ausfallen. Möglicherweise kommt es hier auch zu einem gegenseitigen Verstärken bzw. zu einer Interferenz zwischen tonischen Labyrinth- und Halsreflexen, wie uns dies ja aus dem Tierexperimente bekannt ist.

Gampers (138) „Mittelhirnwesen" zeigte in Rückenlage die Tendenz, den Kopf unter Ventralbeugung im Halse von der Unterlage abzuheben. Es ist nicht sicher zu entscheiden, wie Gamper richtig bemerkt, ob es sich dabei um einen Labyrinthstellreflex auf den Kopf allein handelt oder ob auch ein Körperstellreflex auf den Kopf mit eine Rolle spielt (Analogie zum Tierexperiment). Aber um Halsreflexe mit anschliessenden Kettenreflexen dürfte es sich wohl handeln, wenn anschliessend an die Ventralbeugung des Kopfes eine Ventralbeugung des Rumpfes auftrat, die bis zum Aufsitzen führte, wenn man einen leichten Druck auf den Oberschenkel des Kindes ausübte (Abb. 19). Einen ähnlichen Befund erhob Zingerle (400) an kranken Erwachsenen (siehe später). Man könnte

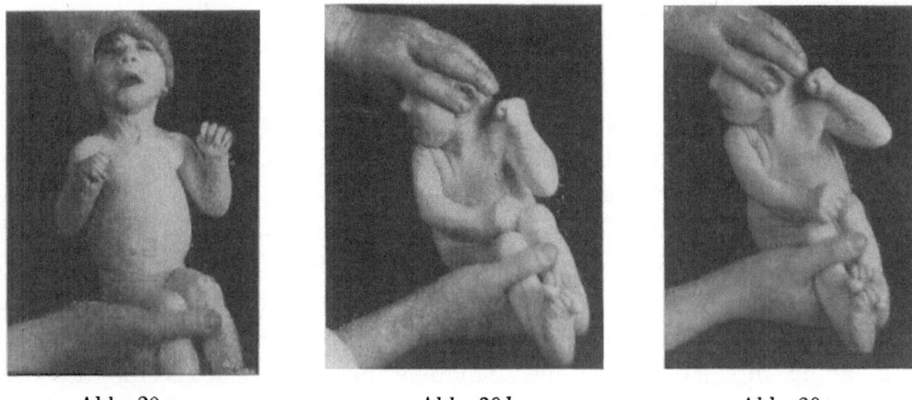

Abb. 20a.　　　　　　　Abb. 20b.　　　　　　　Abb. 20c

Abb. 20a--c. Tonische Halsreflexe an einem menschlichen Mittelhirnwesen bei passiver Kopfdrehung nach rechts. Der rechte Arm (Gesichtsarm) wird adduziert und gestreckt, der linke (Schädel-) Arm wird abduziert und im Ellbogen gebeugt. (Nach E. Gamper.)

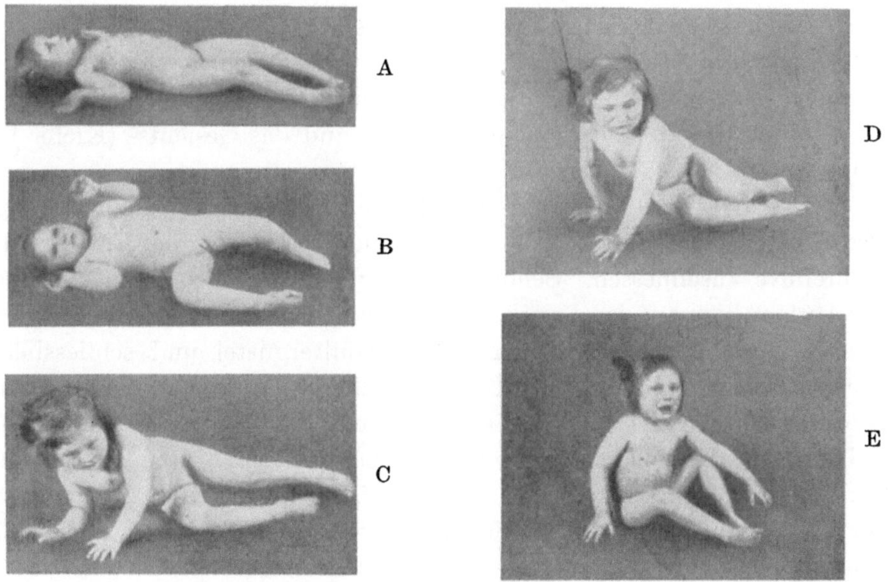

Abb. 21. Primitives Aufstehen eines 1³/₄ Jahre alten Kindes. Zunächst wird der Kopf gedreht, dann folgen Rotationen um die Körperachse und unter Aufstützen der Arme gelangt das Kind allmählich zum Aufsitzen. (Nach G. Schaltenbrand.)

in solchen Fällen wohl von „Stellreflexen" sprechen, da sie in der Tat zum Aufrichten führen. Inwieweit dabei die Labyrinthe auch eine Rolle spielen, lässt sich freilich nicht übersehen.

Nach Brudzinski werden die Beine angezogen und gebeugt, wenn der Kopf in Rückenlage ventral gebeugt wird, was nach Freudenberg (135) bei Säuglingen in den ersten Lebensmonaten die Regel sein soll. Schaltenbrand, Peiper und Isbert konnten dies nicht so regelmässig beobachten. Auf der Abb. 19 von Gamper ist diese Beinhaltung deutlich zu sehen.

Asymmetrische Halsreflexe sind mit grosser Wahrscheinlichkeit auch an dem oben beschriebenen (s. S. 69 und Abb. 11) „Schwebereflex" von Peiper und Isbert mitbeteiligt; hierbei handelt es sich um Neigungen des Kopfes zum Stamm. Bei Kopfdrehungen fand Landau (240) an $10^0/_0$ seiner Säuglinge asymmetrische Halsreflexe auf die Arme. Bei Drehung des Kopfes zur Seite fand sich in der Regel eine Streckung und Adduktion des Gesichtsarmes, d. h. desjenigen, dem das Gesicht zugewendet ist und eine Beugung mit Abduktion des Schädelarmes. Diese Tatsache liess sich in sehr schöner Weise an Gampers Mittelhirnwesen bestätigen (Abb. 20). Nach Minkowski (273) sind solche Halsreflexe schon bei 5 Monate alten Föten zu beobachten. Auch Schaltenbrand (332) berichtet über Halsreflexe auf die Arme bei gesunden Kindern, die sich aber durch geringe Regelmässigkeit auszeichneten. Er sah öfters an schlafenden Säuglingen mit seitlich gedrehtem Kopfe derartige „Fechterstellungen." Peiper und Isbert schliessen sich im allgemeinen Schaltenbrand an, jedoch ist ihre Beschreibung im Vergleiche zu der beigegebenen Abbildung nicht recht klar. Die beiden Autoren vermerken auch, dass häufig das Schädelbein gestreckt und das Gesichts- (Kiefer-) Bein gebeugt werde.

Schaltenbrand (332) hat eine Reihe schöner Studien über das Aufstehen an Kindern gemacht, die zeigen, wie durch Halsreflexe ausgelöst sich Kettenreflexe anschliessen. Schon bei Säuglingen sieht man, dass dieselben in der Absicht, sich auf den Bauch zu legen, zunächst den Kopf zur Seite drehen und dass dann der Rumpf, zuerst der Schultergürtel und schliesslich das Becken nachfolgen. Bei älteren Kindern wickelt sich das primitive Aufstehen in ganz ähnlicher Weise ab. Der Seitenwendung des Kopfes folgt der Schultergürtel, dann das Becken nach; es wird der Kopf erhoben, bis die Kinder schliesslich in Hockstellung kommen und dann aufsitzen (Abb. 21). Die endgültige Form des Aufstehens aus der Rückenlage erfolgt allerdings ganz anders durch einfaches Abwickeln des Rückens von der Unterlage.

Handelte es sich bisher um Reflexe vom Kopfe bzw. Halse auf den Rumpf und die Glieder, so haben Peiper und Isbert (302) auch einen Reflex vom Becken auf den Stamm und Kopf beschrieben, den sie als „Körperstellreflex auf den Kopf" bezeichnen, eine Bezeichnung, die man meines Erachtens hätte lieber vermeiden sollen. Es handelt sich nämlich um folgende Erscheinung: Wenn man den Brustkorb eines in Rückenlage befindlichen Kindes festhält und das Becken zur Seite schwenkt, so wird der Kopf nach

der anderen Seite gedreht. Dreht man hingegen das Becken des freiliegenden
Kindes nach einer Seite, so wird zuerst der Oberkörper und darauf der Kopf
nach der gleichen Seite gewälzt. Das ist also gerade der umgekehrt ablaufende
Kettenreflex wie ihn Schaltenbrand beim Aufstehen der Kinder mit der
Kopfdrehung beginnend fand. Schon dies Verhalten zeigt — beim Erwach-
senen werden wir noch zahlreiche Belege dafür anführen können —, dass die
Reflexbeziehungen gegenseitig sind, und dass wir beim Menschen nicht
die Halsreflexe als solche speziell herausheben dürfen.

Zahlreiche Beobachtungen über Halsreflexe auf die Arme sind an pathologischen idiotischen Kindern bzw. solchen mit schweren Gehirnerkran-
kungen gemacht worden. Da liegen Fälle von Magnus-de Kleyn, de Bruin,
Dollinger, Brower, Winkler, Stenvers, Simons, Peiper und Isbert
u. a. vor. Es handelt sich in der Regel um einen ausgesprochenen Strecktonus
im adduzierten Gesichtsarme, während der abduzierte Schädelarm gebeugt
wird. Auch an den Beinen liessen sich charakteristische Tonusverschiedenheiten
feststellen.

Beim erwachsenen gesunden Menschen sind heute auch einwandfrei
induzierte Tonusänderungen, Halsreflexe u. dgl. nachgewiesen. Es bedarf
zum Auftreten derselben nur einer gewissen Einstellung des Individuums.
Beim Menschen kommt diesen Reflexen im allgemeinen eine ganz andere
Bedeutung zu als beim Tiere. Beim Tiere führen sie meist in gewisser Zweckmässigkeit zur Körperstellung, zur Einnahme bestimmter zweckmässiger
Haltung, sie sind „Stellreflexe" und „Stehreflexe." In gewissen Fällen haben
die Halsreflexe usw. bei Kindern auch noch eine ähnliche Zielstrebigkeit.
Beim erwachsenen aufrechtstehenden Menschen ist aber die Zweckmässigkeit
dieser Reflexe infolge der geänderten Bedingungen zum grössten Teile verloren
gegangen und ein ungehemmtes Fortbestehen wäre geradezu ein Nachteil.
Die überragende Entwicklung des Grosshirnes mag mit dem Zurücktreten
dieser Reflexe in Zusammenhange stehen. Deswegen ist der beste Weg zum
Studium solcher Reflexe strenge Selbstbeobachtung im Sinne der Psycho-
physiologie. So arbeiteten mit Erfolg Mittelmann (275), M. H. Fischer
und Wodak (124, 125). Auch die gleichzeitigen unabhängigen Beobachtungen
von Goldstein und Riese (148—157) hatten zum Teile ähnliche Voraussetzungen, wurden ja deren Versuchspersonen angewiesen, allen Tendenzen zu
Bewegungen, falls ihnen solche zum Bewusstsein kamen, nachzugeben. Man
hat solchen Beobachtungen gegenüber gelegentlich den Vorwurf auto-
suggestibler, unter Umständen hypnotischer Beeinflussung gemacht. Es
kamen aber eine Reihe von Autoren völlig unabhängig voneinander gleichzeitig — allerdings nur im Prinzipe — zu denselben Ergebnissen. Dann kann
man an beliebigen Versuchspersonen derartige Reflexe angedeutet fast ausnahmslos finden und schliesslich haben Beobachtungen an Kranken weitgehende Analogien aufgezeigt. Immerhin ist trotz zweifelloser Sicherstellung

des Prinzipes wohl speziell bei der Verallgemeinerung von Einzelergebnissen an Kranken strenge kritische Beurteilung am Platze.

Wenn ein normales Individuum bei sonstiger Muskelruhe und geschlossenen Augen die Arme horizontal gerade nach vorne ausstreckt, so beginnen dieselben einem Übergewichte der Abduktoren entsprechend auseinanderzuweichen (Goldstein und Riese 155, M. H. Fischer und Wodak 124, 125). Diese Erscheinung bezeichneten wir als spontane Abweichreaktion (Ab. R.). Das Auseinanderweichen der Arme kann bis zur völligen seitlichen Ausstreckung (mechanische Hemmung im Schultergelenke) führen, worauf die Arme eine Zeitlang stehen bleiben, um schliesslich in umgekehrter Richtung wieder gegeneinander, eventuell bis zur Überkreuzung zu wandern. Das Spiel kann sich mehrmals wiederholen, bis endlich die Arme ruhig in Mittelstellung verharren können. In ähnlicher Weise kann man nach Goldstein und Riese (155) in Rückenlage rhythmische Auswärts- und Einwärtsrollungen der Beine finden.

In so ausgiebiger Weise ist die spontane Ab.R. naturgemäss nur unter bestimmten Bedingungen bei geschulten Versuchspersonen, Kranken usw. ausgeprägt. Immerhin findet sie sich meiner Erfahrung nach bei dem überwiegend grössten Teil normaler Versuchspersonen als eine angedeutete Divergenztendenz der nach vorne ausgestreckten Arme, auch in Form von Abweichtendenz eines allein vorgestreckten Armes. Ich kann den Entgegnungen von Hoff und Schilder (192) nicht beipflichten, die sie unter den letzteren Bedingungen nur selten gefunden haben. Die Genese dieser Bewegungstendenzen ist heute noch keineswegs klargestellt[1].

Wird nun bei nach vorne ausgestreckten Armen eine Drehung des Kopfes

---

[1] Nachschrift bei der Korrektur: Es ist mir an dieser Stelle nicht mehr möglich auf das jüngst erschienene interessante Büchlein von Hoff und Schilder, „Die Lagereflexe des Menschen" (414), das besonders auf die klinische Verwertung dieser und ähnlicher Erscheinungen in verdienter Weise aufmerksam macht, näher einzugehen. Mit Rücksicht auf unsere dort wieder berührten Meinungsverschiedenheiten seien mir nur noch einige Worte erlaubt. Es soll nicht bestritten werden, dass es in der Klinik günstiger ist, andere Instruktionen zu verwenden als im physiologischen Experimente. Wenn also Hoff und Schilder beispielsweise ihre Kranken bei der Prüfung der „spontanen AbR" oder „Divergenzreaktion", wie sie es nennen, anweisen, die Arme bei geschlossenen Augen auszustrecken und sie so zu halten, so mag man ja damit konstantere Resultate erhalten. Wenn wir aber in unseren physiologischen Untersuchungen von unseren normalen Versuchspersonen verlangten, den Bewegungstendenzen nachzugeben und ihnen freien Lauf zu lassen, so handelte es sich dabei darum, den „physiologischen Grundtypus" dieser Erscheinungen kennen zu lernen. Dass wir dabei zu „Kunstprodukten" gekommen sind, ist wohl bei der grossen Konstanz dieser Erscheinungen, die ich schon in sehr zahlreichen normalen Fällen feststellen konnte, nicht anzunehmen. Die angestrebten Ziele sind also verschiedene. Es scheint mir aber doch von Wert zu sein, das normale physiologische Verhalten genau zu kennen, weil man dann in der Klinik manches leicht verstehen lernen kann, was sonst eventuell Schwierigkeiten macht. Freilich ist durchaus noch lange nicht alles so klargestellt, wie man es sich etwa wünschen möchte. So harrt z. B. noch die Tatsache einer Aufklärung, warum gerade in dem Winkel von 45—60° regelmässig vorbeigezeigt wird, obwohl der Arm, von vornherein in dieser Stellung gehalten, für gewöhnlich dort ruhig stehen bleibt.

nach einer Seite (aktiv oder passiv) vorgenommen, so sieht man alsbald wie der Gesichtsarm rasch nach der Gesichtsseite abweicht, während der Schädelarm zunächst stark zurückbleibt. Schliesslich kann aber der Gesichtsarm, dessen Tempo sich verlangsamt, vom schneller laufenden Schädelarme eingeholt werden, so dass am Ende beide seitlich nach der Kopfdrehungsseite stehen. Verschiedene Varianten sind möglich. Die Arme bleiben in der Lage solange der Kopf seitlich gedreht gehalten wird. Man könnte im Falle aktiver Kopfdrehung von Mitbewegungen sprechen, muss aber wohl, da passive Kopfdrehungen im wesentlichen denselben Effekt haben, eine tonische halsreflektorische Grundlage heranziehen. Dass zunächst der Arm der Kopfdrehungsseite vorauseilt, rührt daher, dass an diesem Arme die spontane Ab.R. und die halsreflektorische Einwirkung gleichgerichtet sind, während am anderen Arme zuerst die entgegengerichtete spontane Abweichtendenz überwunden werden muss. Dieser Versuchsausfall ist beim Normalen in verschiedenen quantitativen Abstufungen die Regel. Neben den seitlichen Abweichungen der Arme sahen wir jedoch ohne sichere Regelmässigkeit auch Höhendifferenzen der Arme auftreten. Hoff und Schilder fanden in $90\,^0/_0$ gleichzeitig ein Steigen des Gesichtsarmes und ein Sinken des Schädelarmes; das ist nach E. Pollak (308) besonders dann der Fall, wenn gleichzeitig eine leichte Neigung des Kopfes zur Schulter ausgeführt wird. Es handelt sich dabei also wohl um ein Kombinationsphänomen. Die Tendenz zu gleichsinniger seitlicher Rotation zeigen nach Goldstein und Riese (155) auch die Beine bei Kopfdrehung, wenn die Versuchsperson auf dem Rücken liegt.

Im Stehen kann aber besonders starke aktive Kopfdrehung auch zu einer gleichsinnigen Drehbewegung des Stammes und Beckens führen, ja sogar an den Beinen kann ein entsprechender Zug merklich werden. Im Liegen sind diese Kettenreflexe unter gewöhnlichen Verhältnissen nicht so stark ausgesprochen, bei Kranken jedoch unter Umständen ausgezeichnet auslösbar [Zingerle (400)]; siehe weiter unten.

Rückwärtsbeugen des Kopfes lässt die ausgestreckten Arme nach oben ansteigen und bringt allmählich eine Spannung in der Rückenmuskulatur mit sich, die bis zur Kreuzhohlstellung führen kann. Vorbeugen des Kopfes führt die Arme nach abwärts und lässt eventuell eine allmähliche Beugestellung im Rücken zustande kommen.

Seitwärtsneigen des Kopfes mit dem Ohre auf eine Schulter bringt den gleichseitigen Arm tiefer, den gegenseitigen höher zu stehen. Allmählich kann sich anschliessend eine seitliche Neigung des Stammes nach der Seite der Kopfneigung entwickeln.

Dort wo gleichzeitig bei der Prüfung dieser Reflexe eine Lageänderung des Kopfes im Raume zur Schwerkraftrichtung in Betracht kommt, können wir naturgemäss ein eventuelles Mitspielen labyrinthärer Faktoren nicht mit Sicherheit ausschliessen.

Aber nicht nur Halsreflexe sind imstande, Stellungsänderungen am Rumpfe und den Extremitäten auszulösen. Schon die Versuche von Mittelmann (276) zeigten in ihren Anfängen, dass dies auch durch aktive Muskeltätigkeit fast jeder Muskelgruppe, durch passive Lagerung einzelner Körperteile, ja durch Hautreize möglich ist. Goldstein (148—157) hat die Grundidee der „induzierten Tonusveränderungen" in einer Reihe interessanter Studien mit seinen Mitarbeitern ausgeführt, auf deren Details hier nicht eingegangen werden kann. Er zeigte nicht nur, dass die Armstellung auch von der Beinstellung abhängig ist, was auch M. H. Fischer und Wodak und in übertragenem Sinne Ingvar (208) fanden, sondern dass auch die Kopf- und Augenstellung durch die Haltung der Extremitäten beeinflusst werden kann. Also auch hier besteht eine Art Reziprozität zwischen den einzelnen Reflexen. Goldstein beschreibt dann eine Reihe komplizierter Bewegungsabläufe, die Zingerle (400) bei seinen interessanten Studien in analoger Weise fand und als „Automatosen" bezeichnete.

Aus den genannten Gründen erscheint es darum zweckmässiger mit Goldstein von „induzierten Tonusänderungen" im allgemeinen zu sprechen und die Halsreflexe nur als eine Teilerscheinung derselben anzusehen. Es wäre meines Erachtens nicht angebracht, die Halsreflexe beim Menschen als besonders bedeutsam herauszuheben. Dazu mag man im Tierexperimente berechtigt sein, wenn auch da Grahe (166) schon ähnliche Beziehungen wie beim Menschen zwischen den einzelnen Muskelgruppen nachweisen konnte. Es gilt wohl auch im Tierexperimente das Gesetz der Reziprozität.

Sehr reiche Erfahrungen sind in den letzten Jahren durch Studien an verschiedenen Kranken gemacht worden, die sich vielfach den Ergebnissen bei Normalen an die Seite stellen lassen und diese noch weiter aufklären. Zum Teile aber weichen sie sehr erheblich ab, konnte ja doch oft gerade das umgekehrte Verhalten konstatiert werden.

Halsreflexe auf die gelähmten Extremitäten wurden bei Hemiplegikern von Boehme und Weiland, Jonkhoff, Stenvers (siehe R. Magnus), Walshe u. a. beobachtet. In eine eigene Kategorie gehören die schönen, über Jahre ausgedehnten Studien von Simons (344, 345) an Hemiplegikern, welche Mitbewegungen an den gelähmten Extremitäten zeigten. Diese Mitbewegungen fielen je nach der Stellung des Kopfes zum Rumpfe verschieden aus. Wurde z. B., während die gesunde Hand eine Metallhülse fest umklammerte oder Faustschluss ausführte, der Kopf nach einer Seite gedreht, so führten die Mitbewegungen in dem gelähmten Gesichtsarme und -Bein zu einer Zunahme der Streckung meist mit Adduktion, während Schädelarm und Schädelbein gebeugt und abduziert wurden (Abb. 22). Simons sah auch, dass die Standsicherheit durch solche Reflexe beeinflusst werden kann. Kopfvorbeugen führte in der Regel zu einer Zunahme der Streckung, Rückwärtsbeugen zu einer Zunahme der Beugung der Arme. Kopfneigung zur Schulter brachte den gleichseitigen Arm zur Streckung, den gegenseitigen zur Beugung. Es

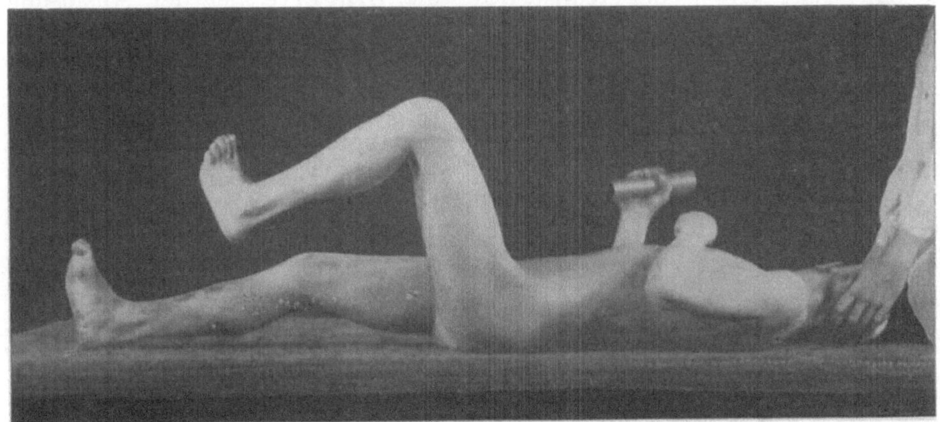

Abb. 22 A.

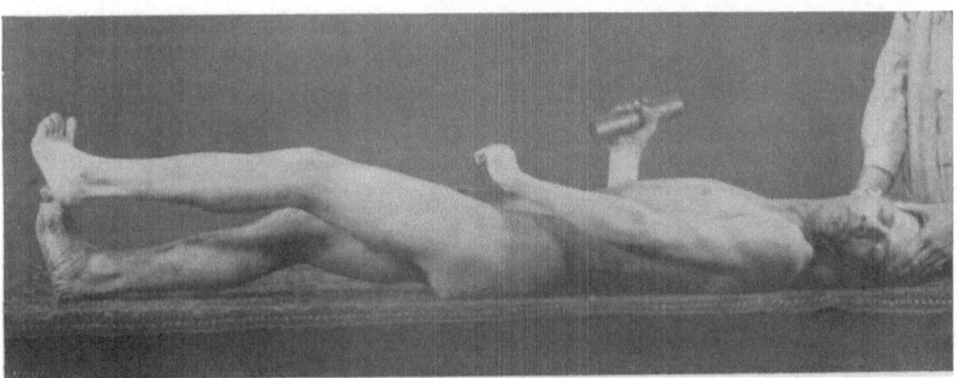

Abb. 22 B.

Abb. 22. A. Mitbewegung des gelähmten linken Armes und Beines bei starkem Faustschluss der rechten Hand um eine Metallhülse und rechtsgedrehtem Kopfe. Der Oberarm wird seitlich abduziert, im Ellbogen tritt eine starke Beugung ein, die Hand wird erhoben, die Finger schliessen sich zur Faust. Das Bein wird im Knie und in der Hüfte kräftig gebeugt und etwas nach einwärts gedreht. Der Fuss wird gehoben, adduziert und supiniert. B. Mitbewegung des gelähmten linken Armes und Beines unter oben angeführten Bedingungen bei linksgedrehtem Kopfe. Der Arm wird gestreckt, adduziert und leicht nach innen gedreht, die Hand wird gestreckt und zur Faust geschlossen. Das Bein wird in Knie und Hüfte gestreckt, nach innen rotiert; der Fuss gesenkt, die Zehen werden erhoben. (Nach A. Simons.)

konnte jedoch in vielen Fällen auch gerade das umgekehrte Verhalten beobachtet werden. Bemerkenswert ist, dass Simons auch im Beginne des epileptischen Anfalles als erster solche Halsreflexe sah. Simons fand Halsreflexe bei Hemiplegikern auch ohne Mitbewegungen, dann waren sie jedoch schwächer. Darauf gründet sich die Auffassung, dass die Mitbewegungen eine Art Bahnung besorgen; Pette (305) meint dagegen, wo Halsreflexe da Mitbewegungen, nicht aber umgekehrt. Stenvers (355) konnte eine Bahnung auch durch sensible Reizung der Fusssohle bei einem Patienten auslösen und es scheint, dass einige der Kunstgriffe, die Zingerle bei der Auslösung der „Automatosen" anwendet, auch daher gehören.

Lehnen sich die eben mitgeteilten Erfahrungen eng an das Tierexperiment an, so ist es anders mit einer grossen Zahl von Untersuchungen an Kranken besonders von Goldstein und Mitarbeitern, von Zingerle (400), von Hoff und Schilder nebst Mitarbeitern. Da findet sich vielfach ein Verhalten, welches sich dem normalen physiologischen Schema des Menschen oft weitgehend annähert; allerdings fanden sich auch da oft gerade umgekehrte Reaktionen. Die Beobachtungen über dieses erst vor kurzem in die Semiologie der Klinik eingeführten Arbeitsgebietes sind überaus zahlreich und bunt. Das Charakteristikum ist wieder die allgemeine Abhängigkeit des Contractionszustandes der einen Muskelgruppen vom Zustande anderer

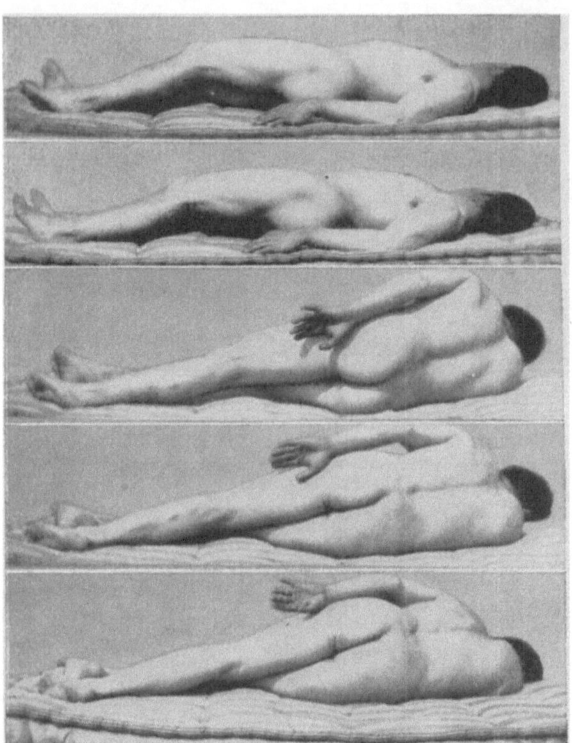

Abb. 23. Automatische Körperdrehung nach rechts nach passiver Kopfdrehung nach rechts. Man sieht das typische Fortschreiten der Bewegung von oben nach unten mit der eigenartigen Beinstellung, dem Heben der linken Schulter und Beckenhälfte. (Nach H. Zingerle, aus Journ. f. Psychol. u. Neurol. 31, 1925.)

Muskelgruppen, wobei zumeist weitgehende Reziprozität besteht. Die Kettenreflexe sind sozusagen in beiden Richtungen gangbar. Goldstein hat Beobachtungen angeführt, die es wahrscheinlich machen, dass sogar die Augenstellung auf die Extremitätenhaltung von Einfluss sein kann; eigene Erfahrungen am Gesunden sind geeignet, diese Beobachtungen zu stützen. Eigentümlich ist es für viele dieser induzierten Tonusveränderungen, dass sie nicht zu blossen Haltungen führen, sondern komplizierte Bewegungsabläufe inscenieren. Klarerweise lassen sich die Details der hierhergehörigen Beobachtungen an dieser Stelle nicht erschöpfen; nur einige besonders markante Beispiele seien angeführt.

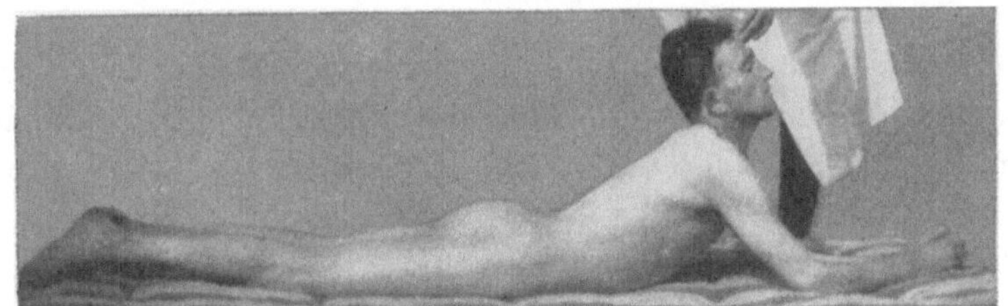

Abb. 24, I.

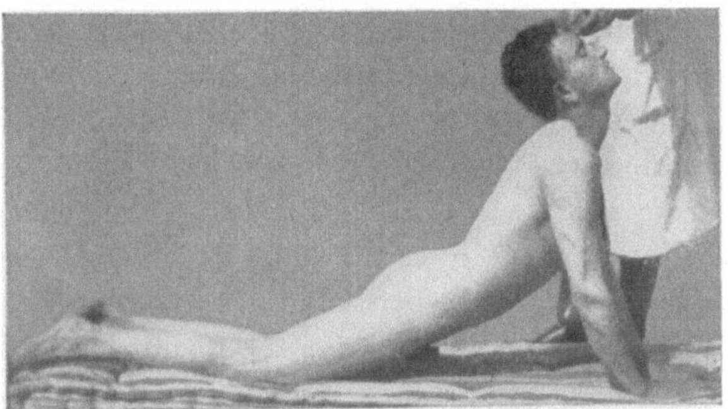

Abb. 24, II.

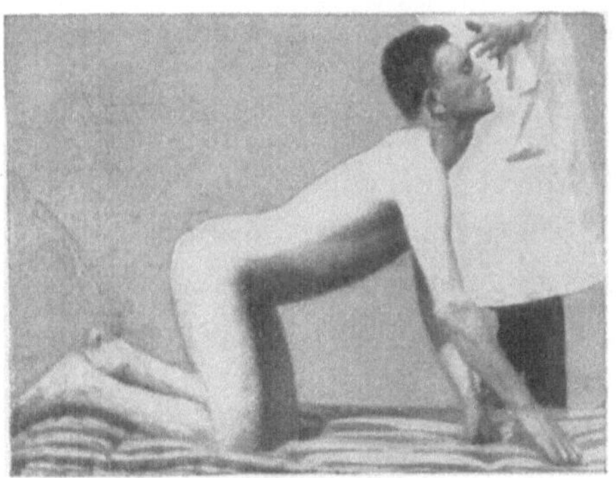

Abb. 24, III.

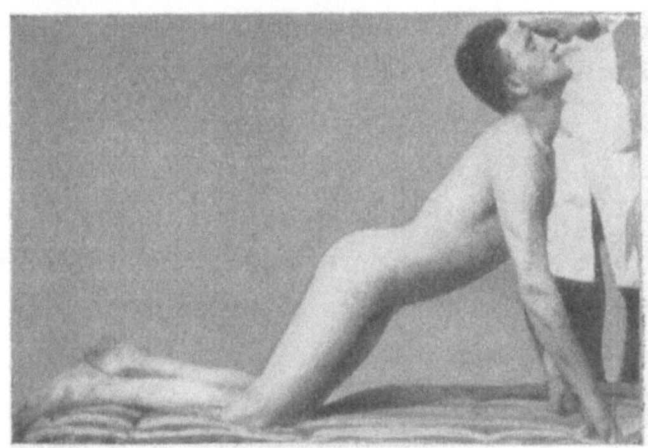

Abb. 24, IV.

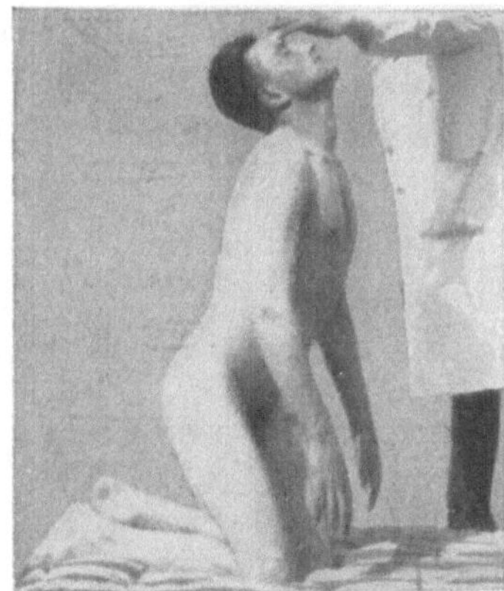

Abb. 24, V.

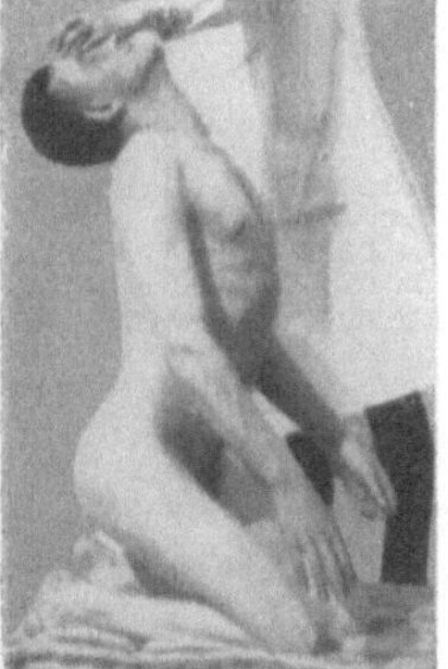

Abb. 24, VI.

Abb. 24 (I—VI). Automatisches Aufrichten des Rumpfes aus der Bauchlage nach passivem Erheben des Kopfes und leichtestem Druck auf die Stirne. (Nach H. Zingerle, aus Journ. f. Psychol. u. Neurol. **31**. 1925.)

Wenn Zingerle (400) einen seiner Patienten in Rückenlage aufforderte, den Kopf nach rechts zu drehen, so hob sich allmählich der Schädelarm mit der Schulter, das Becken folgte nach; der Körper machte eine Rollbewegung um seine Längsachse (Abb. 23). Den Vorgang konnte Zingerle dadurch leicht einleiten, dass er die Schädelschulter durch leichten Druck mit der Hand etwas hob. Man wäre fast geneigt, diese eigenartigen automatischen Bewegungsabläufe bei den Kranken (zumeist funktionelle Neurosen) in eine gewisse Parallele zu den Rollbewegungen bei Tieren (Kaninchen) nach einseitiger Labyrinthexstirpation bzw. entsprechenden zentralen Verletzungen zu setzen. In einem anderen Falle wurde dem Patienten aufgetragen, in der Rückenlage den Kopf etwas zu erheben: es schloss sich automatisch eine Bewegung an, die zum Aufsitzen führte. Bei einem dritten auf dem Bauche liegenden Patienten brachte Zingerle durch leichten Druck an der Stirn den Kopf zur Dorsalflexion; die Wirbelsäule bog sich durch, die Arme wurden gestreckt und aufgestemmt, so dass der Patient immer mehr in die Höhe kam und schliesslich in eine knieende Stellung gelangte (Abb. 24). Es können also solche Reflexketten in der Tat zum Aufrichten des Körpers führen resp. mithelfen. Ich habe gerade solche Beispiele ausgewählt, von welchen man Andeutungen auch an gesunden Menschen finden kann.

Überblicken wir selbst nur die bescheidene Auswahl der mitgeteilten Beobachtungen, so geht aus ihnen jedoch mit Klarheit hervor, ein wie buntes Wechselspiel zwischen den einzelnen Muskelgruppen besteht. Man kann wohl mit Berechtigung die Meinung aussprechen, dass beim Menschen auch unter normalen physiologischen Bedingungen diese Beziehungen bei der Haltung und Bewegung von Bedeutung sind. Freilich stehen wir in der Erkenntnis dieser Probleme eben erst am allerersten Anfange. Meiner Meinung nach ist aber diese reziproke, funktionelle Verknüpfung der einzelnen Muskelgruppen untereinander im Sinne der „induzierten Tonusänderungen" beim Menschen entschieden bedeutungsvoller als die „statische" Einwirkung der Labyrinthe auf die Muskulatur des Stammes und der Extremitäten. Was letzteren Faktor betrifft, so kennen wir eigentlich nur mit Sicherheit die Gegenrollung der Augen als einwandfreier Beweis seiner Auswirkung. Kein einziges anderes Symptom konnte — abgesehen von theoretischen Deduktionen und Analogieschlüssen — mit Sicherheit als Beleg für die „statische" Einwirkung der Labyrinthe auf Stamm und Extremitäten gebracht werden. Die Bedeutung der Labyrinthe tritt in dieser Beziehung beim Menschen — wenigstens beim erwachsenen — offenbar gegenüber dem Tiere stark in den Hintergrund.

2. Auf die Augen.

Es ist schon oben bei der Besprechung der labyrinthären Gegenrollungen davon die Rede gewesen, dass durch Halsreflexe Änderungen der Orientierung der Augen um die Visierlinie hervorgerufen werden können. Hatte man solche früher geleugnet [A. Nagel (292), G. E. Müller (284)], so wurden sie jedoch erstmalig von Voss (376), Berberich und Wiechers (41) an Frühgeburten und ausgetragenen Kindern festgestellt. Voss (376) schreibt:

„Raddrehungen der Augen, und zwar in der Richtung der Rumpfbewegung, sahen wir unter normalen Verhältnissen bei Säuglingen dann, wenn wir den Rumpf bei fixiertem Kopf von der Seite dem Gesicht näherten.“ Bei meinen Beobachtungen mittels der Nachbildmethode ergab sich am Erwachsenen, dass Stammknickungen gegen den festgehaltenen Kopf

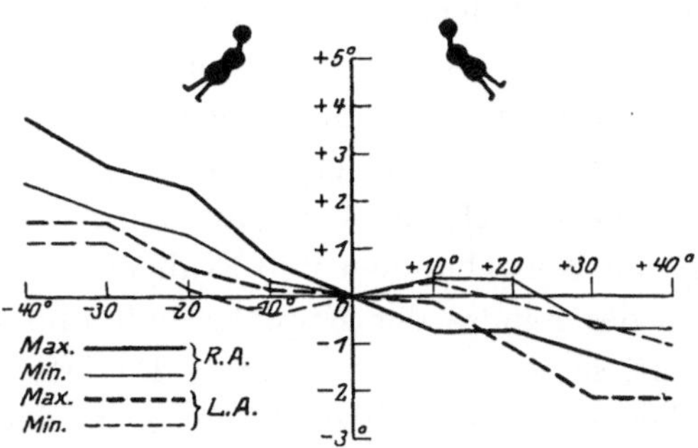

Abb. 26. Rollungen der Augen um die Visierlinie bei lotrecht gehaltenem Kopfe und Neigungen des Stammes gegen den Kopf. Auf der Abszisse sind die Stammneigungen (+ Annäherung der rechten Schulter zum rechten Ohre, — umgekehrt) eingezeichnet, auf den Ordinaten die Rollungen (+ mit dem Stirnpole nach rechts, — nach links von hinten gesehen).

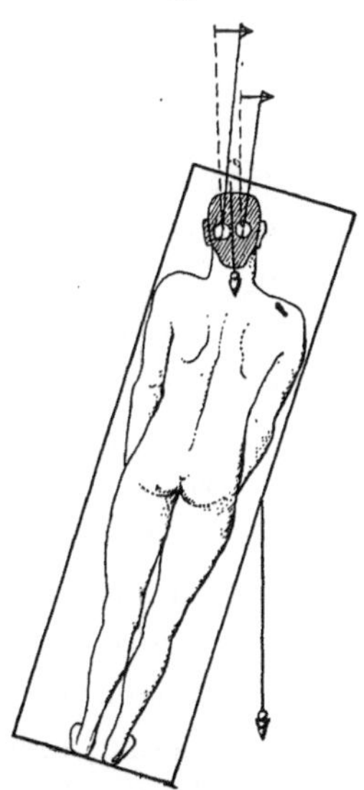

Abb. 25. Rollungen beider Augen mit den Stirnpolen nach rechts bei Stammneigung nach links (von hinten gesehen). Die ursprünglichen Lotmeridiane suchen sich der Längsrichtung des Stammes anzugleichen.

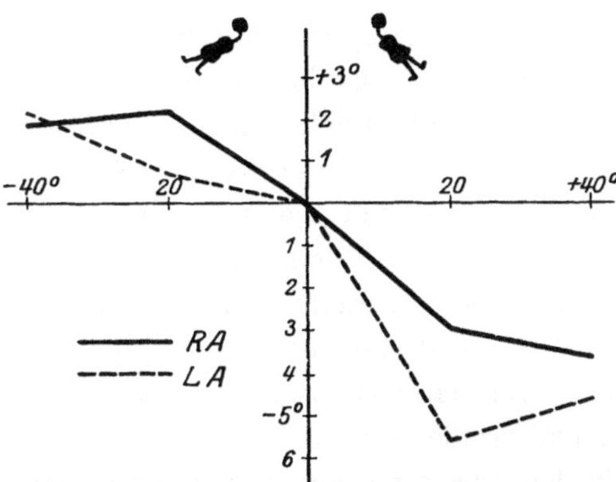

Abb. 27. Rollungen der Augen um die Visierlinie bei lotrecht gehaltenem Kopfe und Neigungen des Stammes gegen den Kopf bei einem Patienten mit vollständigem Funktionsausfall beider Labyrinthe. Bezeichnungen wie oben Abb. 26.

Rollungen in der Art auslösen, dass die ursprünglich lotrechten Meridiane der Augen trachten, sich der Längsrichtung des Stammes zu nähern bzw. anzugleichen, wie es Abb. 25, von hinten gesehen, zeigen soll [M. H. Fischer (116)]. Die Rollungsbeträge sind bei Stammknickungen bis zu 40° relativ bescheiden (Abb. 26); jedoch sind grössere Knickungen im Halse untunlich. Es gibt aber auch grössere Werte, wie das zweite Beispiel (Abb. 27) aufweist, das die Ergebnisse der Untersuchung des oben erwähnten Ertaubten betrifft. Geht schon daraus hervor, dass labyrinthäre Ursachen nicht in Betracht kommen, so konnte auch bewiesen werden, dass Gravizeptoren des Stammes jedenfalls keine bestimmende Rolle spielen, da Stammknickungen gegen den Kopf in horizontaler Rückenlage prinzipiell dieselben Rollungen zeitigten. Jedoch ist die relative Lageänderung des Stammes zum Kopfe eine conditio sine qua non; einseitige asymmetrische Spannungen der Halsmuskulatur genügen nicht, wie sich in Versuchen mit starkem seitlichen Gewichtszug am Kopfe ergab, dem das Gleichgewicht gehalten werden musste.

Seitenabweichungen der Augen als Halsreflexe hat schon Bárány (27) bei Neugeborenen und Frühgeburten beschrieben. Wenn man bei Rückenlage des Kindes den Kopf festhält und z. B. den Körper um 90° nach links dreht, so tritt eine horizontale Deviation beider Augen nach links als Dauerreflex auf. Am dritten Tage nach der Geburt seien diese Reflexe bereits verschwunden. An einem Kinde mit Hirntumor konnten auch de Kleyn und Stenvers (siehe R. Magnus) durch Kopfdrehung in Rückenlage horizontale Augendeviationen nachweisen.

Simons (345) hat bei einer Kranken im postepileptischen Koma horizontale Augendeviationen gesehen, die auch als Halsreflexe anzusehen sind. „Bei passiven Drehbewegungen des freibeweglichen Kopfes wandern die Augen, nachdem der Kopf um 90° gedreht ist, nach kurzer Latenz, konjugiert und ziemlich langsam und gleichsinnig der Kopfdrehung in die horizontale Endstellung". Das heisst also die Augen blieben zunächst trotz der Kopfdrehung gerade nach vorne gerichtet. Man könnte den Einwurf machen, dass dabei doch dynamische Labyrinthmomente hätten eine Rolle spielen können. Dass aber die Auffassung Simons das Richtige trifft, zeigen meine Beobachtungen an dem schon oft genannten Ertaubten [M. H. Fischer (113)]. Wenn man den Ertaubten in aufrechter Stellung oder auch in Rückenlage seinen Kopf drehen hiess oder auch die Kopfdrehung passiv vornahm, so sah man oder palpierte man, wie die Augen unter den geschlossenen Lidern zunächst gerade nach vorne bzw. nach oben gerichtet stehen blieben; erst, wenn die Kopfdrehung ein bestimmtes Ausmass überschritten hatte, holten die Augen mit einer etwas rascheren Bewegung die Kopfdrehung ein. Es handelt sich dabei gewissermassen um eine Art rudimentären Nystagmus. Beim Normalen liegen die Verhältnisse anders [siehe Grahe (162)]; davon wird erst bei den dynamischen Reflexen die Rede sein. Bei unserem Ertaubten kann es sich aber wohl nur um Halsreflexe handeln, da ja die Funktion beider Labyrinthe völlig erloschen ist. Aus der ganzen Art dieser kompensatorischen Seitenstellung der Augen, die Augen bleiben trotz der Kopfdrehung geradeaus gerichtet stehen, geht hervor, dass dieselbe keine Latenzzeit haben dürfte. Das erscheint mir deshalb von Wichtigkeit, weil sich dadurch eine auffallende Übereinstimmung mit den schönen Ergebnissen von Gertz (145) an Normalen mit offenen Augen und Intention des Blickes auf einen gewissen, in deutlich erkannten Abstand gelegenen, merkpunktslosen Ort im Raume ohne direkte oder indirekte Fixation ergibt. Gertz fand, dass bei Kopfdrehungen und Kopfbeugungen in weitem Ausmasse unter diesen Umständen kompensatorische Gegendrehungen der Augen auftreten, so dass die Blickeinstellung angenähert beibehalten wird. Gertz zeigte in klarer Weise, dass diese kompensatorischen Augenbewegungen ohne Latenzzeit gleichzeitig mit der Kopfbewegung einsetzen. Gertz bezeichnete mit Reserve als Grundbedingungen für diese kompensatorischen Reflexe „Intention zum Fixieren" und „ein unmittelbares, sinnlich deutliches Bewusstsein von der Lageveränderung des Kopfes." Es scheint mir nun betreffs des zweiten Faktors, dass dabei nicht ein so grosses Gewicht auf das „Bewusstsein" zu legen ist, sondern dass da gerade die oben beschriebenen halsreflektorischen Einwirkungen bedeutsam sind.

In ganz ähnlicher Weise wie Seitenabweichungen bei Kopfdrehungen zeigte unser Ertaubter auch kompensatorische Augenstellungen bei Vor- und Rückbeugung des Kopfes gegen den Rumpf. Auch hier blieben die Augen zunächst geradeaus gerichtet, bis sie schliesslich mit einer rascheren Bewegung dem Kopfe nachfolgten. Das zeigt meines Erachtens wieder mit besonderer Deutlichkeit, wie ängstlich man beim Studium labyrinthärer „statischer" Einwirkungen Stellungsänderungen des Kopfes gegen den Rumpf vermeiden muss, will man nicht groben Täuschungen unterliegen.

Kompensatorische Höhenabweichungen der Augen, die wenigstens zum Teil halsreflektorisch bedingt zu sein scheinen, wurden in pathologischen Fällen auch von Simons (345) und später von Schuster (342) beobachtet.

Auf Grund von sinnesphysiologischen Studien konnte ich [M. H. Fischer (109)] schon vor Jahren eine Reihe wahrscheinlicher, indirekter Belege für das Bestehen halsreflektorischer kompensatorischer Augenstellungen bringen.

Goldstein (151) konnte durch Beobachtungen an Kranken feststellen, dass die Augenstellung nicht nur von der Halsmuskulatur, sondern auch durch andere Muskelgruppen des Stammes und der Extremitäten beeinflusst werden kann. Es gilt also auch hier der erweiterte Begriff der „induzierten Tonusveränderungen." Grahe (165) fand an einem vestibular unerregbaren Taubstummen bei Bein-Beckenbewegungen nystagmusartige Augenzuckungen, eine Beobachtung, die für die Goldsteinschen Auffassungen spricht.

Man darf sich freilich nicht wundern, dass alle genannten kompensatorischen Augenstellungen mit Ausnahme der Rollungen normalerweise beim Menschen nur eine sehr untergeordnete Rolle spielen, da sie ja zumeist durch Willkürbewegungen und optische Einwirkungen übertönt, ja unterdrückt werden.

II. Dynamische Reflexe; Bewegungsreflexe.

Unter dynamischen Reflexen pflegt man solche zu verstehen, welche durch Bewegungen oder besser durch Beschleunigungen ausgelöst werden.

Man kann die Reizbewegungen in zwei Gruppen unterteilen, nämlich in Drehbewegungen und geradlinige Bewegungen oder wenn wir uns einer von A. Tschermak vorgeschlagenen Terminologie anschliessen wollen, Zirkularduktionen und Linearduktionen; freilich sind auch Kombinationen beider Bewegungsformen möglich.

Die dynamischen Reflexe sind zum Unterschiede gegen die Lagereflexe flüchtig; man pflegt gewöhnlich zu sagen, sie seien an die Bewegung gebunden und sie verschwänden, von Nachreaktionen abgesehen, mit dem Ende der Bewegung. Diese Ausdrucksweise ist aber leicht geeignet, zu Irrtümern zu führen. Es besteht kein Zweifel, dass die Bewegungsreflexe nur durch Beschleunigungen hervorgerufen werden können, man sollte sie darum besser Beschleunigungsreflexe nennen. Es wäre aber auch dann noch gefehlt zu glauben, dass das Andauern dieser dynamischen Reflexe an das Fortbestehen der Beschleunigung gebunden ist. Sie bestehen auch dann noch zum Teile gleichgerichtet, zum Teile rhythmisch abpendelnd fort, wenn das bewegte System sich in vollständig gleichförmiger Bewegung befindet, was ja physikalisch ebensoviel wie völlige Ruhe bedeutet. Es besteht eben auch hier kein einfacher Parallelismus zwischen Reiz und Reizeffekt, ein Grundsatz der für alle biologischen Erscheinungen sehr wohl zu berücksichtigen ist und den A. Tschermak in seinem „exakten Subjektivismus in der Sinnesphysiologie" in klarer Weise vertritt. Wir werden hier eine Reihe unleugbarer Beweise für Schlussfolgerungen anführen können, die wir schon aus dem subjektiven Teile unserer Untersuchungen mit grosser Wahrscheinlichkeit ziehen durften.

Leider berücksichtigen aber nur wenige Untersuchungen in genügend exakter Weise die Beschleunigung als auslösenden Faktor. Das hängt damit zusammen, dass nur ganz besondere Einrichtungen mit genügender Genauigkeit gestatten, die Beschleunigungen der Bewegungen zu erfassen. Man begnügt sich darum für gewöhnlich mit der Angabe der Winkelgeschwindigkeit bei Rotationen — geradlinige Bewegungen wurden bisher als Prüfungsmethode überhaupt nicht verwendet — mit der stillen, allerdings nur sehr angenähert gültigen Voraussetzung, dass eine doppelt so grosse Winkelgeschwindigkeit auch mit doppelter Beschleunigung erreicht wird usw. Doch genügt ein derartiges Verfahren im allgemeinen zu qualitativen Untersuchungen und für gewöhnlich auch für die — allerdings mangelhaften — grob-klinischen quantitativen Untersuchungen. Doch dürfen derartige Ergebnisse keineswegs als wissenschaftlich gültige quantitative Auswertungen angesehen werden. Glücklicherweise besitzen wir aber eine Reihe ganz ausgezeichneter quantitativer Untersuchungen über den Drehnystagmus von Buys (75), die uns mancherlei Schlüsse erlauben.

Wo wir im vorausgegangenen die komplexen Beziehungen zwischen den einzelnen Muskelgruppen des Körpers kennen gelernt haben, ist es natürlich nun ganz klar, dass nichts ungeeigneter wäre, als aktive Bewegungen zum Studium vestibulärer Reflexe zu verwenden. Man hat darum sehr bald an Stelle aktiver Bewegungen, wie sie noch Purkinje, Breuer, Rhese u. a. verwendeten, die passive Drehstuhlmethode eingeführt. Es handelt sich hier allerdings um Prüfungsmethoden für die Funktion der Vestibularapparate. Sie sind klinisch und gewiss auch wissenschaftlich von allergrösster Bedeutung, niemand wird sie mehr missen wollen und können. Trotz alledem ist die Drehstuhlprüfung in der üblich gebrauchten Form ein äusserst grobes und unnatürliches Vorgehen. Physiologischen Anforderungen entspricht sie im allgemeinen nicht. Zum Studium der Vestibularapparate als Regulatoren des Gleichgewichtes im alltäglichen Leben bedarf es anderer Methoden. Da müssen wir kurze stossartige Drehungen, wie sie im alltäglichen Leben häufig vorkommen, Ruckbewegungen, aktive Drehungen, Sprungbewegungen u. dgl. heranziehen. Der Zweck solcher Untersuchungen ist allerdings dann vorerst nicht, eine Bereicherung klinisch brauchbarer Untersuchungsmethoden der Vestibularapparate zu schaffen, sondern er liegt in ganz anderer Richtung.

A. Drehreflexe.

1. Auf Kopf, Stamm und Extremitäten.

a) Die „vestibulären Körperreflexe."

Die Drehreflexe werden wie alle dynamischen Reflexe durch Beschleunigungen ausgelöst; man hat also die Möglichkeit sie entweder nach Drehungsbeginn während der Rotation oder nach dem Drehungsende zu beobachten. Die Beobachtung während der Rotation hat schon aus technischen Gründen erhebliche Schwierigkeiten, weil man dazu Drehscheiben braucht, welche die Versuchsperson und den Beobachter aufnehmen können. Weiter aber lässt sich die Trägheit und die Zentrifugalkraft auf keine Weise vermeiden, Faktoren, die rein mechanische Effekte auslösen können, die mit den Vestibularapparaten in keiner Beziehung stehen. Immerhin kann man während der Rotation nach Drehungsbeginn eine Reihe von Erscheinungen beobachten, die ganz sicher reflektorischen Charakter haben und im wesentlichen dasselbe Bild aufweisen, wie es sich nach der Rotation zeigt, wenn diese mit genügender negativer Beschleunigung abgebrochen wird. Nur entsteht mit dem Ende der Rotation sozusagen das Negativ der mit Beginn der Rotation auftretenden Reflexe, d. h. ihre Richtung ist umgekehrt. Bei Berücksichtigung dieser Tatsache können wir leicht auf eine spezielle Beschreibung der Reflexe während der Rotation verzichten.

Um nun möglichst reine vestibuläre Reflexe nach der Rotation zu erhalten, empfiehlt es sich, die Versuchsperson tunlichst mit fixiertem Kopfe und festgehaltenen Armen usw. zu rotieren und sie dann nach dem ruckartigen Stoppen des Drehstuhls aufstehen zu lassen, wenn man auf den Gesamtkomplex der Reflexe Wert legt. Da sich die Reflexe an Stamm, Kopf und Extremitäten im allgemeinen quantitativ nicht oder nur sehr unsicher auswerten lassen, ist die Drehgeschwindigkeit oder besser die Anfangs- und Endbeschleunigung ebenso wie die Zahl der Umdrehungen für gewöhnlich gleichgültig. Es ist jedoch empfehlenswert, die allgemein übliche, von Bárány eingeführte, klinische Drehmethode von 10 Rotationen in etwa 20 Sekunden beizubehalten, weil dann die Reflexe meist sehr deutlich ausgesprochen sind und die Ergebnisse bei einigermassen gleichartigem Stoppen der Rotation auch annähernd

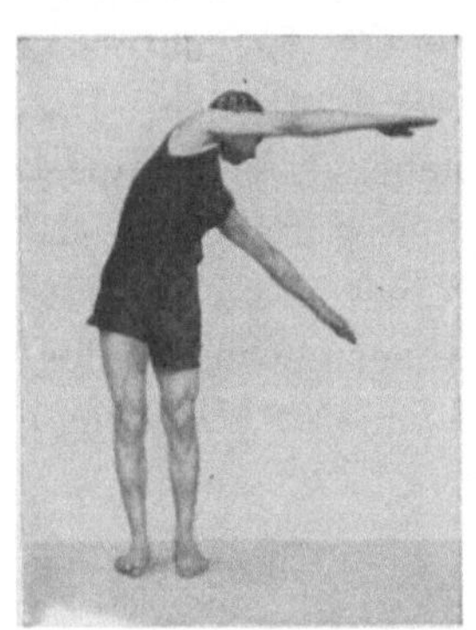

Abb. 28. Physiologischer Grundtyp d. vestibulären Körperreflexe („Diskuswerfer - Stellung") nach vorangegangener 10 × Linksdrehung. (Nach M. H. Fischer u. E. Wodak.)

quantitativ vergleichbar sein können. Beim Aufstehen der Versuchsperson ist von besonderer Wichtigkeit darauf zu achten, dass sie ihre Kopflage im Raume zur Schwerkraftrichtung nicht ändert; geschieht dies, dann tritt, abgesehen von einer unter Umständen sehr heftigen Nausea, eine vorübergehende Störung der Drehreflexe durch die sehr heftige sog. „Fallreaktion" im Sinne von M. H. Fischer und Wodak (125) auf (siehe weiter unten).

Lässt man nun eine Versuchsperson nach einer vorausgegangenen 10 maligen Linksdrehung unter genannten Vorsichtsmassregeln aufstehen und die Arme nach vorne ausstrecken, dann sieht man folgendes: Der Stamm dreht sich und neigt sich nach links, in erster Linie im Hüftgelenke; dabei dreht sich der Kopf in den Halsgelenken und die Arme drehen sich in den Schultergelenken noch relativ zum Stamme nach links, d. h. Kopf- und Armdrehung gehen noch über die Drehung des Stammes hinaus[1]; gleichzeitig tritt der linke Arm tiefer, während der rechte Arm höher zu stehen kommt, wobei das Wesen in der Höhendifferenz der Arme liegt. Ist die ganze Erscheinung deutlich ausgeprägt, dann hat die Körperhaltung eine grosse Ähnlichkeit mit der „Diskuswerferstellung" [M. H. Fischer und E. Wodak (125)], vgl. Abb. 28.

Durch die Drehung und gleichzeitige Neigung des Stammes kommt es zu einer immer mehr zunehmenden Verschiebung des Körperschwerpunktes nach links seitlich und hinten, so dass die Versuchsperson schliesslich nach links hinten umfallen muss, wenn sie keine Gegeninnervation anwendet („Vestibuläres Umfallen").

Wenn man das Umfallen verhindert oder es infolge schwächerer Reaktion

---

[1] Wenn man die Arme mit den Daumen nach vorne nach unten hängen lässt, so tritt unter unseren Bedingungen nach Quix (319), Eysvogel (106) am rechten Arme eine Pronation, am linken Arme eine Supination auf. Umgekehrt proniert die linke Hand und supiniert die rechte, wenn die Arme nach oben ausgestreckt gehalten werden.

gar nicht so weit kommt, dann sieht man die Reflexe nach einem gewissen Maximum allmählich wieder abnehmen und den Körper in seine ursprüngliche Ausgangsstellung zurückkehren. Dort verweilt er allerdings nicht lange, sondern es beginnt sich bald der ganze Reflexkomplex in spiegelbildlicher Gleichheit nur gewöhnlich etwas schwächer nach der rechten Seite hin auszuprägen. Nachher schlägt das Ganze wieder über die Ausgangsstellung nach links um und in dieser Weise kann sich noch eine mehrmalige Rhythmik anschliessen, so dass die Reflexe in stark gedämpften Schwingungen erst in etwa einer halben Stunde völlig ausgependelt sein können [M. H. Fischer und E. Wodak (125)].

Man kann aus dem Komplex dieser Drehreflexe, so wie wir es seinerzeit [M. H. Fischer und E. Wodak (125)] vorgeschlagen haben, eine Reihe von einzelnen Komponenten herausheben, welche zusammen das Bild der „vestibulären Körperreflexe" ausmachen.

Betrachtet man zunächst den Körper als ganzes, so kann man von einem „Körperdrehreflex" und einem „Körperneigungsreflex" sprechen, Erscheinungen, die unter anderen auch schon Bárány und Udvarhelyi (370) gesehen hatten. Auch Kragh (232) hat in allerdings nicht völlig einwandfreien Versuchen die Reflexe des Rumpfes untersucht.

Auch am Kopfe kann man einen „Kopfdrehreflex" und einen „Kopfneigungsreflex" unterscheiden. Dass man den „Kopfdrehreflex", wenn auch nur angedeutet beim Erwachsenen ziemlich regelmässig beobachtet, beschreiben Borries (52) und Grahe (167). Auch Kragh (232) konnte dies an einer grossen Zahl von Erwachsenen zeigen. Sehr häufig findet man Drehreflexe des Kopfes bei Säuglingen und Kindern, wie die zahlreichen Beobachtungen von Bartels (31), Alexander (4), Schur (341), Gatscher (142), Voss (376), Berberich und Wiechers (41) beweisen. Da findet man auch gelegentlich einen Kopfnystagmus, d. h. der Kopf macht nach der langsamen Drehbewegung einen rascheren Rückschlag nach der anderen Seite (Voss, Berberich und Wiechers, Mygind). Beim Erwachsenen kommt dies nur ganz vereinzelt vor [Kragh (232), Piéron (306)].

Das seitliche Ausweichen der Arme wurde von Bárány als „Abweichreaktion" (Ab.R.) bezeichnet, ein Name, der seither allgemein beibehalten, aber häufig missbräuchlich angewendet wurde. Die Höhendifferenz bezeichneten wir als „Armtonusreaktion", A.T.R. [M. H. Fischer und E. Wodak (381, 382, 125)].

Das Umfallen, welches die schliessliche Folge der durch die vestibulären Körperreflexe erzeugten Schwerpunktsverschiebung ist, bezeichnen M. H. Fischer und Wodak (125) als „vestibuläres Umfallen" und führen dadurch eine scharfe Unterscheidung zur sog. „Fallreaktion" herbei, während die Klinik bisher beide Erscheinungen mehr weniger identifizierte.

Weitere Einzelheiten noch weiter unten. Es muss nur vorerst neuerlich ausdrücklich vermerkt werden, dass die beschriebenen „vestibulären Körperreflexe" den reinen physiologischen Grundtyp darstellen. Man kann keineswegs erwarten, dass man bei jeder Prüfung alle Einzelheiten, so wie sie beschrieben wurden, finden wird, abgesehen davon, dass es offensichtlich in der Ausprägung der einzelnen Komponenten auch schon individuelle Verschiedenheiten gibt. Der physiologische Grundtyp konnte nur an einzelnen geschulten Versuchspersonen erhoben werden, welche gelernt haben, Gegeninnervationen zu vermeiden und sich den Auswirkungen der Reflexe völlig hinzugeben. Dass dieser Grundtyp aber doch das Richtige trifft, konnte kaum besser als durch die Beobachtung Gampers (138) an seinem Mittelhirnwesen belegt werden, der im Wesen dort dieselben Reflexe fand. Gamper beobachtete nur noch eine Beugung des Kinnarmes und eine Streckung des Schädelarmes, was beim Erwachsenen bisher nicht beschrieben wurde. Hervorgehoben sei noch, dass die Untersuchungen von R. Magnus (262) am Affen gleichfalls eine sehr grosse Ähnlichkeit in der Erscheinungsweise der Reflexe zeigen.

In der Regel findet man bei den Prüfungen am Menschen freilich nur Andeutungen der beschriebenen Reflexe, aber das ist eben gerade das normale Verhalten. Denn erstens ist der erwachsene Mensch kein einfaches Reflexwesen und viele ursprüngliche, phylogenetisch selbständige Reflexe erscheinen von vornherein stark gehemmt; andererseits kommt es aber auf die Störung des Gleichgewichtes hin zu rein physiologischen mehr oder weniger willkürlichen Gegenreaktionen, welche dahin arbeiten, das Gleichgewicht wiederherzustellen oder zu erhalten. Beachtenswert ist dabei, wie in der Regel bei allen Kompensationsvorgängen, dass die beiden gegeneinander kämpfenden Innervationen sich kaum jemals völlig die Wage halten, sondern dass vielmehr bald die eine, bald die andere das Übergewicht hat. Der sprechendste Ausdruck dafür ist das ständige Schwanken der Versuchsperson, das ganz besonders bei geschlossenen Augen deutlich ist. Ja, es kann nicht allzuselten zu einer derart übermässig dosierten Kompensationsinnervation kommen, dass das Individuum nach der „falschen" Seite fällt.

Wir konnten seinerzeit mit Sicherheit zeigen, dass die einzelnen Komponenten der vestibulären Körperreflexe völlig unabhängig voneinander bestehen können und fassten sie als „koordinierte Paralleleffekte" auf. Diese Tatsache konnte auch Gamper (138) an seinem Mittelhirnwesen bestätigen. Ich möchte hier auch speziell darauf hinweisen, dass es unrichtig ist, dem Nystagmus, wie es so häufig fälschlich geschehen ist, eine ursächliche Bedeutung beizulegen; der Nystagmus ist gerade ebenso ein selbständiger Vestibularisreflex wie jeder andere. Selbstredend darf dabei nicht eine Beeinflussung der einzelnen Reflexe untereinander geleugnet werden, sie ist im Gegenteil sogar als sicher anzunehmen. Auch hier gelten die Gesetze der induzierten Tonusänderungen, nur wirken hier die Reflexe von Muskel zu Muskel nicht ursächlich, so dass zum Beispiel der Kopfdrehreflex die gleichsinnige Ab.R. bedingen würde, sondern sie wirken nur modifizierend, verstärkend oder abschwächend. Die induzierten Tonusänderungen überlagern den Grundstock der vestibulären Reflexe.

Nicht leicht ist die Genese des Pendelrhythmus der vestibulären Körperreflexe zu beurteilen. Es ist selbstverständlich, wie wir ja schon von den induzierten Tonusänderungen her wissen, dass es eine solche Rhythmik gibt, wo eine Einwirkung des Labyrinthes sicher ausgeschlossen werden kann. Das zeigten schon die schönen Untersuchungen Matthaeis (269, 270) über Nachbewegungen, speziell im Anschlusse an das Kohnstammsche Phänomen, dann die Ergebnisse von Goldstein mit Mitarbeitern, Zingerle, Hoff und Schilder u. a. Diese Rhythmik gehört mit unter den Begriff der „spezifischen Energie des reagierenden Muskelapparates", wie ich an anderer Stelle [M. H. Fischer (115)] schon formulierte. Trotz alledem kann ich mich aber Goldstein (156) nicht anschliessen, der daran zweifelt, dass bei der Rhythmik der vestibulären Körperreflexe spezifische vestibuläre Momente mitspielen. Freilich müssen auch vestibuläre Muskelreflexe im Sinne der „spezifischen Energie" des Muskelapparates in ähnlicher Weise rhythmisch wie anders bedingte Muskelreflexe ablaufen; aber die vestibulären Erregungen scheinen mir sowohl Amplitude als auch Schwingungsdauer des Pendelrhythmus zu bestimmen. Es wäre sonst nicht zu verstehen, wie Kalt- und Heissspülungen der Ohren (siehe weiter unten) zeitlich so gänzlich verschieden ablaufende Rhythmen erzeugen könnten. Die Einwirkung rein muskulärer Momente erscheint dabei nicht ausgeschlossen.

Wenn hier von rhythmisch ablaufenden vestibulären Erregungen die Rede ist, so ist damit keinesfalls gemeint, dass es sich etwa um rhythmisch ablaufende Vorgänge in den peripheren Rezeptionsapparaten, etwa in den Bogengängen handelt. Eine solche Auffassung erscheint mit Rücksicht auf den ganzen Tatbestand geradezu unmöglich; derartig langsam ablaufende pendelnde Vorgänge in den Bogengängen sind physikalisch — wie schon oben erwähnt — kaum denkbar. Die in Betracht kommenden abpendelnden Erregungen sind vielmehr wohl zentraler, nervöser Natur.

Von besonderem Interesse ist weiter die Tatsache, dass die vestibulären Körperreflexe qualitativ in völlig gleicher Weise ausgelöst werden, mit welcher Kopflage man auch immer rotiert werden mag, wenn diese nur dann beibehalten und nicht brüsk geändert wird. Das ist deshalb von Wichtigkeit, weil doch zweifellos bei verschiedener Kopflage zur Rotationsachse verschiedene Bogengänge in Abhängigkeit vom Machschen Cosinussatze beansprucht werden. Mit dem Drehnystagmus ist das bekanntlich, wie wir noch zeigen werden, anders; dort entsteht je nach der Kopflage bei der Rotation ein verschiedener Nystagmus, der sich nachher auf keine Weise mehr qualitativ ändern lässt.

Für den Drehnystagmus kann man aus diesem Grunde auch mit Berechtigung einen gewissen Zusammenhang von Richtung und Bogengangsebene konstruieren, wie man es schon vielfach versucht hat. Das gilt aber nur für die Auswirkungen an Organen des Kopfes selbst, ein Grundsatz, für dessen Gültigkeit sich wiederholt werden Belege bringen lassen. Für die Auswirkungen an Rumpf und Extremitäten gilt aber diese Regel nicht. Um Irrtümer zu vermeiden, sei nochmals nachdrücklichst darauf hingewiesen, dass es sich hier einstweilen nur um die vestibulären Körperreflexe handelt, dass die Rotations-Kopfstellung nach dem Stoppen der Drehung beibehalten werden muss! Ausgeschlossen ist die „Fallreaktion" und alle damit zusammenhängende Erscheinungen. Wenn nun die vestibulären Körperreflexe trotz Beanspruchung verschiedener Bogengänge prinzipiell die gleichen sind, also gleichartige Innervationen ausgelöst werden, so muss irgendwo eine Umschaltung im Sinne der Auffassungen von v. Uexküll (371) und R. Magnus stattfinden. Diese Umschaltung kann meines Erachtens nur durch die Lageänderung des Kopfes relativ zum Rumpfe gegeben sein; wenn man will, könnte man das auch so formulieren, dass die Umschaltung auf halsreflektorischem Wege zustande kommt.

Auf diese Weise lässt sich auch die schon von Bárány beschriebene und klinisch allgemein verwendete Änderung der Richtung des vestibulären Umfallens (nicht der Fallreaktion!) durch Kopfdrehungen verstehen. Drehungen des aufrecht gehaltenen Kopfes ändern seine Lage im Raume zur Schwerkraftrichtung nicht, die Orientierung der drei Hauptebenen im Raume bleibt unverändert; darum kann auch keine vestibulär bedingte Änderung der Fallrichtung, auch keine „Fallreaktion" auftreten. Sind nun die vestibulären Körperreflexe zum Beispiel nach einer vorausgegangenen Linksrotation bei geradeaus gerichtetem Kopfe nach links gerichtet, so entwickelt sich allmählich ein Umfallen nach links hinten. Eine Linksdrehung des Kopfes bewirkt dabei ein mehr nach hinten, eventuell rein nach hinten gerichtetes Fallen, während Rechtsdrehung des Kopfes das Fallen rein seitlich nach links oder gar nach links vorne, in selteneren Fällen rein nach vorne zustande kommen lässt. Die Fallrichtung ist dabei immer auf den Rumpf bezogen. Die ganze Sachlage vereinfacht sich sehr wesentlich, wenn wir die Fallrichtung auf den Kopf anstatt auf den Rumpf beziehen; dann ergibt sich nämlich die einfache Regel, dass die Fallrichtung in bezug auf den Kopf unverändert bleibt, ganz gleichgültig, welche relative Lage Kopf und Rumpf zueinander einnehmen. Diese Regel ist dann auch für Kopfbeugungen nach vorne und hinten, sowie seitliche Kopfneigungen gültig, wenn wir jene kurze Zeit nach dem Ende der Rotation ausscheiden, wo solche Kopflageänderungen die „Fallreaktion" auslösen. Die Beschleunigung des Umfallens nach Kopfneigung zur gleichen Seite (dabei erfolgt keine Änderung der Fallrichtung auch in bezug auf den Rumpf!) lässt sich infolge der Schwerpunktsverlagerung zur „instabilen" Seite einfach mechanisch verstehen, ebenso die Verzögerung des Fallens bei Kopfneigung zur Gegenseite; dazu kommen noch die durch die Neigung des Kopfes induzierten Tonusveränderungen, die dem vestibulären Neigungsreflex gleich- bzw. entgegengerichtet sind. Aber die Kopfdrehungen führen wieder auf dem Reflexwege zu einer Umschaltung der Innervation der Rumpfmuskulatur. Es handelt sich jedesmal um die Beanspruchung ganz anderer Muskelgruppen des Rumpfes, welche bei geradeausgerichtetem, nach rechts oder links gedrehtem Kopfe immer wieder dazu führt, dass die Fallrichtung in bezug auf den Kopf ungeändert bleibt. Wie man sich solche Umschaltungen auf dem Wege von Halsreflexen vorzustellen hat, das haben wir an anderer Stelle [M. H. Fischer und E. Wodak (125)] auszuführen versucht. Wir stellten dort die Meinung auf, dass es sich um ein Zusammenwirken von vestibulären und halsreflektorischen, induzierten Komponenten handelt.

Dass derartig typische asymmetrische Tonusänderungen, wie sie sich uns in den vestibulären Körperreflexen offenbaren, auch die Gangrichtung beeinflussen können, ist leicht einzusehen. Es erstrecken sich die vestibulären Auswirkungen naturgemäss auch auf die unteren Extremitäten. Freilich ist davon bei der Prüfung im Stehen am allerwenigsten zu sehen, da ja die Füsse den festen Unterstützungspunkt bilden. Man kann sich aber leicht davon überzeugen, wenn man die Reflexe in Hängelage studiert [M. H. Fischer und E. Wodak (125)]. Es stellte sich nun heraus, dass die Versuchsperson, aufgefordert mit geschlossenen Augen gerade nach vorne zu gehen, in der Regel nach einer Rotation nach der Seite der vestibulären Körperreflexe abweicht, bzw. einen Bogen beschreibt. Man hat diese Gangabweichung in verschiedener Weise zu prüfen versucht, indem man hüpfen, springen, vorwärts, rückwärts, seitlich, gerade oder längs eines Kreisbogens gehen hiess u. dgl. De Haan (178) hält die Gangprüfung als Prüfungsmethode für die Reflexe an den Beinen besonders geeignet. Im allgemeinen wird aber der Gangprüfung wenig Bedeutung beigemessen, da sie ja begreiflicherweise nicht leicht zu übersehen ist. Die gewiss sehr interessante Erscheinung bedarf übrigens meines Erachtens noch sehr sorgfältiger Untersuchungen, um zur Klarheit zu kommen. Dass aktive Drehungen, wie sie neuerlich von französischer Seite [Weill (379)] vorgeschlagen worden sind, dazu keineswegs geeignet erscheinen, bedarf wohl kaum der Begründung. Ganz gewiss ist die Kopfstellung von wesentlichem Einflusse; man muss meines Erachtens speziell nach der Rotation zunächst darauf achten, dass die Kopfstellung beibehalten wird. Wenn man, wie es Bondy (47) getan hat, im Gegenteil rasche Kopfstellungsänderungen vornimmt, dann wird man freilich infolge Hineinspielens der „Fallreaktion" und damit zusammenhängender subjektiver Faktoren nicht leicht zur Einsicht kommen können.

b) Die „Fallreaktion."

Wollen wir uns nunmehr der „Fallreaktion" im Sinne von M. H. Fischer und Wodak (125) zuwenden, so ist von vorneherein daran festzuhalten, dass dieselbe mit den vestibulären Körperreflexen und der Folge derselben, dem vestibulären Umfallen nichts zu tun hat. Obwohl es sich hier um eine ganz andere Erscheinung handelt, die im Wesen schon Breuer (60), Bárány (29) u. a. bekannt war, der Bondy (47) eine eigene Studie gewidmet hat, so hatte man doch bisher keine scharfe Trennung zwischen der „Fallreaktion" und dem „vestibulären Umfallen" durchgeführt. Die Fallreaktion lässt sich nur nach einer Rotation durch eine rasche Kopfstellungsänderung in dem Anfangsstadium der 1. negativen Phase der Drehempfindung auslösen, oder auch durch eine solche Kopfstellungsänderung während der Rotation, ganz gleichgültig, ob diese beschleunigt oder gleichförmig ist (Abb. 29). Durch Kalorisation und Galvanisation lassen sich wohl vestibuläre Körperreflexe und vestibuläres Umfallen, nie aber eine Fallreaktion erzeugen. Das vestibuläre Umfallen erfolgt relativ langsam, die Fallreaktion rapid, mit blitzartiger Geschwindigkeit und lässt sich durch Gegeninnervation kaum hemmen. Das Charakteristikum der Fallreaktion ist, dass sie nur unter Bedingungen entsteht, die wir oben im subjektiven Teile als notwendig für das Auftreten der Purkinjeschen Drehempfindung bezeichnen konnten. Wir konnten dort die Auffassung vertreten, dass dies nur dann der Fall ist, solange in den Bogengängen noch ein peripherer Vorgang vorhanden ist. Es ist also offenbar auch die Fallreaktion an periphere Vorgänge gebunden. Dabei lässt sich die Frage kaum entscheiden, ob Purkinjesche Drehempfindung und Fallreaktion in ursächlichem Zusammenhange stehen, ob etwa die Purkinjesche Sensation die Ursache der Fallreaktion ist, oder ob beide einfach nebeneinander bestehen. Man kann eine Reihe von Argumenten anführen, welche die Abhängigkeit der Fallreaktion von der Purkinjeschen C. V. möglich erscheinen lassen; speziell kann man dann die Fallreaktion als eine freilich unzweckmässige Gegenreaktion gegen das mit der Purkinjeschen C. V. verbundene heftige Fallgefühl auffassen, wie wir dies getan haben [M. H. Fischer und E. Wodak (125)]. Die Fallreaktion zielt nämlich immer typisch gerade in der umgekehrten Richtung als die Purkinje-C. V. wie folgende Tabelle zeigt.

Nimmt man die Kopfstellungsänderung während der Links-Rotation vor, am besten wenn diese gleichförmig ist und jede Empfindung wie auch jeder vestibuläre Reflex erloschen ist, dann gelten genau die gleichen Regeln. Das ist leicht einzusehen, wie folgendes Beispiel zeigt: Das Anhalten nach einer Linksdrehung bei etwas vorgeneigtem Kopfe erzeugt (vornehmlich!) im linken äusseren Bogengange einen ampullofugalen und im rechten einen ampullopetalen Endolymphstrom oder -Druck, der natürlich unverändert

Kopfhaltung während der Links-Rotation	Kopfstellungsänderung nach dem Anhalten der Rotation	Richtung der Purkinje-C. V. nach . .	Richtung der Fallreaktion nach . .
aufrecht	90° Vorbeugung	links unten	rechts unten
	90° Rückbeugung	rechts unten	links unten
	90° zur linken Schulter	hinten unten	vorne unten
	90° zur rechten Schulter	vorne unten	hinten unten
90° vorgebeugt		rechts unten	links unten
90° rückgebeugt	Aufrichten	links unten	rechts unten
90° linke Schulter		vorne unten	hinten unten
90° rechte Schulter		hinten unten	vorne unten

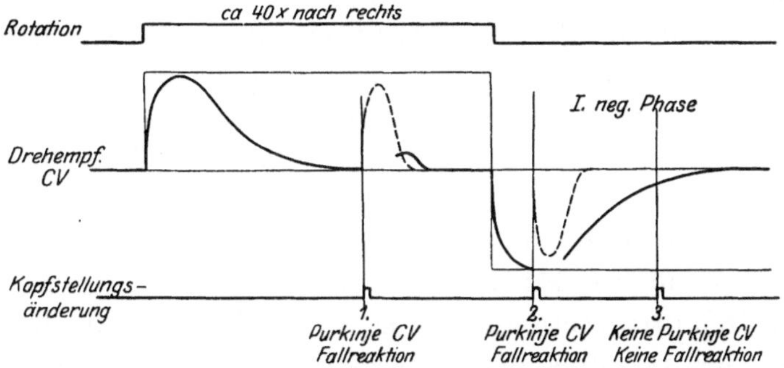

Abb. 29. Nur während der Rotation (1) und knapp nach der Rotation in der 1. negativen Phase (2), nicht aber später (3) kann durch eine Kopfstellungsänderung eine Purkinje-C.V. und eine Fallreaktion erzeugt werden. (Nach E. Wodak u. M. H. Fischer.)

bleibt, wenn der Kopf beispielsweise auf die linke Schulter geneigt wird. Wenn wir während der gleichförmigen Links-Rotation den Kopf auf die linke Schulter neigen, dann bedeutet dies nach dem Machschen Cosinussatze eine Pessimalstellung der äusseren Bogengänge aus dem Optimum, was einer negativen Beschleunigung gleichkommt. Mithin entsteht somit auch unter diesen Bedingungen in gleicher Weise wie oben im linken äusseren Bogengange ein ampullofugaler und im rechten äusseren Kanale ein ampullopetaler Endolymphstrom.

Aus all' dem geht hervor, dass die Ebene der Fallreaktion gleichwie die Ebene der Purkinje-C. V. bei jeder Lageänderung vom Kopfe mitgenommen wird. Wir könnten hier wieder sehr einfach formulieren, indem wir wiederum als Bezugssystem den Kopf wählen: in bezug auf den Kopf bliebe dann die Richtung der Fallreaktion unverändert und wir hätten dasselbe Gesetz wie es für den Drehnystagmus gilt (siehe weiter unten). Dem steht nur im Wege, dass es ohne Kopflageänderung nach der Rotation keine Fallreaktion gibt.

Man könnte bei der Festlegung der Gesetzmässigkeiten der Fallreaktion noch weiter gehen und auf die halbzirkelförmigen Kanäle direkt Bezug nehmen.

Dann würde das Gesetz lauten: die Ebene der Fallreaktion entspricht der Ebene jener Bogengänge, in welchen ein Reizvorgang abläuft. Wenn mehrere Kanalpaare vom Reize getroffen werden, dann kann man sich dieselben durch ein einziges ideales Kanalpaar ersetzt denken und das Gesetz bliebe gültig.

Verhindert man die Fallreaktion des Gesamtkörpers durch Rumpffixation und gibt nur den Kopf oder die Arme frei, die man zweckmässigerweise nach vorne ausstrecken lässt, dann wirkt sich die Fallreaktion auch an diesen Körperteilen allein aus: man kann also von einer Fallreaktion des Kopfes, der Arme usw. sprechen. Selbstredend gelten da auch die oben formulierten Gesetze. Infolgedessen kann man auch hier davon sprechen, dass die „Reaktionsbewegungen" der oberen Extremitäten in der Ebene der gereizten Bogengänge erfolgen, in dieser Hinsicht möchte ich mich der Auffassung von de Haan (175) und der Quixschen Schule anschliessen. Anders liegen aber, wie wir noch zeigen werden, die Verhältnisse der Auswirkungen der vestibulären Körperreflexe an den Armen in Form der Abweichreaktion und Armtonusreaktion.

Die Kopfstellungsänderung, welche die Fallreaktion auslöst, muss mit einer bestimmten Minimalgeschwindigkeit und in einem bestimmten Minimalausmasse erfolgen. Anderenfalls bleibt jede Fallreaktion aus, die vestibulären Körperreflexe bestehen unverändert fort. Schwellenbestimmungen stehen meines Wissens noch aus. Dasselbe gilt für die äusserst heftige Nausea, welche eine fast ständige Begleiterscheinung der Fallreaktion auch bei sonst sehr resistenten Versuchspersonen ist.

Die Fallreaktion klingt relativ rasch ab (nicht so die Nausea) und macht dann wieder den, also nur vorübergehend gestörten, vestibulären Körperreflexen Platz, die in der geschilderten Weise weiter auspendeln. Wenn wir von der Rotation selbst absehen, so kann man ausser knapp nach dem Stoppen der Rotation in der 1. negativen Phase auf keine Weise mehr eine Fallreaktion auslösen. Die vestibulären Körperreflexe dauern ungestört weiter, durch die neue Kopflage eventuell in der Weise modifiziert wie oben angeführt wurde. Etwas anderes ist es, wenn man Ruckbewegungen des Kopfes macht; dann kommen neue vestibuläre Reize hinzu, die ihrerseits wieder „Ruckreflexe" [M. H. Fischer und C. Veits (118)] auslösen.

c) Die „vestibuläre Abweichreaktion" und der „Zeigeversuch".

Von besonderer Bedeutung für die Semiologie in der Klinik sind die Auswirkungen der vestibulären Körperreflexe an den Armen. Das Studium desselben und speziell des mit ihnen zusammenhängenden, von Bárány in Anlehnung an den Graefeschen Tastversuch eingeführten „Zeigeversuches" ist darum überaus eifrig betrieben worden. Wir wollen uns an dieser Stelle mit den prinzipiellen physiologischen Grundlagen begnügen und von den

Details absehen, die einen allzu breiten Raum einnehmen müssten. Dazu hat noch vor kurzem Wodak (393) unsere eigenen Untersuchungen (127, 129, 388, 392) nochmals in zusammenfassender Darstellung übersichtlich gegeben, mit der ich im Wesen übereinstimme.

Während einer Rotation weichen die nach vorne ausgestreckten Arme entgegen der Drehrichtung ab und weisen zugleich eine gewisse Höhendifferenz auf; der vorausgehende Arm steht höher, der andere tiefer. Die von Bárány gefundene und so benannte „Abweichreaktion", Ab.R. der Arme kann während der Drehung wegen des Einwirkens der Trägheit nicht als rein vestibulär bedingt angesehen werden, wohl aber die Höhendifferenz der Arme, die „Armtonusreaktion", A.T.R nach M. H. Fischer und Wodak. Vestibulär Unerregbare zeigen bei Rotationen wohl Ab.R. aber keine A.T.R.

Nach der Rotation weichen die nach vorne ausgestreckten Arme zunächst in der ursprünglichen Drehrichtung ab, also nach einer Linksdrehung nach links, gleichzeitig tritt der linke Arm tiefer. Bárány hatte zuerst die Meinung ausgesprochen, dass es zum Zustandekommen dieser Ab.R. willkürlicher Armhaltungen bedarf, dass Willkürinnervationen eine conditio sine qua non seien. M. H. Fischer und Wodak (125) konnten zeigen, dass zum Auftreten der Ab.R. und A.T.R. Willkürinnervationen nicht notwendig sind, so weit dieselben überhaupt unter normalen Bedingungen ausgeschaltet werden können. Wenn man die ausgestreckten Arme ganz schlaff in Schlingen steckt, die an von der Decke herunterhängenden elastischen Gummischläuchen angebunden sind, so lassen sich Ab.R. und A.T.R. leicht nachweisen und sogar in einfacher Weise graphisch registrieren.

Man kann unter solchen Umständen leicht die schon von Güttich (171) gefundene Tatsache bestätigt finden, dass z. B. nach einer Linksdrehung der linke Arm zunächst stärker nach links abweicht als der rechte Arm. Das rührt, abgesehen von kaum erfassbaren gelenkmechanischen Momenten hauptsächlich daher, dass am nach aussen abweichenden Arme sich die vestibuläre und die spontane Ab.R. addieren, da beide gleichgerichtet sind, während am nach innen abweichenden Arme die vestibuläre Ab.R. die entgegengerichtete spontane Ab.R.-Tendenz nach aussen überwinden muss. Immer weicht der nach aussen gehende Arm stärker ab als der nach innen gehende.

Das ergibt sich auch jedesmal in den Pendelphasen der Ab.R., wobei auch immer die Höhendifferenz der Arme (A.T.R.) wechselt. Als Teilerscheinungen der vestibulären Körperreflexe zeigen naturgemäss auch Ab.R. und A.T.R. den oben beschriebenen langdauernden Pendelrhythmus.

Wie die spontane Ab.R., so kann man auch die vestibuläre Ab.R. im Prinzipe quantitativ erfassen, indem man die Winkelgeschwindigkeit misst, mit der die Arme die einzelnen Sektoren durchlaufen und kann so kurvenmässige Darstellungen erhalten [Wodak (392)]. Solche Untersuchungen sind von gewissem Werte für die Beurteilung des Zeigeversuches.

Die Drehreflexe an den Armen (Ab.R. und A.T.R.) sind bei entsprechender Methodik [Wodak (393)] auch direkt der klinischen Untersuchung zugänglich und bieten da sogar mancherlei Vorteile gegenüber dem Zeigeversuche. Jedenfalls ist die Beurteilung sehr viel einfacher und sicherer.

Man hat den Terminus „Abweichreaktion" sehr oft synonym mit „Vorbeizeigen" gebraucht. Das ist an und für sich schon nicht zu empfehlen, weil das eine ein einfacher tonischer Reflex ist, das andere aber den Ausfall einer Willkürbewegung mit ihren komplizierten Mechanismen kennzeichnet. Es haben sich aber auch direkte Beweise dafür erbringen lassen [Wodak (392), M. H. Fischer und Wodak (129)], dass Vorbeizeigen und Abweichreaktion nicht parallel gehen müssen.

Der „Zeigeversuch", wie ihn Bárány eingeführt hat, ist ein äusserst schwieriges psychophysiologisches Problem. Wir haben ihn zu vereinfachen gesucht [M. H. Fischer und Wodak (388)], indem wir an Stelle des bisher gebräulichen „relativen" Zeigens das sog. „absolute egozentrische" Zeigen einführten, das ein Zeigen der subjektiven Sagittalebene des Körperfühlbildes ohne äussere Anhaltspunkte bedeutet. Jedoch sei auf weitere Details nicht eingegangen.

Es kann heute wohl als gesichert angesehen werden, dass beim Zeigeversuche vornehmlich 2 Faktoren die Hauptrolle spielen: der eine ist die Abweichreaktion, also ein muskulärer Faktor, der andere ist psychologischer Natur und besteht in der Umstimmung resp. Veränderung der Raumvorstellung durch die Drehempfindung („Schwindel"). Letztere Komponente hat jedoch in der Regel beim Bárányschen Zeigeversuche in der ursprünglichen Form, besonders wenn er langsam ausgeführt wird [Kobrak (224), M. H. Fischer und Wodak] keine bestimmende Bedeutung. Man kann darum den Bárányschen Zeigeversuch klinisch schlechthin wohl als eine Methode der Prüfung der Abweichreaktion gelten lassen. Es ist auch sehr wohl zuzugeben, dass das Vorbeizeigen im Sinne der Abweichreaktion häufig deutlicher ausfällt als es die direkte Beobachtung der Abweichreaktion vermuten liesse. Das dürfte wohl damit zusammenhängen, dass beim Zeigen die gesamte Aufmerksamkeit dem Bewegungsvorgange zugewendet wird und deshalb die mehr minder willkürlichen Gegeninnervationen gegen die Abweichreaktion viel unvollkommener ausfallen.

Wenn also der Zeigeversuch unter gewissen Kautelen auch mit Recht als eine bewährte vestibuläre Prüfungsmethode anzuerkennen ist, so darf andererseits aber nicht vergessen werden, dass keinesfalls jedes Vorbeizeigen auf vestibuläre Ursachen zurückgeführt werden darf. Wie nämlich die vestibuläre Abweichreaktion ein Vorbeizeigen verursachen kann, so können auch irgendwie induzierte Tonusänderungen an den Armen, seien sie reflektorischer Natur, sei es, dass sie sich als Nachbewegungen auswirken, zu Vorbeizeigen führen. Dass es auch nichtlabyrinthäres Vorbeizeigen gibt, gilt heute ganz allgemein als eine sicher erwiesene Tatsache. Der Zeigeversuch ist also ebensowenig wie die Abweichtendenz der Arme eine spezifisch vestibuläre Prüfungsmethode. Diese vornehmlich aus physiologischen Untersuchungen herstammende Erkenntnis hat freilich die Anerkennung des Zeigeversuches als differentialdiagnostisches Hilfsmittel sehr wesentlich eingeschränkt. Die Sichtung des klinischen Materials [siehe speziell Brunner (66, 67)] hat schliesslich zu ähnlichen Schlussfolgerungen geführt. Die auf Grund der Ergebnisse des Zeigeversuches fundierte Lokalisationslehre der Kleinhirnzentren Báránys (22—25) lässt sich in der von ihm gegebenen Form nicht mehr aufrecht erhalten (siehe weiter unten).

d) Die Ruckreflexe.

Foix und Thévenard (130) fanden, dass sich die Streckmuskeln des Rückens und der Hinterseite der unteren Extremitäten reflektorisch kontrahieren, wenn man durch einen Stoss in den Rücken den Rumpf nach vorne beugt. Umgekehrt kontrahieren sich bei einem Stoss auf die Brust die Bauchmuskeln, der Quadriceps, Tibialis anticus usw. Es ist anzunehmen, dass bei diesen Reflexen die Labyrinthe einen wesentlichen Anteil haben, weil durch den Stoss auch der Kopf mitbewegt wird.

François, Meyerson und Piéron (131) machten kinematographische Aufnahmen von Versuchspersonen auf einer rollenden horizontalen Tretbahn. Wenn man von einem Abschnitte geringerer Geschwindigkeit auf einen solchen von grösserer Geschwindigkeit trat, so zeigte sich eine reflektorische Vorneigung des Oberkörpers, der gewissermassen den schneller nach vorwärts laufenden Füssen zu folgen trachtet. Umgekehrt trat eine Rückneigung des Oberkörpers auf, wenn die Versuchsperson von einem Abschnitte grösserer Geschwindigkeit auf einen solchen geringerer Geschwindigkeit schritt. Dass es sich hiebei um Reflexe handelt, geht schon daraus hervor, dass sie jenem Zurückbleiben resp. Vorschieben des Körpers entgegengerichtet sind, welches lediglich durch die Massenträgheit erfolgt.

Derartige unmittelbar der Erhaltung des Gleichgewichtes dienende Reflexe kann man alltäglich beim Einsetzen positiver und negativer Beschleunigungen auf der Trambahn, im Automobil, der Eisenbahn usw. beobachten. Man könnte einwenden, dass es sich dabei um lineare Beschleunigungen handelt. Es ist aber in der Regel so, dass der Körper oder Rumpf, wenn nicht eigens Vorsorge getroffen wird, durch die Massenträgheit eine drehende Kippbewegung macht, der erst die Reflexe folgen. Wir können diese Reflexbewegungen daher mit einiger Berechtigung hier einreihen.

Wir haben [M. H. Fischer und C. Veits (118)] die Reflexe auf Kippbewegungen mit einem der üblichen Kippsessel eigens studiert und kurz beschrieben. Wesentlich ist das Überraschungsmoment beim Kippen; gelingt es, so sieht man beim Rückwärtskippen, dass der Oberkörper nach vorne geworfen wird und die Arme und Unterschenkel ruckartig erhoben werden. Beim Vorwärtskippen wird der Oberkörper nach hinten geworfen, Arme und Unterschenkel werden in der gleichen Weise erhoben. Beim seitlichen Kippen erfolgt eine ruckartige Bewegung des Oberkörpers nach der Gegenseite. Auch diese Reflexe kann man bei einiger Aufmerksamkeit alltäglich beobachten, sie sind darum wohl in ihrer Erscheinungsweise altbekannt. Merkwürdig ist nur, dass sie bei jenem schon oft erwähnten völlig Ertaubten durchaus fehlten. Das würde bedeuten, dass sie allein vom Labyrinthe (geschlossene Augen) ausgelöst werden und dass der gesamte Sensibilitätsapparat der Haut, der Muskeln usw. ohne Einfluss ist.

Eine Anzahl gesetzmässiger Reflexe lässt sich nach raschen ruckartigen Bewegungen des Kopfes beobachten, die wir darum direkt als „Ruckreflexe" [M. H. Fischer und C. Veits (118)] bezeichneten. Für gewöhnlich findet man, dass Versuchspersonen nach solchen Kopfrucken irgendwelcher Art mit geschlossenen Augen stark schwanken und dass dabei eine bestimmte Richtung bevorzugt ist. Das Schwanken rührt daher, dass die reflektorischen Auswirkungen der Ruckbewegungen gewöhnlich durch Gegeninnervationen bekämpft werden und diese beiden Komponenten einander widerstreiten. Um also die Gesetzmässigkeiten der Ruckreflexe zu erkennen, müssen geeignete Versuchspersonen herangezogen werden, welche Gegeninnervationen unterlassen können. Weiters muss die Richtung des Kopfruckes berücksichtigt werden und daran gedacht werden, dass jede solche Ruckbewegung zwei Hauptbeschleunigungen beeinhaltet, eine positive Anfangs- und eine negative Endbeschleunigung. Da beide Beschleunigungen Erregungen setzen, die wegen ihrer knappen Aufeinanderfolge miteinander interferieren müssen, so muss der Reflex vom Verhältnisse Anfangsbeschleunigung : Endverzögerung, also vom Verlaufe des Kopfruckes nach der Zeit abhängig sein. Das liess sich in der Tat zeigen.

Ruckdrehungen des Kopfes führen nun bei aufrechter Körperhaltung zu dem Komplexe der vestibulären Körperreflexe wie er oben beschrieben wurde. Ruckbeugungen des Kopfes nach vorne oder hinten erzeugen dagegen „Ruckpulsionen" nach vorne oder hinten, d. h. der Körper zeigt um die Füsse als Drehpunkt hebelnd die Tendenz nach vorne oder hinten umzufallen. Ruckneigungen des Kopfes auf eine Schulter haben seitliche „Ruckpulsionen" zur Folge. Kombinationen sind naturgemäss möglich. Alle Ruckreflexe zeigen einen flüchtigen pendelnden Ablauf.

Da jeder Kopfruck einem Doppelreize entspricht, unterscheiden wir eine „initiale Ruckpulsion", die durch die Anfangsbeschleunigung bewirkt wird und eine „terminale Ruckpulsion", welche die Auswirkung der Endverzögerung darstellt. Ist nun die Beschleunigung im Anfangsteile des Kopfruckes gross und im Endteile relativ klein, dann ist die rasch einsetzende „initiale" Ruckpulsion deutlich ausgesprochen, die immer entgegen

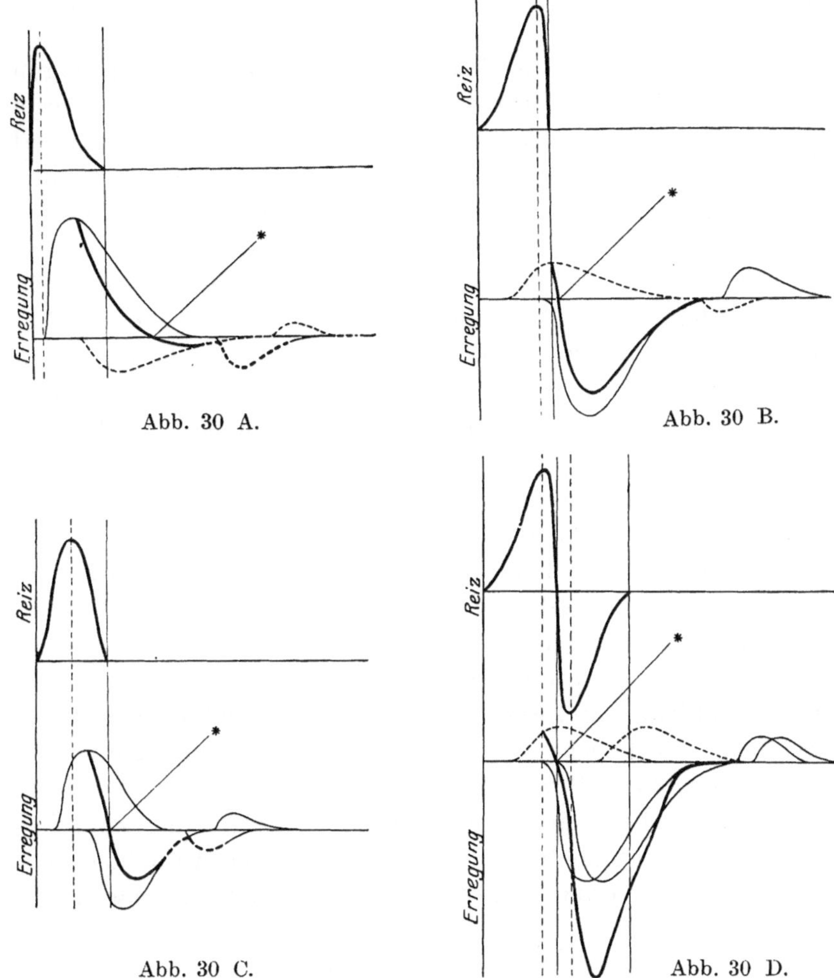

Abb. 30. Bei sämtlichen Abbildungen ist im oberen Koordinatensystem der Reizverlauf, und zwar die rechtwinklig projizierte Bewegung des Kopfes nach der Zeit markiert, in dem unteren Koordinatensystem dagegen der Ablauf der Erregungen. Die Abszissen geben den zeitlichen Verlauf, die Ordinaten das jeweilige Ausmass der Ruckbewegung resp. die Stärke der Erregung an. Es kann sich naturgemäss nur um grobe Schemata handeln, die speziell auf Übereinstimmung mit den tatsächlichen zeitlichen Verhältnissen gar keinen Anspruch machen können. Sie sollen nur der Übersichtlichkeit und leichten Verständlichkeit dienen. Die schwach ausgezogenen bzw. gestrichelten Kurven stellen die initialen und terminalen Erregungen dar, die dicken Kurven entsprechen den algebraischen Summen von Anfangs- und Enderregungen. Der Pfeil mit der dem Zeichen * zeigt den Beginn des Überwiegens der terminalen Erregung entsprechend terminalen Ruckpulsion.

A. Grosse Geschwindigkeit bzw. Beschleunigung im Anfangsteile, geringe im Endteile des Kopfruckes. Starke Anfangserregung und initiale Pulsion; schwache Enderregung, spät einsetzende terminale Pulsion, unterstützt durch die erste negative nervöse Phase der Anfangserregung.

B. Geringe Geschwindigkeit bzw. Beschleunigung im Anfangsteile, grosse im Endteile des Kopfruckes. Geringe Anfangserregung und kurzdauernde initiale Pulsion; starke Enderregung, früh einsetzende kräftige terminale Pulsion.

C. Gleiche Geschwindigkeit bzw. Beschleunigung im Anfangs- und Endteile des Kopfruckes. Gleiche Anfangs- und Enderregung. Mässige initiale Pulsion, längerdauernde terminale Pulsion infolge Unterstützung durch die erste negative nervöse Phase der Anfangserregung.

D. Zwei entgegengesetzte, aneinander anschliessende Rucke des Kopfes. Erster Ruck geringe Geschwindigkeit bzw. Beschleunigung im Anfangs- und grosse im Endteile; zweiter Ruck umgekehrt. Geringe Anfangserregung des ersten Ruckes, geringe Enderregung des zweiten Ruckes. Starke Enderregung des ersten Ruckes, gefördert durch die gleichsinnige starke Anfangserregung des folgenden Ruckes nach Art einer Voltaschen Alternative. Überwiegende kräftige terminale Pulsion des ersten, gefördert durch die initiale Pulsation des zweiten Ruckes.

(Nach M. H. Fischer u. C. Veits.)

der Richtung der Kopfbewegung erfolgt. Bei geringer Beschleunigung im Anfangsteile, aber raschem Endverlaufe des Kopfruckes ist hingegen die „initiale“ Ruckpulsion schwach und kurzdauernd, ja sie kann überhaupt fehlen; dafür ist die durch die grosse Beschleunigung im Endteile ausgelöste „terminale“ Ruckpulsion stark ausgesprochen; sie setzt mit grösserer Latenzzeit ein als die initiale Ruckpulsion und zielt immer im Sinne des vorausgegangenen Ruckes. Bei gleicher Beschleunigung im Anfangs- und Endteile überwiegt die „terminale“ Ruckpulsion. Mehrfache, aneinander anschliessende Ruckbewegungen des Kopfes haben, wenn sie nicht in bestimmter Weise etwa nach Art einer Voltaschen Alternative durchgeführt werden, in der Regel nur Körperschwanken geringen Ausmasses zur Folge oder bleiben auch effektlos.

Die Gesetzmässigkeiten der Ruckreflexe lassen sich leicht verstehen, wenn man die wahrscheinlichen zentralen (nervösen) Interferenzen der durch die beiden Beschleunigungen hervorgerufenen Erregungen heranzieht wie die beigeschlossenen Abb. 30 A—D zeigen sollen, die natürlich nur ein grobes Schema darstellen. Dass die Ruckreflexe vestibulärer Herkunft sind, beweist das Fehlen derselben bei unserem Ertaubten.

Es kann wohl kaum ein Zweifel bestehen, dass bei zahlreichen Bewegungsformen des täglichen Lebens, so beim Springen, Laufen, Turnen, Tanzen u. dgl. ähnliche vestibuläre Bewegungsreflexe mitspielen und dass viele Effekte, die man auf Willkürbewegungen zu beziehen geneigt war, zu mindestens reflektorische Anteile beeinhalten. Kinomatographische Aufnahmen mit Zeitlupe könnten da, wie Güttich (174) schon zeigen konnte, mancherlei Fortschritte bringen.

2. Auf die Augen.

Die Drehreflexe der Augen, hauptsächlich dargestellt durch den Nystagmus spielen wegen ihrer leichten und sicheren Beobachtungsmöglichkeit die Hauptrolle bei der Funktionsprüfung des Vestibularapparates, zumal sie sich auch ohne besondere Hilfsmittel wenigstens grob quantitativ erfassen lassen. Der Nystagmus ist aber auch von besonderem theoretischen Interesse, weil er die vestibulären Auswirkungen an den Augen darstellt, dem einzigen Organe, welches im Kopfe unserer Beobachtung zugänglich ist. Wegen der Lage der Augen im Kopfe sind eine Reihe von Umständen wenigstens qualitativ bedeutungslos, welche bei den Körperreflexen sehr wesentliche Komplikationen bedingen. Darum ist hier die ganze Betrachtungsweise wesentlich einfacher. Dazu kommt noch, dass der Drehnystagmus sich quantitativ sehr genau untersuchen lässt und auch im wesentlichen untersucht worden ist und wir dadurch imstande sind, bedeutsame Rückschlüsse auf die Funktion des Vestibularapparates bzw. Bogengangsapparates zu ziehen.

Um einen rein vestibulären Nystagmus während der Drehung zu erhalten, ist von besonderer Wichtigkeit, zu beachten, dass alle optischen Eindrücke vermieden werden müssen, welche einen optomotorischen Nystagmus (Cords), optokinetischen Nystagmus (Borries) auslösen können. Dazu ist also entweder Rotation im Dunkelzimmer nötig, oder die Verwendung der Frenzelschen Brille (132, 133) zur direkten Beobachtung. Aufsetzen einer Bartelsschen Konvexbrille, die so häufig zur Beobachtung des Nystagmus verwendet wird, genügt bei Drehung im Hellen und stehendem Gesichtsfelde nicht, um optische Einflüsse auszuschalten. Man kann bei geschlossenen Augen zur groben Orientierung die altbewährte (Purkinje, Breuer, Kreidl u. a.) Palpationsmethode anwenden. Sehr viel besser sind naturgemäss die verschiedenen Registriermethoden geeignet (Majewski, Berlin, Buys, Delabarre, Orschansky, Schackwitz, Coppez, Pinaroli, Ohm, Wotzilka, Dohlman u. a.). Ein ganz besonders günstiger Apparat ist der Spiegelrecorder von Dodge (95).

Weiterhin darf nicht vergessen werden, dass es, wenn man so sagen darf, auch einen „induzierten" Nystagmus gibt, der durch Halsreflexe, Beckenreflexe usw. ausgelöst werden kann, wie wir ja schon oben beschrieben haben. Darum ist die von Grahe (162, 165) angegebene Prüfungsmethode durch drehende Hin- und Herbewegungen des Oberkörpers im Becken und Palpation des Nystagmus unter den geschlossenen Lidern nur mit Vorsicht als Hilfsmittel anwendbar, wie ja der Autor selbst gezeigt hat. Aus dem genannten Grunde sind naturgemäss auch aktive Drehbewegungen nicht geeignet; die Methode der Wahl muss wiederum die passive Rotation bei genügend fixiertem Kopf und Körper sein.

Beim Nystagmus unterscheidet man eine langsame Phase und eine rasche Phase, wenn wir hier die Formen des sog. Pendelnystagmus, der nicht zu den experimentell auslösbaren vestibulären Nystagmusarten gehört, vernachlässigen. Obwohl nun die langsame Phase, die sog. Reaktionsphase den primären vestibulären Augenreflex darstellt und die rasche Phase nur eine sekundäre Korrektivbewegung ist, so bezeichnet man doch die Richtung des Nystagmus nach der raschen Phase. Diese durch Bárány eingeführte Bezeichnungsweise hat sich so eingebürgert, dass es nicht zweckmässig wäre, eine Umbenennung einzuführen.

Die Qualität des Drehnystagmus ist einfach durch ein empirisch von Bárány (17, 19) erforschtes Gesetz festgelegt, wenn man die fast allein in Betracht kommenden Rotationen um lotrechte Achsen berücksichtigt: Die Schnittlinie der wagrechten Ebene mit der Cornea bestimmt die Art des Nystagmus. Das bedeutet in anderen Worten ausgedrückt, dass der Nystagmus bei Rotation um lotrechte Achsen ganz unabhängig von der Lage des Kopfes während der Rotation in der wagrechten Rotations-Ebene schlägt, also in der Ebene jenes „idealen" Bogengangspaares, durch welches man sich die drei Bogengangspaare je nach ihren Erregungskomponenten ersetzt denken kann. Dabei ist natürlich der Nystagmus in bezug auf den Kopf — und so wird er allgemein benannt — je nach der Kopflage zur Rotationsebene ein verschiedener. So erhält man bei leicht — je nach Individuum in einem Ausmasse von 0—30° — vorgeneigtem Kopfe einen reinen Horizontal-Nystagmus, bei 90° vorgebeugtem oder rückgebeugtem Kopfe einen rotatorischen Nystagmus, bei um 90° auf die Schulter geneigtem Kopfe einen Vertikal-Nystagmus. Bei entsprechender Kopfhaltung gibt es auch kombinierte Nystagmusformen, d. h. z. B. einen horizontal-rotatorischen oder einen diagonalen.

Man hat mit Recht, speziell im Anschlusse an vergleichende Untersuchungen, die Behauptung aufgestellt, „dass die Augenbewegungen regelmässig in einer zur Ebene desjenigen Bogenganges, durch dessen Reizung sie ausgelöst werden, parallelen Ebene erfolgen" [Bárány-Wittmaack (29)]. In weiterer Verfolgung dieses Gedankens hat man dann jedem der funktionell zusammengehörigen Bogengangspaare die Zugehörigkeit eines ganz bestimmten Nystagmus zuschreiben wollen. Jedoch ist der einzige unbestrittene Tatbestand, dass von den äusseren (horizontalen) Kanälen Horizontalnystagmus ausgelöst wird. Schilling (334) glaubt, aus seinen nicht ganz einheitlichen Ergebnissen und speziell aus Untersuchungen an einseitig Labyrinthlosen schliessen zu dürfen, dass von den vorderen vertikalen Bogengängen rotatorischer, von den hinteren vertikalen Kanälen vertikaler Nystagmus ausgelöst werde. Nach seiner Ansicht seien die von Schönemann (340) gefundenen anatomischen Verschiedenheiten der Lage der Bogengänge zueinander schuld daran, dass die Ergebnisse nicht einheitlich sein können. Es ist jedoch durchaus die Möglichkeit vorhanden, dass Halsreflexe, Otolithenwirkungen usw. auf die Resultate von Einfluss sind, wie Grahe (161, 167) meint. Gegen die Schillingschen Auffassungen sind mancherlei Einwände erhoben worden, besonders von Quix (319) und seiner Schule, speziell de Haan (175), die nicht unberechtigt sind. Quix (319) selbst hat eine andere, den normalen Verhältnissen mehr entsprechende Deutung gegeben. Horizontal-Nystagmus entsteht auch nach ihm durch Reizung der Horizontalkanäle. Bei Reizung der zwei Vertikal-Kanalsysteme entstehen zwei Formen von „segmentalen" Nystagmus, rotatorischer und vertikaler. Rotatorischer Nystagmus zeigt sich, wenn die Vertikalsysteme so gereizt werden, dass die Vertikalkanäle in dem einen Labyrinthe ampullofugalen, im anderen ampullopetalen Endolymphstrom aufweisen (Abb. 31 A). Vertikalnystagmus kommt zustande, wenn in beiden vorderen Vertikalkanälen ampullopetaler und in den hinteren ampullofugaler Endolymphstrom entsteht und umgekehrt (Abb. 31 B). Bei Reizung von Horizontal- und Vertikalsystemen entstehe demgemäss entweder horizontal-rotatorischer oder diagonaler Nystagmus. Hesse (184) hat eine ähnliche Meinung ausgesprochen. Wenn auch diese Darstellung von Quix den normalen Verhältnissen gut entspricht, so ist sie doch nicht auf einseitig labyrinthlose einfach anwendbar. Es bedarf also die ganze Frage zur Klarstellung noch mancher eingehender Untersuchungen.

Den horizontalen Drehnystagmus hat in einzigartiger Weise Buys (75) graphisch untersucht. Es war bis dahin nicht sehr viel mehr von ihm bekannt, als das alte Gesetz, dass er immer in der Drehrichtung schlägt, dass er bei gleichförmiger Weiterrotation schliesslich erlischt bzw. dass die raschen Korrektivbewegungen ausbleiben. Wir konnten an der Hand unserer schon besprochenen Nachbildversuche zeigen, dass auch die reaktive Phase (Deviation) unter diesen Bedingungen verschwindet.

Der Hauptvorteil der Untersuchungen von Buys besteht darin, dass seine mechanisch betriebenen Drehstühle so eingerichtet sind, dass sie mit verschiedenen Beschleunigungen in Gang gesetzt werden können und ebenso angehalten werden können, dass er aber auch aufeinanderfolgende Untersuchungen immer unter gleichen äusseren Bedingungen vornehmen kann, was für untereinander vergleichbare Untersuchungsreihen unerlässlich ist. Dass Buys dabei zu so wichtigen Ergebnissen kommen konnte, verdankt er der graphischen Registrierung des Nystagmus mit seinem auf dem Prinzipe des Mareyschen Tambours beruhenden Nystagmographen, der sich durch Einfachheit, dabei grosse Empfindlichkeit auszeichnet.

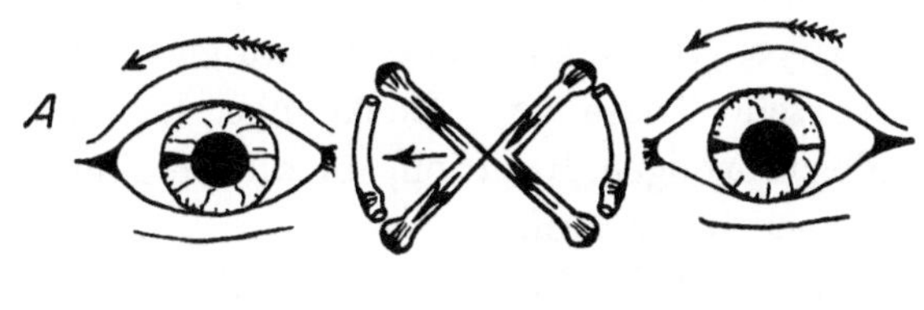

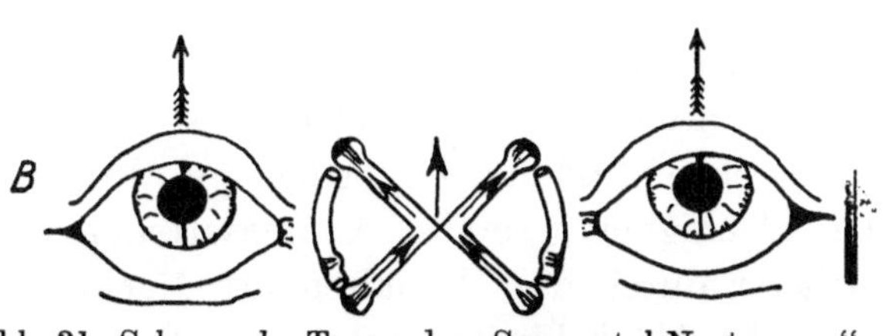

Abb. 31. Schema der Typen des „Segmental-Nystagmus" nach Quix.

A. Schema der Beziehung zwischen Richtung des Endolymphstroms in den Vertikalkanälen und dem rotatorischen Seitennystagmus. Die rasche Nystagmuskomponente ist nach rechts gerichtet.

B. Schema der Beziehung zwischen Richtung des Endolymphstroms in den Vertikalkanälen und dem Vertikalnystagmus. Die rasche Nystagmuskomponente ist stirnwärts gerichtet. (Nach F. H. Quix.)

Buys konnte zunächst die Tatsache bestätigen, dass der Drehnystagmus („nystagmus per-rotatoire") während der üblichen Rotation von 10 Umdrehungen in 20″ (immer mit der gleichen Beschleunigung begonnen, dann gleichförmig fortgesetzt und einer der Anfangsbeschleunigung entsprechenden Endverzögerung abgebrochen) nicht erlischt. Darum verwendete er 40 Umdrehungen mit derselben Winkelgeschwindigkeit und Anfangsbeschleunigung. Dabei zeigte sich an einer Anzahl von Versuchspersonen, dass die Maximaldauer des Drehnystagmus in der Regel 30 bis 35″ betrug und nur in 4 Fällen von 30 die Dauer von 40″ überschritt. Kein Zweifel, dass also der Drehnystagmus während genügend ausgedehnter gleichförmiger Rotation verschwindet und zwar nicht nur die rasche Korrektivphase, sondern auch die langsame Phase. Buys fand aber dabei die neue wichtige Tatsache, dass in der Regel einige Sekunden nach dem Erlöschen des direkten Drehnystagmus neuerdings ein schwacher aber langdauernder inverser Drehnystagmus auftritt; dieser dauert bis zu seinem Verschwinden 150—200″

und mehr. Es war durch Registrierung der Rotationsgeschwindigkeit die sichere Kontrolle gegeben, dass die Rotation tatsächlich gleichförmig erfolgte, dass also vom Einwirken negativer Beschleunigungen gar keine Rede sein kann. Bemerkenswert ist, wie ja schon erwähnt, dass die Versuchspersonen mit dem Auftreten des „inversen" Drehnystagmus gleichzeitig eine inverse Drehempfindung angaben, die aber kürzer dauerte. Einzelne Versuchspersonen gaben nochmals später das Bestehen einer Drehempfindung im ursprünglichen Sinne und eventuell noch eine vierte, wieder inverse Phase an (vgl. Abb. 2).

Buys (75) sucht nach Deutungsmöglichkeiten; er dachte an die alte Breuersche These vom Rückgange der Cupula in ihre Ruhelage während der gleichförmigen Rotation, an die Möglichkeit eines Endolymphrückflusses, lehnt aber beide Auffassungen zum Teile nach experimenteller Prüfung als unmöglich mit Recht ab. Schliesslich versucht er sich in einer Hypothese zentraler Genese, die ihn aber offenbar auch nicht ganz befriedigt. Meines Erachtens sind die von Buys gefundenen Tatsachen der sicherste Beweis für unsere schon im subjektiven Teile versuchte Deutung: der inverse Drehnystagmus ist nichts anderes als eine der nervösen Phasen wie jene der Drehempfindung, welche den pendelnden Ablauf der durch die Anfangsbeschleunigung gesetzten Anfangserregung kennzeichnen. Das wird sich noch sicherer durch das Verhalten des Nachnystagmus beweisen lassen. Es gibt also die Möglichkeit, auch beim Bogengangsapparate die Einwirkung der Anfangs- und Endbeschleunigung gesondert zu studieren, nur bedarf es dabei einer genügend langen Zahl — unter den genannten Bedingungen etwa 100 — zwischenliegender gleichförmiger Rotationen. Man muss der Anfangserregung genügend Zeit lassen, um völlig auszupendeln. Bei der üblichen 10 maligen Rotation ist dies keineswegs der Fall.

Buys (75) hat darum den Nachnystagmus systematisch nach langdauernden vorausgehenden gleichförmigen Rotationen untersucht und dafür Sorge getragen, dass die Endverzögerung beim Anhalten des Drehstuhles der positiven Beschleunigung beim Rotationsbeginne ganz gleich kam. Dadurch sind Bedingungen geschaffen, welche Dreh- und Nachnystagmus miteinander völlig vergleichbar machen, da nicht nur die auslösenden Beschleunigungen gleich sind, sondern beide Reize auch ein sowohl peripher wie zentral völlig in Ruhe befindliches Vestibularorgan treffen. Der Nachnystagmus schlägt bekanntlich in umgekehrter Richtung als der direkte Drehnystagmus, was ja der gegensätzlichen Beschleunigung entspricht. Buys fand nun unter diesen Bedingungen, dass nach 100—120 vorausgegangenen gleichförmigen Rotationen (Winkelgeschwindigkeit 180° pro Sekunde) die Dauer des direkten Dreh- und Nachnystagmus einander gleichkommt. Ja noch mehr, auch der direkte Nachnystagmus ist von einem inversen Nachnystagmus (dem Nachnachnystagmus von Bárány, dem 2. Nachnystagmus von M. H. Fischer und Wodak) gefolgt. Nach Buys kommen nun unter obigen Kautelen auch der inverse Dreh- und Nachnystagmus einander gleich (vgl. das Schema in Abb. 2). Das bedeutet also die eigentlich recht verständliche Tatsache, dass gleiche Anfangs- und Endbeschleunigung bei der Rotation quantitativ ganz gleiche Erregungen und Folgeerscheinungen setzen, wenn nur beiden Reizen der gleiche Zustand der nervösen vestibulären Zentren zugrunde liegt. Zu diesem Zwecke ist nur ein genügendes Reizintervall notwendig.

Nach diesen Erkenntnissen können wir meines Erachtens auch leicht das eigentümliche Verhalten der Dauer des Nachnystagmus bei einer geringeren Zahl von Rotationen verstehen, das schon Bárány (17, 19) im Wesen gefunden hat und von Buys bestätigt wurde. Buys hat durch zahlreiche feinsinnige Versuche dies Verhalten klären wollen, hat aber offensichtlich die Deutung nicht ganz erfassen können.

In der Regel dauert der direkte (1.) Nachnystagmus nach 10 Rotationen in 20 Sekunden am längsten, wie mehrfache Untersuchungen bestätigen. Allerdings sind dabei sehr grosse individuelle und auch zeitliche Unterschiede gefunden worden. Bárány gab im Mittel 40″ an, Holsopple (201) fand bei über 2000 Soldaten rund 23″ im Mittel, Malan (267) bei mehr als 11 000 Personen eine durchschnittliche Dauer von 15—30″ in 83% der Fälle. Nach Buys gibt es Schwankungen von 0—90″ an normalen Versuchspersonen. Ein fester Standardwert kann darum, wie wir sehen werden auch aus leicht begreiflichen Gründen, nicht angegeben werden. Eine kleinere und grössere Zahl von Rotationen als 10 gibt meist einen kürzer dauernden direkten Nachnystagmus, um so kürzer je kleiner resp. grösser die Zahl der Umdrehungen ist. Es gibt aber auch eine Zahl von Individuen, bei welchen der direkte Nachnystagmus schon nach 3, 4 oder 5 Rotationen seine grösste Dauer zeigt und nach weiterer Vermehrung der Umdrehungszahl konstant bis zu seinem definitiven Werte nach langdauernden Rotationen abnimmt. Buys will darum zwei Typen herausheben. Ich muss bekennen, dass ich zwischen diesen beiden Gruppen keine grundlegenden Unterschiede herausfinden kann und dass ich gerade nach den Buysschen Untersuchungen meine, dass es auch Übergänge gibt. Es kann eben diese Grenze individuell verschieden hoch liegen, von 3 Umdrehungen bis auf 10 und mehr (Holsopple) hinaufrücken. Man kann allerdings nicht ausschliessen, dass sehr zahlreiche, aber auch langweilige Untersuchungen eine doppelgipflige Variationskurve mit zwei Maxima bei 10 und 5 Umdrehungen ergeben könnten. Sehr interessant ist aber, dass die Dauer des definitiven Nachnystagmus, wie er schliesslich nach langdauernden Rotationen erreicht wird, sehr viel geringere individuelle Verschiedenheiten aufweist. Es kann also die grosse individuelle Verschiedenheit in der Dauer des Nachnystagmus im Bereiche von 3 bis etwa 20 Umdrehungen nicht auf entsprechende Verschiedenheiten im peripheren Rezeptionsapparate oder in der Anspruchsfähigkeit der nervösen Apparate liegen; diese muss vielmehr in der offenbar grossen Variabilität der Umstimmung liegen, welche der zentrale nervöse Apparat durch die Anfangserregung erfährt. Die durch die Endverzögerung ausgelöste Erregung trifft ja nach einer geringen Zahl von Rotationen keine ruhenden nervösen Zentren, sondern solche, die noch in der Anfangserregung stehen. Es ist also unter solchen Bedingungen der Nachnystagmus nicht allein vom Reize (der Beschleunigung), sondern auch vom veränderten Zustande des nervösen Zentralorganes abhängig, er ist also eine Interferenzerscheinung.

In dieser Richtung weiterbauend könnte man dann recht leicht Anschauungen formulieren, welche dem Verhalten des Nachnystagmus nach verschieden zahlreichen Rotationen gerecht würden. Wir wollen uns aber nur mit den Andeutungen begnügen, weil uns heute derartige zentrale Umstimmungsvorgänge noch viel zu unklar sind. Wir wissen nur so viel, speziell auch vom Studium der Drehempfindungen, dass wir hierbei mit nicht nur sehr erheblichen individuellen, sondern auch mit ganz besonderen zeitlichen Verschiedenheiten zu rechnen haben.

Eine wichtige praktische Konsequenz geht aber meines Erachtens aus diesen Dingen hervor. Die, wenn auch grob-quantitative klinische, Nachnystagmus-Untersuchung mit der 10maligen Drehung steht auf einer falschen Grundlage, sie arbeitet mit einer Interferenzerscheinung, deren einer Faktor nur äusserst schwer zu übersehen ist. Darum kann man auch, wie die ins Tausende gehenden Prüfungen zeigen, zu keinem einigermassen annehmbaren Standardwerte kommen. Nun wird freilich jeder Praktiker die Zumutung glatt zurückweisen, er solle 100 mal drehen und auf Gleichförmigkeit achten; das ist auch ohne elektrische Dreheinrichtung kaum durchführbar. Aber man kann auf einem anderen, auch empfindlichen Patienten keineswegs unangenehmen Wege, sehr leicht eine wesentliche Verbesserung (nicht Idealisierung!) erreichen. Auf den Drehnystagmus legt der Praktiker ohnehin keinen Wert, er beobachtet den Nachnystagmus, also kann man auf jenen verzichten. Man braucht also keine wirksame Anfangsbeschleunigung. Man drehe darum den Drehstuhl ganz langsam an und drehe mit geringer Beschleunigung weiter, bis man schliesslich z. B. eine Winkelgeschwindigkeit von 180°, d. h. eine Umdrehung in 2 Sekunden erreicht hat. Das lässt sich mühelos in einigen Umdrehungen durchführen. Dann drehe man 2—3 mal gleichförmig und lege das Hauptgewicht auf das plötzliche Anhalten. Die Rotationszeit und die Umdrehungszahl ist gleichgültig (je mehr um so besser), das Wesen liegt im Stoppen. Freilich völlig einschleichen kann man sich mit manuell betriebenen Drehstühlen kaum, man kann nicht so langsam beschleunigend drehen, dass man kleinere Beschleunigungen als 1° in $^1/_5$ Sekunde erzielt, bei welcher nach Buys und Dohlmans (100) schönen

Untersuchungen schon die Nystagmusschwelle erreicht ist. Das ist schliesslich auch nicht nötig. Aber je geringer die Anfangsbeschleunigung, um so geringer ist die entsprechende Erregung (es besteht nach allgemeinen sinnesphysiologischen Prinzipien eine innerhalb bestimmter Grenzen gültige Proportionalität zwischen Reizstärke und Erregung), um so geringer ist also jener bei der üblichen Untersuchung so störende zentrale Faktor. Je geduldiger man andreht, um so besser das Ergebnis. Man wird auf diese Weise zweifellos sicherere Resultate erreichen, darum scheint mir dieser Vorschlag beachtenswert. Die Fehlerquellen der quantitativen Beobachtung bleiben dabei immer noch gross genug, ob man mit einer Bartels-Brille, mit dem Hautantschen Mattglas, mit dem Otogoniometer von Brünnings oder direkt sei es beim Blicke geradeaus, sei es seitlich untersucht. Doch wird jeder einzelne bei immer wieder gleich geübter Praxis wenigstens für sich zu annehmbaren Vergleichswerten kommen können. Einige flüchtige vorläufige Untersuchungen scheinen diese Auffassung zu rechtfertigen[1].

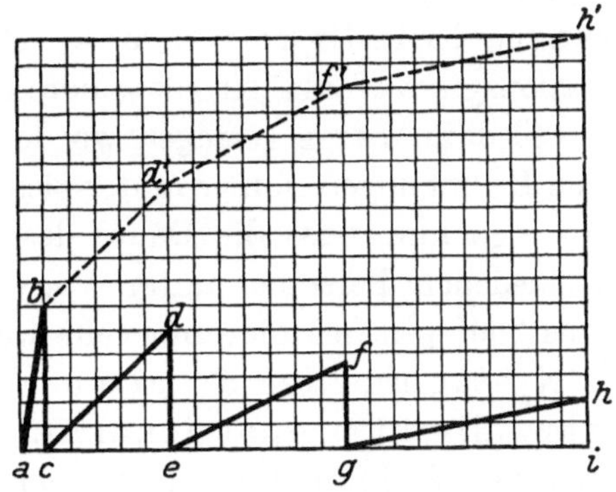

Abb. 32. Schema eines Nachnystagmus nach rotatorischer Reizung. Der Nystagmus ist durch 4 Reaktionsphasen (langsame Phasen) ab, cd, ef, gh mit abnehmender Intensität gekennzeichnet. Die raschen Nystagmusphasen bc, de, fg, hi sind der Einfachheit halber zeitlos angenommen. Die langsamen Phasen verlieren zunehmend an Geschwindigkeit (Schieferwerden) und Amplitude, hingegen verlängert sich ihre Dauer. Die Kurve a b d′ f′ h′ ist eine Summationskurve der langsamen Phasen und kennzeichnet die Intensität des Nystagmus. (Nach Buys).

Es war bisher ausnahmslos von der Nystagmusdauer die Rede, die als Beurteilung der Gesamtreaktion diente. Man kann daneben auch die „Intensität" des Nystagmus heranziehen; dabei kommt es naturgemäss nur auf die reaktiven, langsamen Phasen an, die ja allein primären vestibulären Ursprungs sind, wie Buys (75) richtig ausführt. Man kann deshalb die Gesamtintensität eines Nystagmus durch die Summe aller langsamen Phasen in Kurvenform darstellen und erhält auf diese Weise eine Art logarithmischer Kurve, wie Abb. 32 nach Buys zeigt. Man kann aus den graphischen Nystagmuskurven die Amplitude, Geschwindigkeit und Dauer der langsamen Phasen ablesen. Weil aber Amplitude und Geschwindigkeit miteinander in direkter Beziehung stehen und die Dauer diesen beiden Faktoren umgekehrt proportional ist[2], so benötigt man nicht alle 3 Elemente. Buys schlägt als das einfachste die Dauer der langsamen Phase zur Charakterisierung vor und diese ist

---

[1] Eine genauere Übersicht über dieses Problem und Vorschläge zu einer exakten quantitativen Drehprüfung habe ich inzwischen in der Klin. Wochenschr. 7, 634. 1928, gegeben.

[2] Dies Verhalten ist gleichfalls aus Abb. 32 ersichtlich.

wiederum gegeben durch die „Dichte" des Nystagmus, d. h. die Zahl der Nystagmusschläge in der Zeiteinheit.

Es nimmt nun, wie ja allgemein bekannt, die Dichte, also die Intensität des Drehnystagmus und Nachnystagmus vom Beginne bis zum Ende andauernd ab (vorausgesetzt ist natürlich nur Anfangs- und Endbeschleunigung bei einer inzwischen gleichförmigen Rotation). Intensität und Gesamtdauer des Nystagmus sind nicht notwendigerweise aneinander gebunden.

Das zeigte Buys (75) bei seinen Untersuchungen mit verschiedenen Drehgeschwindigkeiten bzw. Beschleunigungen. Buys nimmt die Rotationsgeschwindigkeit als Charakteristikum, wozu er deshalb berechtigt ist, weil dafür Sorge getragen wurde, dass der Drehstuhl unter den verschiedenen Bedingungen immer in der gleichen Zeit ($1^1/_2''$) anlief und auslief. Dabei zeigte sich nun, dass die Dauer des direkten Dreh- und Nachnystagmus bei verschiedenen Personen unter Verwendung von Drehgeschwindigkeiten von 18 bis 360^0 pro Sekunde nur sehr wenig variiert, dass aber die Intensität des Nystagmus der Rotationsgeschwindigkeit bzw. der Beschleunigung direkt proportional ist. Zwischen Andrehen und Stoppen wurden mindestens 2 Minuten gleichförmiger Rotation eingeschoben. Auch die Intensität der inversen Nystagmen wurde der Drehgeschwindigkeit (Beschleunigung) direkt proportional gefunden. Individuell verschieden war das Auftreten derselben; während bei einzelnen Personen die Inversion schon bei den geringsten Geschwindigkeiten stattfand, mussten bei anderen weit grössere Beschleunigungen angewendet werden. Ein starker inverser Nystagmus kann sich an den direkten unmittelbar anschliessen, ein schwächerer von diesem durch eine Ruheperiode getrennt sein. Schwache Inversionen können auch durch einen einzigen Schlag gekennzeichnet sein, dem eine langdauernde langsame Phase (Deviation) vorausgeht.

Mit Rücksicht auf letztere Tatsache sei bemerkt, dass wir (M. H. Fischer und Wodak (122)] unter günstigen Bedingungen einen mehrfachen Wechsel des Nachnystagmus mit der Palpationsmethode feststellen konnten. Immer zu Beginn der Phasen der Drehnachempfindung waren wenige, eventuell nur ein Schlag vorhanden. Wir sprachen darum von einem 1., 2., 3. usw. Nachnystagmus. Es ist damit auch ein pendelnder Ablaufsrhythmus für den Nystagmus erwiesen.

Man hat versucht, die „Reizschwelle" für den Nachnystagmus zu bestimmen, oder besser gesagt, jenes unbedingt nötige Ausmass an Rotation herauszufinden, nach deren Anhalten ein Nachnystagmus auftritt. Es handelt sich also um die Bestimmung des kürzesten Intervalles zwischen Anfangs- und Endbeschleunigung. Man hat gefunden, dass mindestens 1—2 Umdrehungen Bárány (19), Kobrak (224), nach Buys (75) $^1/_2$—1 Umdrehung verstreichen müssen. (Umdrehungsgeschwindigkeit in der Regel 180^0 pro Sekunde). Dass diese „Schwellenbestimmungs-Methode" als praktisch nicht verwendbar gefunden wurde, ist klar. Im vorliegenden Falle liegen ja die beiden Beschleunigungen zeitlich nicht weit voneinander und beide Erregungen müssen miteinander interferieren. Dass nach kurzen Sektorendrehungen der Nachnystagmus überhaupt ausbleiben kann, eventuell nach einer Pause erst als invertierter zum Vorscheine kommt, das ist ganz so, wie wir es mit der 1. negativen Phase der Drehempfindung fanden [M. H. Fischer und Wodak (387)]; auch diese kann ausbleiben. Wir führten dies auf Interferenzen der nachdauernden Anfangserregung mit der hinzutretenden Enderregung zurück.

Naturgemäss hängt hier viel vom Verhältnis der Grösse der Anfangserregung zur Grösse der Enderregung ab, resp. dem Verhältnisse der beiden Beschleunigungen. Diese Erkenntnis ist von Wichtigkeit für die Beurteilung des Nystagmus nach raschen, ruckartigen Kopfbewegungen oder, wie man sie in der Klinik benennt, nach brüsken Kopfbewegungen. Wir konnten zeigen [M. H. Fischer und Veits (118)], dass bei langsamem Anfangsverlaufe und raschem Endverlaufe des Kopfruckes meist auch beim Normalen 1—2 Nachnystagmusschläge vornehmlich nach Ruckdrehungen des Kopfes zu palpieren sind. Ist der Rucktypus umgekehrt, dann fehlt der Nachnystagmus. Die Pathologie kennt den Nystagmus nach brüsken Kopfbewegungen schon lange (Adler, Baldenweck, Bárány, Buys u. a., Literaturübersicht bei Borries (53)]. Borries stellt fest, dass der Nystagmus nach ruckartigen Kopfbewegungen sowohl in der Bewegungsrichtung als auch umgekehrt schlagen kann. Beides ist wohl zu verstehen. Aber man muss in Zukunft auf den Rücktypus achten.

Hat man sich einen Nachnystagmus durch eine Rotation erzeugt, so lässt sich seine Richtung in bezug auf den Kopf durch keinerlei Kopfstellungsänderung modifizieren. Der Nachnystagmus geht mit dem Kopfe mit und verhält sich also so wie die Purkinjesche Drehempfindung. Die Regel ist also hier sehr einfach; da sich die Augen im Kopfe befinden, sind keinerlei Umschaltungen usw. vorhanden. Immerhin scheinen Halsreflexe, vielleicht auch der Kopfhaltungsfaktor als solcher (Otolithenwirkung?) insofern eine Rolle zu spielen, als sie die Nystagmusdauer beeinflussen. So hat z. B. Grahe (161) gefunden, dass nach Rotation in aufrechter Kopfhaltung der Nachnystagmus kürzer dauert, wenn man den Kopf nach dem Anhalten nach vorne beugt, hingegen länger bei Rückbeugung des Kopfes.

Sehr bemerkenswert sind die exakten Untersuchungen von Dodge (96) über die Latenzzeiten. Mit seinem „mirror-recorder" fand er als Latenzzeit für die langsame reaktive Nystagmusphase („reflex compensatory movement") bei passiver Rotation Werte von 40—90 σ; der am häufigsten gefundene Wert betrug 50 σ. Bei aktiven Kopfdrehungen verhalten sich aber die kompensatorischen Augenbewegungen („coordinate compensatory-movement") ganz anders; deren Latenzzeiten wurden so kurz befunden, so dass man sie unter

Berücksichtigung der technischen Schwierigkeiten praktisch als Null ansehen kann. Diese Befunde stimmen interessanterweise mit den oben diskutierten Ergebnissen von Gertz (145) und bestätigen dessen Auffassung, dass diese kompensatorischen Augenbewegungen nicht vestibulären Ursprunges sein können, wie wir es auch für unseren Taubstummen oben annahmen.

Ganz flüchtig sei nur auf die eigentümlichen, speziell von amerikanischer Seite erhobenen Befunde hingewiesen, dass die **Dauer des Nachnystagmus bei wiederholten Rotationsserien abnimmt** (Güttich, Holsopple, Griffith u. a.). Diesbezüglich scheinen mir die vorzüglichen graphischen Untersuchungen von Dodge (97) wesentliche Aufklärungen gebracht zu haben. Er fand nämlich, dass die Amplitude des Nachnystagmus bei wiederholten Rotationsserien und oscillatorischen Drehbewegungen von Experiment zu Experiment und von Tag zu Tag zuerst rasch und dann langsamer abnimmt. Das zeigen schön seine Kurven, welche die Summe der langsamen Phasen darstellen. Schliesslich kann der Nystagmus ganz verschwinden, was aber immer bestehen bleibt, ist die reaktive kompensatorische langsame Phase, die indessen bei den letzten Rotationsserien häufig auch in ihrem Ausmasse reduziert gefunden wurde. In der Regel konnten in diesem völligen „Degenerationsstadium" des Nachnystagmus eine Reihe von feinen Oscillationen registriert werden, denen die Charakteristika des Nystagmus fehlten. Es geht also bei diesen wiederholten Rotationsserien (die Drehrichtung ist gleichgültig) nicht der ursprüngliche primäre Drehreflex, die reaktive langsame Phase verloren, sondern die raschen Korrektivbewegungen verschwinden schliesslich völlig. Das ist ein wichtiges Argument für die Beurteilung der vielfach umstrittenen Frage der Genese der raschen Korrektivkomponente. Ohne auf diese Streitfrage hier näher einzugehen, muss ich doch Dodge beistimmen, wenn er aus seinen Befunden den Schluss ziehen zu dürfen glaubt, dass die rasche Komponente höheren Ursprunges ist. Weil nun die rasche Phase im Verlaufe der Experimente mehr und mehr abnimmt, so wird naturgemäss der Eindruck erweckt, dass die Nachnystagmusdauer immer kürzer und kürzer wird. Wegen des Bestehenbleibens der reaktiven Phase scheint es mir aber ohne genauere diesbezügliche Untersuchungen nicht berechtigt, einfach von einer „Gewöhnung" des Vestibularorganes an Rotationsreize sprechen zu dürfen. Zweifellos kann man deshalb aber diese Frage nicht durch direkte Beobachtung des Nachnystagmus, sondern nur auf dem Wege genauer graphischer Registrierungen der vestibulären Augenreflexe lösen.

Mit Rücksicht auf die Experimente J. R. Ewalds an Tauben hat man oft die Ansicht verfochten, dass auch beim Menschen eine Rotation nicht zu einer gleichstarken Erregung beider Labyrinthe führt. Für diese Frage sind die Untersuchungen an - einseitig Labyrinthlosen von Wichtigkeit. Nach einseitiger Labyrinthausschaltung findet man auch beim Menschen ähnlich wie im Tierexperimente einen starken horizontal-rotatorischen Nystagmus zur gesunden Seite nebst anderen heftigen Symptomen, Schwindel und Gleichgewichtsstörungen. Dieser Nystagmus sowie die anderen Symptome nehmen in der Regel im Laufe von 3 Wochen an Stärke sehr erheblich ab, der Nystagmus ist nurmehr geringfügig beim Blicke nach der gesunden Seite und kann schliesslich überhaupt latent bleiben (Bárány). Jedoch kann der Spontannystagmus auch abnorm lange bestehen bleiben wie z. B. in einem Falle von Hennebert 7 Monate (zitiert nach Buys). Buys bemerkt, dass sich der Spontannystagmus überhaupt mit dem Nystagmographen länger nachweisen lässt als bei direkter Beobachtung. Das Verschwinden der anfangs so heftigen Erscheinungen nach einseitiger Labyrinthausschaltung ist zweifellos auf zentrale nervöse Kompensation zurückzuführen. Dass diese Kompensationsmechanismen jedoch leicht gestört werden können, bewies Buys (75) dadurch, dass ein heftiger, mehrere Minuten lang dauernder Spontannystagmus durch alternierende Drehbewegungen wieder hervorgerufen werden kann; Buys spricht von einem „nystagmus spontané provoqué".

Bárány, Ruttin u. a. haben nun gefunden, dass der Nachnystagmus bei einseitig Labyrinthlosen nach Rotationen mit der kranken Seite voran, also der Nachnystagmus zur gesunden Seite bis zu einer bestimmten Zeit nach der Labyrinthausschaltung länger dauert, als nach Rotationen mit der gesunden Seite voran. Dieser Unterschied soll schliesslich verschwinden, was Ruttin als Stadium der Kompensation bezeichnet. Demgegenüber fand Buys mit seiner Nystagmographie, dass diese Unterschiede noch nach Jahren nachweisbar sind und sowohl die Dauer als auch die Intensität (Dichte) des Nachnystagmus betreffen. Bei direkter Beobachtung entgehen allerdings diese Differenzen.

Diese Eigentümlichkeiten liessen sich mit Vorbehalt zur Stütze der Anschauung verwenden, dass ein ampullopetaler Endolymphstrom bzw. -Druck den wirksameren Reiz abgibt. Man könnte dann weiter schliessen, dass also während der Rotation immer das Labyrinth der Drehungsseite den stärkeren Reiz abgibt, während es nach dem Anhalten umgekehrt ist. Güttich (171) hat Argumente für eine gegenteilige Anschauung zu entwickeln versucht, der wir uns aber nicht anschliessen können.

In letzter Zeit haben Cemach und Kestenbaum (79—82) die vestibuläre Herkunft des Drehnystagmus bezweifelt; sie wollen bei taubstummen Kindern unter den geschlossenen Lidern einen „Nystagmus" gefunden haben und stellten daher eine mechanische Theorie des Drehnystagmus auf. Diese Auffassung hat nach den Untersuchungen von Bartels, Frenzel, Grahe, Magnus, M. H. Fischer, Dohlman, Wodak keine Berechtigung. Wäre der Drehnystagmus mechanischer Natur, dann dürfte er während einer Rotation niemals verschwinden, sich noch weniger invertieren. Gewiss es lassen sich auch bei völlig labyrinthär unerregbaren Menschen auch während passiver Rotation bei sicherer Vermeidung von Halsreflexen, Beckenreflexen usw. — was übrigens bei den Untersuchungen von Cemach und Kestenbaum nicht ausgeschlossen ist — gewisse Augenbewegungen finden (M. H. Fischer, Dohlman, Wodak). Dieselben sind aber ganz anderer Natur als nystagtische Zuckungen und lassen sich durch entsprechende Weisungen völlig unterdrücken, was bei einem Nystagmus nie der Fall ist. Unter den geschlossenen Lidern im Dunkel die Augen völlig ruhig zu halten, ist übrigens ein äusserst schwieriges Unternehmen noch dazu bei Kindern.

Andererseits meinten Cemach und Kestenbaum, dass der Drehnystagmus bei offenen Augen und stehendem Gesichtsfelde auch unter Verwendung der Bartelsschen Brille vornehmlich ein optomotorischer (Cords), optokinetischer (Borries) Nystagmus ist. Dieser Schluss ist zweifellos berechtigt, ich konnte unter diesen Bedingungen keinen bemerkenswerten Unterschied zwischen Normalen und einem völlig labyrinthär Unerregbarem finden. Die Bartelssche Konvexbrille ist sogar geeignet, die optischen Einwirkungen zu erleichtern. Aber die Behauptung der Autoren, dass bei kurzen Drehungen unter Ausschluss optischer Faktoren der Drehnystagmus fehlen soll, entspricht nicht den Tatsachen. Im Gegenteil auch dann ist ein, diesmal rein vestibulärer Nystagmus nachweisbar; auch Blinde zeigen Nystagmus (Bartels). Das beweisen übrigens auch zahllose Versuche mit allen möglichen Registriermethoden bei geschlossenen Augen. Gegen Frenzels (133) prinzipiell richtigen Beobachtungen unter seiner Brille (Blendung der Augen im Dunkeln mit zwei unter der Brille befindlichen Lämpchen) mag man gewisse Einwände erheben können.

Wir konnten bisher Beweise bringen, dass alle besprochenen Drehreflexe durch Winkelbeschleunigungen ausgelöst werden und dann in ihrer charakteristischen Weise auspendeln. Man hat auf experimentelle Weise als auch rechnerisch zeigen können, dass die Zentrifugalkraft keinen Einfluss auf die Drehreflexe ausübt (van Rossem, Buys u. a.). Ob die Zentrifugalkraft aber trotzdem labyrinthäre Reflexe auf den Stamm und die Extremitäten zur Folge hat, ist eine offene Frage, die technisch nicht leicht zu untersuchen ist. Betreffs der Augen liegen die bekannten Experimente von Breuer und Kreidl (64) vor; die Autoren fanden charakteristische Augenrollungen, die sie, wie oben besprochen, mit der Änderung der optischen scheinbaren Vertikalen in Zusammenhang brachten. Es wäre sehr interessant, diese in mancher Beziehung unvollständigen Experimente genauen Nachprüfungen zu unterziehen. Es müsste sich dabei um Augenrollungen handeln, die während der Gesamtdauer der auch gleichförmigen Rotation unverändert bestehen bleiben und deren Ausmass in einer gewissen Proportionalität zur Exzentrizität der Versuchsperson und der Rotationsgeschwindigkeit steht. Wenn dies der Fall ist, dann können diese Augenrollungen nicht wie der Nystagmus mit ¦dem Bogengangsapparate in Beziehung gebracht werden. Man könnte dann etwa Belege bringen, welche die Anschauung

von Breuer und Kreidl stützen, dass es sich um Auswirkungen der Otolithen handelt.

B. Reflexe bei Progressivbewegungen.

1. Auf Kopf, Stamm und Extremitäten.

Die Beobachtungen von Reflexen bei Progressivbewegungen am Menschen
sind bescheiden. Derartige Reflexe kommen einstweilen für die Funktionsprüfung nicht in Betracht.

Bei Säuglingen hebt man heute aus dem Moroschen Reflexkomplex
eine Reihe von Erscheinungen heraus, die man als Reflexe auf Progressivbewegungen ansieht. Das Auseinanderfahren der Arme und die eventuell
anschliessenden rhythmischen Bewegungen, auf die Magnus bei Säuglingen
und Minkowski (273) bei Frühgeburten nach Rückwärtskippen aus der
sitzenden Stellung aufmerksam gemacht haben, sind Reflexe bei kombinierten
Bewegungstypen. Erst Schaltenbrand (332) beschreibt bei Kindern reine
„Liftreflexe", wenn wir diesen Ausdruck für Reflexe bei Progressivbewegungen der Einfachheit halber gebrauchen dürfen.

Wenn am Becken festgehaltene Kinder in Horizontallage nach abwärts
bewegt werden, so heben sie den Kopf und strecken die Arme nach unten.
Am Ende der Abwärts- und am Beginne der Aufwärtsbewegung wird der Kopf
gesenkt. Beim Sistieren der Aufwärtsbewegung wird schliesslich der Kopf
wieder gehoben und die Arme werden angezogen. Man sieht, es kommt auch
hier wieder auf die Beschleunigungen an. Die Reflexe sind nach Schaltenbrand gewöhnlich schwach und inkonstant. Nur die sog. „Sprungbereit-
schaft" (Armstrecken) sei bei älteren Kindern fast regelmässig zu finden.

Ich habe mit Veits an meinem zweijährigen Töchterchen einige hierhergehörige Beobachtungen machen können. Wenn man das Kind im Reitsitz
auf den Schultern trägt und dann plötzlich durch rasches Kniebeugen eine
Abwärtsbewegung macht, so sieht man am Beginne die Arme in die Höhe
fahren und strecken, an den gehaltenen Beinchen ist eine ähnliche Tendenz
zu bemerken. Am Ende der Bewegung werden die Ärmchen wieder gesenkt.
Bei der Aufwärtsbewegung sind die umgekehrten Reflexe weniger deutlich.

Am erwachsenen Menschen hat Quix (320) hierhergehörige Reflexe
beschrieben, die allerdings nicht reine „Lichtreflexe" sein müssen, da sie einen
Reiter beim Pferdesprung betreffen. Die Analyse wurde auf Grund einer
Kinoaufnahme gemacht. Beim Aufwärtsspringen knickt der Reiter ein, im
abfallenden Teile des Sprunges streckt er sich. Schaltenbrand geht auf den
Erwachsenen nur ganz flüchtig ein. Wir haben (M. H. Fischer und C. Veits)
diese Reflexe im Lift einer genaueren Untersuchung unterzogen, hatten aber
leider nur einen Lift mit geringer Anfangs- und Endbeschleunigung zur Verfügung. Die Erscheinungen sind wohl zumeist allbekannt. Wenn man mit

locker gebeugten Knieen stehend hinauffährt, so knickt man beim Anfahren ein, die ausgestreckten Arme werden gesenkt; beim Anhalten oben wird man wieder gestreckt und die Arme werden erhoben. Beim Herunterfahren ist es umgekehrt. In Rücken- oder Bauchlage mit freigegebenem Kopfe handelt es sich um entsprechende Kopfbewegungen. Alle Reflexe erfolgen in derselben Richtung, wie sie die Massenträgheit zur Folge hat.

Bemerkenswert ist nun, dass die Reflexe ganz unabhängig von der Lage des Kopfes im Raume immer in derselben Richtung erfolgen. Es ist ganz gleichgültig, ob man beim Stehen den Kopf aufrecht hält, zwischen die Beine steckt, zur Seite neigt oder dgl. Wenn sich nun das Rezeptionsorgan im Kopfe befindet (möge man dabei an die Otolithen oder auch die Bogengänge denken), so müsste dieses naturgemäss je nach der Kopflage zur Bewegungsrichtung in ganz verschiedener Weise beansprucht werden; trotz alledem bleiben die Reflexauswirkungen dieselben. Vom Zweckmässigkeitsstandpunkte erscheint dies naturgemäss ganz selbstverständlich. Es müssten also auch hier wieder Umschaltungen in Betracht gezogen werden, in ähnlichem Sinne, wie wir sie oben diskutierten. Die besprochenen Reflexe sind recht schwach und flüchtig; von einem rhythmischen Abpendeln konnten wir nichts bemerken. Das mag allerdings mit den geringen Beschleunigungen zusammenhängen, mit denen wir arbeiten konnten. Allerdings herrscht allgemeine Übereinstimmung darüber, dass durch Progressivbewegungen ausgelöste Effekte, Reflexe wie Empfindungen nur schwach und äusserst flüchtig sind.

Kopfstellungsänderungen knapp nach dem Anhalten oder während des Anhaltens des Aufzuges bleiben völlig einflusslos. Es gibt also hier kein Analogon der „Fallreaktion." Darum kommt wohl hier auch kein länger dauernder Reizvorgang im Rezeptionsapparate nach dem Anhalten in Betracht, wie wir ihn nach Rotationen als auslösendes Moment für die Fallreaktion und die Purkinjesche Drehempfindung supponierten. Dass Kopflageänderungen während gleichförmiger Progressivbewegungen keinen Effekt haben, ist selbstverständlich; ist es doch ein physikalischer Grundsatz, dass ein Körper in gleichförmiger geradliniger Bewegung ebensoviel bedeutet wie ein Körper in Ruhe. Der Vergleich mit der Rotation kann darum hier nicht herangezogen werden.

2. Auf die Augen.

„Liftreflexe" auf die Augen waren beim Menschen bisher nicht bekannt; ich habe mit Veits eine Reihe diesbezüglicher Experimente gemacht, die freilich nur einen vorläufigen Charakter haben können. Wir prägten uns mit einer Leuchtlinie oder fadenförmigen Glühlampen Nachbilder ein und blickten akkommodations- und konvergenzlos auf die weissgetünchte Wand des Aufzuges. Da zeigte sich nun, dass das Nachbild beim Anfahren des Liftes immer eine Bewegung entgegen der Fahrrichtung des Aufzuges machte, beim Anhalten umgekehrt in der Fahrrichtung. Dies dürfte wohl der Ausdruck von entsprechenden langsamen Deviationen der Augen etwa vergleichbar der reaktiven langsamen Phase des Drehnystagmus sein. Grobe Messungen ergaben bei den geringen Beschleunigungen Werte von etwa $1^1/_2{}^0$.

Diese Augendeviationen könnten deshalb nicht unwichtig erscheinen, weil sie Argumente dafür abgeben würden, dass das Rezeptionsorgan für die Liftreflexe beim Menschen im Kopfe gelegen sein muss. Gerade so nämlich wie der Drehnystagmus je nach Kopflage zur lotrechten Rotationsachse in bezug auf den Kopf ein anderer ist, so wäre es auch hier. Wenn wir immer den Bewegungsbeginn beim Hinauffahren voraussetzen, so geht die Augendeviation bei aufrechtem Kopfe kinnwärts, bei mit dem Scheitel nach unten zwischen den Beinen gehaltenen Kopfe stirnwärts, bei Kopfneigung zur rechten Schulter zum rechten Ohre u. dgl. Verschiedener Beanspruchung des Rezeptionsorganes entspräche also auch eine verschiedene Augenbewegung. Weiter aber kommt der Einfluss der Massenträgheit auf die Augen so gut wie nicht in Betracht und dieser Einwand, den man jederzeit gegen die Reflexe am Stamme usw. erheben könnte, fällt hier weg.

Es darf aber nicht verschwiegen werden, dass die gefundenen Werte relativ sehr klein sind. Wenn naturgemäss auch die verschiedensten Vorsichtsmassregeln bei den Versuchen angewendet wurden, so kann bei der Schwierigkeit dieser Versuche doch nur eine sehr grosse Anzahl identischer Resultate beweisend erscheinen. Göthlin (159) resp. J. Ström bei Göthlin haben unter ähnlichen Bedingungen in Personenaufzügen keine Nachbilddeviation gefunden.

Fragen wir uns nach der Auslösungsstelle der Liftreflexe, so können wir uns nicht verhehlen, dass wir aus unseren Experimenten keine sicherere Argumente gewinnen können, die eine Entscheidung zuliessen. Es kämen im Anschlusse an Breuer die Otolithen in Betracht, die auch Quix heranzieht. Da aber die Magnusschen Tierexperimente zeigten, dass auch nach Abschleuderung der Otolithen — allerdings sind nur Meerschweinchen so untersucht worden — die Reflexe auf Progressivbewegungen noch erhalten sind, hat der genannte Autor die Möglichkeit diskutiert, dass auch der Bogengangsapparat wenigstens mitbeteiligt sein könnte. Unabhängig davon hat Kobrak (222) eine ähnliche Meinung ausgesprochen. Diese Anschauungen sind vornehmlich aus anatomischen Gründen nicht unwidersprochen geblieben. Wir müssen diese Frage offen lassen, wenngleich ich es als unwahrscheinlich bezeichnen möchte, dass die Kanäle der Auslösungsort sind[1].

---

[1] Die theoretischen Betrachtungen L. de Nòs (256, 257) scheinen mir nicht einfach geeignet, eine tatsächliche Klärung dieser strittigen Fragen ohne Widerspruch zuzulassen.

III. Reflexe bei inadäquater Beeinflussung der Vestibularapparate (Galvanisation und Kalorisation).

A. Kalorisation.

Die durch inadäquate Reize ausgelösten Reflexe und zwar besonders die kalorischen Reflexe nehmen seit Báránys (17) grundlegenden Untersuchungen einen ganz hervorragenden Rang bei der Funktionsprüfung des Vestibularapparates ein. Sie gehören mit zu den Grundlagen der klinischen Untersuchungsmethodik; die Zahl der einschlägigen Untersuchungen ist geradezu unübersehbar geworden. Im Anschlusse an Báránys „Strömungshypothese" sind zahlreiche andere Hypothesen aufgestellt worden, die den Reflexen mehr oder weniger gerecht zu werden versuchen.

Einen sehr wesentlichen Fortschritt brachte Kobraks (223) Methode der Minimalspülungen, insoferne als sie Anlass zur neuerlichen Revision der ganzen Frage gab und besonders der Anstoss zu einer Reihe ausgezeichneter physikalischer Untersuchungen war. In glänzender Weise haben zuerst Schmaltz (336—339), Schmaltz und Völger (335) die physikalischen Grundlagen für unser Verständnis der kalorischen Vorgänge im Innenohre geliefert. Anschliessend folgten die Arbeiten von Meurman (272), Dohlman (100) und Frenzel (134).

Unserem Vorsatze gemäss wollen wir uns auch hier weniger von praktischen Gesichtspunkten leiten lassen, sondern versuchen ein Übersichtsbild zu skizzieren und insbesondere Wert darauf legen, Übereinstimmungen und Parallelen zwischen physikalischem und physiologischem Geschehen nachzugehen.

Die Kalorisationsmethode beruht auf der Einwirkung von Wärme oder Kälte auf das Innenohr. Wie wir schon im subjektiven Teile erwähnt haben sind die Beobachtungen über das Auftreten von „Schwindel", Augenbewegungen usw. unter solchen Umständen schon sehr alt; jedoch hat erst Bárány die Systematik dieser Untersuchungsmethode ausgearbeitet und vor allem die grundlegende Feststellung gemacht, dass Warm und Kalt entgegengesetzte Wirkungen hervorrufen.

Man verwendet in der Regel zur Kalorisation Wasserspülungen des äusseren Gehörganges und erzeugt so ein Temperaturgefälle zum Innenohr. Auch Luftduschen sind von verschiedenen Seiten angewendet worden; sogar die Diathermie ist versucht worden.

Man hat den grossen Vorteil der Kalorisation zumeist darin gesehen, dass es mit ihr gelingt, jedes Ohr gesondert zu untersuchen und hat deshalb fast ausnahmslos einseitige Warm- und Kaltspülungen verwendet. Es lassen sich aber naturgemäss auch beide Ohren gleichzeitig spülen. Diese Doppelspülungen haben gerade in den letzten Jahren eine Anzahl interessanter und speziell theoretisch wichtiger Ergebnisse gezeitigt. Man kann äquale Doppelspülungen ausführen, d. h. gleichzeitig die gleiche Menge gleichtemperierten Wassers in beide Ohren einspritzen. Sehr verschiedene Variationsmöglichkeiten ergeben die inäqualen Doppelspülungen.

1. Einseitige Kalorisation.

a) Reflexe auf Kopf, Stamm und Extremitäten.

Wir konnten nachweisen [M. H. Fischer und Wodak (125)], dass einseitige Warm- und Kaltspülungen den Gesamtkomplex der „vestibulären Körperreflexe" auszulösen imstande sind, wie er schon oben nach Rotationen beschrieben worden ist, wenn der Kopf seine Lage zur Schwerkraftrichtung nicht ändert. Teilerscheinungen dieser Reflexe sind schon von Udvarhelyi (370), Baldenweck (16) u. a. beobachtet worden. Es gelten hier somit alle jene Gesetze, welche oben angeführt worden sind. Also gibt es auch nach einseitiger Wasserspülung ein „vestibuläres Umfallen", nicht aber eine „Fallreaktion" nach unserer Nomenklatur. Auch die Abweichreaktion tritt naturgemäss in ähnlicher Weise wie nach der Rotation auf, die Gesetzmässigkeiten des Vorbeizeigens beim Zeigeversuche sind im Prinzipe dieselben[1]. Die Gangabweichung lässt sich in typischer Abhängigkeit von den vestibulären Körperreflexen beobachten.

Mit Rücksicht auf die durch die Temperatureinwirkung im Innenohre ausgelösten ·Vorgänge und ihre Abhängigkeit von der Lage des Kopfes zur Schwerkraftrichtung ist es eine recht bemerkenswerte Tatsache, dass für die Richtung des kalorischen „vestibulären Umfallens" bei relativen Lageänderungen des Kopfes zum Rumpfe dieselben Gesetze gelten wie oben nach Rotationen, wenn man dort die 1. negative Phase, während der eine „Fallreaktion" erzeugt werden kann, hat verstreichen lassen: Die Fallrichtung ändert sich in bezug auf den Kopf nicht! Das bedeutet, dass also auch hier wieder Umschaltungen in der Innervation der Rumpfmuskulatur eintreten müssen.

Hingegen kann man niemals durch einseitige Spülungen eine „Fallreaktion" erzeugen; dieses eigenartige Symptom bedarf einer rotatorischen Reizung!

Bei Kaltspülungen, d. h. Wasserspülungen mit einer Temperatur unter 37°, sind die „vestibulären Körperreflexe" in der Anfangsphase, ebenso wie das vestibuläre Umfallen zur Spülseite gerichtet. Umgekehrt ist es bei Heissspülungen mit Wasser über 37°. Es gibt eine bestimmte Indifferenztemperatur des Wassers um 37°, welche keine Wirkung ausübt. Jedoch ist diese Indifferenztemperatur nur gelegentlich gerade experimentell erreichbar, da schon geringe

---

[1] Quix (319) hat eine Anzahl von Regeln aufgestellt, auf Grund derer man ein Vorbeizeigen, welches durch Kanalreize hervorgerufen werden kann, von jenem unterscheiden könne, welches von den Otolithen herrühre. Auf den hypothetischen Charakter dieser Auffassungen wurde schon oben kurz hingewiesen.

Temperaturdifferenzen gegen das Innenohr ein wirksames Temperaturgefälle erzeugen können und Anlass zu Reflexen geben können.

Auch die kalorischen Reflexe zeigen einen pendelnden Ablaufrhythmus. Dabei ist jedoch sehr auffallend, dass dieser Rhythmus in Frequenz und Dauer je nach Einwirkung von Warm und Kalt sehr verschieden ist, selbst wenn man physikalisch quantitativ ein gleiches Temperaturgefälle dadurch erzeugt, dass man mit gleichen Wassermengen und Temperaturen arbeitet, die von der Indifferenztemperatur um gleiche Beiträge abliegen z. B. 47⁰ und 27⁰ (gleiche Spülzeit usw. naturgemäss vorausgesetzt). Nach Heissspülungen pendeln die Reflexe sehr rasch in kurzer Zeit in frequenten, stark gedämpften Schwingungen aus. Nach Kaltspülungen ist die Schwingungsdauer der einzelnen Phasen sehr viel länger, die Schwingungen sind seltener, der ganze Rhythmus dauert wesentlich länger. Es müssen also die nervösen Erregungen, um solche kann es sich ja nur handeln, trotz physikalisch quantitativ gleicher Reize, auf die Qualität Warm und Kalt grundverschieden ausfallen. Diese Tatsache ist meines Erachtens auch ein gewichtiger Grund dafür, dass der Rhythmus dieser Reflexe sehr wesentlich durch die (zentralen) nervösen Erregungen des Vestibularorganes bestimmt wird.

Eine quantitative Prüfung der kalorischen Körperreflexe ist mit grossen Schwierigkeiten verbunden und meines Wissens auch nie versucht worden, wenn wir von gewissen Experimenten über den Zeigeversuch und die Abweichreaktion absehen wollen.

b) Reflexe auf die Augen.

Der kalorische Nystagmus ist trotz seiner allseitigen Verwendung als diagnostisches Hilfsmittel ein heftig umstrittenes Gebiet. Bárány (17. 19, 29) fand, dass Kaltspülung eines Ohres bei aufrechter Kopfhaltung einen horizontal rotatorischen Nystagmus zur Gegenseite, Heissspülung einen solchen zur gespülten Seite erzeugt. Es vergeht bis zum Auftreten des Nystagmus eine gewisse „Latenzzeit", die wir aber mit Frenzel (134) lieber als „thermische Zeitschwelle" bezeichnen möchten, weil sie ein ganzer Komplex ist.

Der kalorische Nystagmus hat nun die Eigentümlichkeit, dass er von der Lage des Kopfes im Raume zur Schwerkraftrichtung qualitativ und quantitativ abhängig ist (Bárány, Hofer, Brünings u. a.). Im allgemeinen verwandelt nach rechtsseitiger Kaltspülung Kopfneigung zur Schulter der gespülten rechten Seite den horizontal-rotatorischen Nystagmus nach links in einen rein horizontalen nach links. Kopfneigung zur linken Schulter hingegen lässt den horizontal-rotatorischen Nystagmus nach links in einen horizontalen nach rechts umschlagen; jedoch kann dabei auch die rotatorische Komponente nach links bestehen bleiben [Bárány, Hofer (190)]. Jedenfalls liegen aber hier die Dinge äusserst kompliziert, wie Borries

(54) in einer eigenen Studie gezeigt hat; es können unter obengenannten Bedingungen die verschiedensten Nystagmusformen auftreten, wenn man den ganzen Verlauf des Nystagmus sorgfältig beobachtet. Das zeigt am besten das beigegebene Schema von Borries (Abb. 33). Ich möchte mich auf Grund eigener Erfahrungen [M. H. Fischer (114)] im Prinzipe durchaus Borries anschliessen, speziell auch darin, dass Borries diese Abhängigkeit des Nystagmus von der Kopfstellung nicht als einfache „Beweise" für die Strömungshypothese ansehen kann. Gleichzeitig zeigt das Schema von Borries, dass der durch heisses Wasser zur gespülten Seite ausgelöste Nystagmus bei den verschiedenen Kopflagen auch eine Reihe verschiedener Stadien durchläuft, die aber nicht dieselben sind wie bei demselben Kaltwassernystagmus nach Spülung des anderen Ohres. Borries schliesst daraus, dass man deswegen

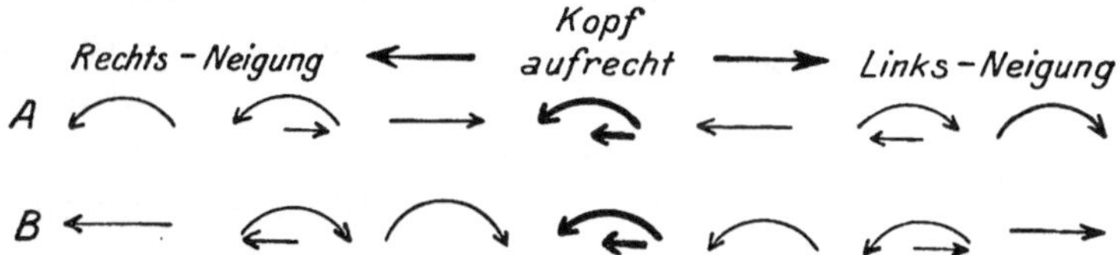

Abb. 33. Zeitliche Veränderung des kalorischen Nystagmus nach Kaltspülung des linken Ohres (A) resp. Heissspülung des rechten Ohres (B) bei Neigungen des Kopfes zur rechten bzw. linken Schulter von der aufrechten Stellung aus. (Nach G. V. Th. Borries.)

nicht berechtigt ist, den Kaltwassernystagmus einfach als das Gegenstück des Warmwassernystagmus anzusehen, wie dies seit Bárány proponiert wurde. Eine derartige Anschauung ist nicht von vorneherein zurückzuweisen, wo wir doch eben aus dem Verhalten des Pendelrhythmus der vestibulären Körperreflexe gesehen haben, dass die nervösen Erregungen nach Warm- und Kaltspülungen so ganz verschieden ausfallen. Allerdings ist die Sache mit dem Nystagmus äusserst schwierig zu übersehen, wir wissen nicht inwieweit da nervöse Faktoren in besonderer Weise mitspielen. Starke Vorbeugung des Kopfes aus der aufrechten Stellung führt zu einem Richtungsumschlag des kalorischen Nystagmus, was nach Borries (48, 51, 52) recht regelmässig ist. Rosenfeld (324) sah auch den Nystagmus beim Wechsel von Rücken- in Bauchlage umkehren.

Man hat auf verschiedene Weise in zahlreichen Experimenten versucht, die Bárány sche Strömungshypothese — zunächst von den rein physikalischen Versuchen abgesehen — zu stützen. So sind in der Tat die prächtigen quantitativen Untersuchungen von Brünings (68) geeignet, Belege dafür zu liefern, dass wenigstens Strömungsvorgänge an der Auslösung der kalorischen Reflexe mitbeteiligt sind. Auch Dohlmans (100) vorzügliche Untersuchungen weisen in derselben Richtung; er fand, dass die Intensität des Nystagmus, für deren Mass er die Geschwindigkeit der langsamen Nystagmuskomponenten verwendet, sehr wesentlich von der Lage des horizontalen Bogenganges im Raum abhängt.

Die von Dohlman gefundene Tatsache, dass die Nystagmus-„Latenzzeit" (thermische Zeitschwelle) um so kürzer wird und ausserdem die Nystagmusintensität um so grösser wird, je niedriger ceteris paribus die Temperatur des Spülwassers ist, muss, wie der Autor auch selbst vermerkt, nicht unbedingt für die Strömungshypothese sprechen. Leider fehlen dort vergleichende Untersuchungen mit Heissspülungen, die meines Erachtens manchen interessanten Einblick gewährt hätten.

Man war früher mit Bárány der Meinung, dass die Kälte-Wärme-Leitung vornehmlich via Trommelfell und Paukenhöhle auf das Innenohr erfolgt. Diese Anschauung ist irrig. Schmaltz (336) bestimmte das Wärmeleitungsvermögen des Schädelknochens nach der Methode der Schmelzkurven von Voigt und fand Werte von 83—111 c. g. s. 10^{-5} also rund 20 mal besser als Luft. Dohlman (100) stellte mit einer anderen Methode fest, dass der spongiöse Knochen 3,82 mal, der kompakte Knochen 6,09 mal besser Wärme leitet als Luft. Deshalb ist es klar, dass an der Wärmeleitung vor allem der Knochen beteiligt ist und dass vom Knochen wieder der kompakte Knochen gegenüber dem spongiösen überwiegt.

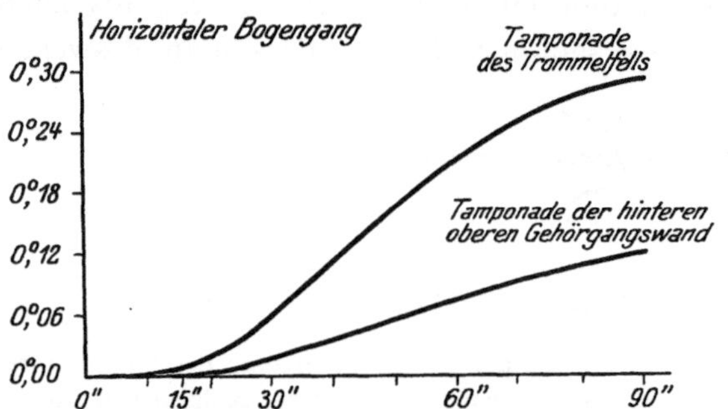

Abb. 34. Temperaturanstieg im horizontalen Bogengange bei Heissspülung des äusseren Gehörganges an einem anatomischen Präparate. Bei Tamponade (relativer Wärmeisolation) des Trommelfells steigt die Temperatur im horizontalen Bogengange rascher an als bei Tamponade der hinteren oberen Gehörgangswand. Auf der Abszisse sind die Zeiten, auf den Ordinaten die Temperatursteigerungen eingetragen. (Nach G. Dohlman.)

überwiegt. Nun zieht, wie anatomische Präparate deutlich zeigen, von der hinteren oberen Gehörgangswand eine kompakte Knochenbrücke, die sog. „Antrumschwelle" etwa zur Mitte des äusseren (horizontalen) Bogenganges (Dohlman, Frenzel, Leisse, Schmaltz). Auf dem Wege dieser Knochenbrücke wird also die Temperaturstörung zuerst und am stärksten das Labyrinth und zwar zunächst den horizontalen Bogengang erreichen. Dass das wirklich so ist, konnte Dohlman bei seinen Temperaturmessungen am Leichenpräparate beweisen (vgl. Abb. 34); bei Tamponade der hinteren oberen Gehörgangswand tritt die Temperatursteigerung in den Bogengängen später ein als bei Tamponade des Trommelfelles mit einer schlecht wärmeleitenden plastischen Wachs-Fett-Mischung. Auch die schliesslich erreichten Endwerte bleiben niedriger. Das darf aber nicht etwa so verstanden werden, dass die Temperaturstörung nur auf diesem Wege erfolgt, die Antrumbrücke ist nur die Stelle des geringsten Leitungswiderstandes. Es werden zumal bei Massenspülungen natürlich auch andere Wege beansprucht.

Leisse (250) konnte zeigen, dass man durch Auflegen kleiner, mit eisgekühltem Wasser getränkter Wattebäusche an die hintere obere Gehörgangswand sehr viel leichter Nystagmus auslösen kann als durch analoge Abkühlung des Trommelfelles. Dohlman hat in Erkenntnis der Bedeutung der Knochenbrücke bei seinen quantitativen Versuchen immer dafür gesorgt, dass der Wasserstrahl bei der Spülung gegen die hintere obere Gehörgangswand gerichtet war; er schob einen Ohrtrichter in den äusseren Gehörgang, in dem Trichter war ein kleines Spülröhrchen eingelötet. Die ganze Vorrichtung war an einem Stahlbande über dem Scheitel befestigt. Mein Mitarbeiter Veits verwendet seit langem eine Minimalspülmethode, indem er unter Kontrolle des Auges mit einer Rekordspritze an die hintere obere Gehörgangswand eine geringe Menge Wasser spritzt. Veits wird über diese bewährte Methode noch Näheres berichten. Übrigens hat auch Frenzel (134) eine ähnliche Spülart schon benützt.

Leisse (251) hat sich weiter diese neuen Erkenntnisse insoferne zunutze gemacht, als er sich ausdachte, dass man dann trotz Spülung keinen kalorischen Nystagmus bekommen darf, wenn jene Ansatzstelle der Knochenbrücke am horizontalen Bogengange die tiefste Stelle bildet; wenn dort die Temperaturstörung bei der Kaltspülung einsetzt, dann könne keine Endolymphströmung entstehen. In der Tat liess sich eine solche Kopflage finden, die diesen Erwartungen sehr angenähert entsprach, in der trotz Spülungen von 50 ccm Wassers von 15⁰ in 10 Sekunden kein Nystagmus auftrat. Manchmal fand sich geringfügiger Nystagmus, den der Autor damit in Zusammenhang bringt, dass es infolge der individuell variablen anatomischen Verhältnisse nicht immer gleich gelingt, die entsprechende Kopflage herauszufinden. Auch für Heissspülungen liess sich eine ähnliche Kopflage finden, nur musste in diesem Falle die Ansatzstelle der Antrumbrücke am Bogengang den höchsten Punkt bilden. Leisses Experimente haben einen Vorläufer in Untersuchungen Hofers (189), der nach einer Radikaloperation die grosse Operationshöhle mit Paraffin füllte und nur die Gegend der Ampullen des horizontalen und vorderen vertikalen Bogenganges freiliess. Wurde nun der Kopf in eine Lage gebracht, dass die Ampullen den tiefsten Punkt im Verhältnis zu den Bogengängen einnahmen, dann blieb trotz 2 Minuten dauernder Kaltspülung der Nystagmus — abgesehen von unbestimmten Bewegungen der Bulbi — aus. Wichtig ist, dass sowohl bei Leisses als auch bei Hofers Experimenten Lageänderungen des Kopfes sofort typischen Nystagmus und „Schwindel" auftreten liessen. Man kann sich nicht verhehlen, dass diese Experimente gewiss eine Stütze für die Strömungshypothese bilden.

Als Kobrak (223) seine Minimalspülungen empfahl, erhoben sich Einwände gegen die Strömungshypothese, indem man der Meinung war, dass so geringe Temperaturdifferenzen keine Strömungen auslösen könnten. Diese Einwände sind heute dank der physikalischen Untersuchungen von Schmaltz,

Dohlman, Meurman, Frenzel zerstreut worden, wie wir noch sehen werden.

Von manchen Autoren wird auch betreffs des kalorischen Nystagmus die These vertreten, dass der Nystagmus in der Ebene des gereizten Bogenganges schlägt. Dann würde also der Horizontalnystagmus von den Horizontalkanälen herstammen. Nun ist es nach den genauen physikalischen Untersuchungen von Schmaltz und Dohlman zweifellos richtig, dass zuerst der horizontale Bogengang im Temperaturgefälle liegt; man könnte darum sehr wohl verstehen, dass der Nystagmus zunächst horizontal schlägt und es bei geringen Minimalspülungen eventuell auch bleibt. Aber man beobachtet zu allermeist einen horizontal-rotatorischen Nystagmus. Leisse (251) ist auf die Idee gekommen, dies dahin zu deuten, die rotatorische Komponente rühre vom frontalen Bogengange her, in welchem nämlich infolge der Endolymphströmung im horizontalen Bogengange eine sekundäre, induzierte Endolymphströmung entstehen müsse. Die frontalen Bogengänge müssten demnach rotatorischen Nystagmus erzeugen. Man muss unbedingt zugeben, dass es nicht angängig ist, bei den kalorisch ausgelösten Vorgängen im Innenohre einfach immer nur den horizontalen Bogengang heranzuziehen und alle anderen zu vernachlässigen. Es münden ja alle 3 Bogengänge in den Utriculus und dort einfliessende oder ausfliessende Endolymphe muss naturgemäss weitere Folgeerscheinungen nach sich ziehen, die allerdings sehr gering sein können; es ist deshalb sehr wohl möglich, dass sie ohne physiologischen Reizeffekt bleiben können. Sicher ist aber, dass wir diese Dinge heute keineswegs übersehen können, genügen ja doch rein physikalische Betrachtungen nicht, wenn wir nicht die physiologischen Parallelen liefern können. Dazu kommt noch, dass bei ausreichenden Spülungen die Temperaturstörung nicht allein auf den horizontalen Kanal beschränkt bleiben kann, sondern auch auf die anderen Kanäle übergreifen muss und dass diese Temperaturstörung an verschiedenen Stellen graduell verschieden sein muss. Selbstredend ist dabei für die physiologischen Auswirkungen die Stellung der einzelnen Bogengänge zur Schwerkraftrichtung von besonderer Bedeutung, wenn man an die Strömungshypothese denkt. Leisse z. B. meint, dass das starke Zurücktreten resp. völlige Fehlen der rotatorischen Komponente bei bestehendem Horizontalnystagmus in Optimumstellung des horizontalen Bogenganges bei etwa 60° rückgebeugtem Kopfe daher rühre, dass dabei der frontale Bogengang pessimal gestellt ist, nämlich wagrecht, und infolgedessen die sekundäre Strömung geringfügiger sei. Andererseits aber gewinne auch der starke horizontale Nystagmus völlig die Oberhand.

Interessant ist eine neue Mitteilung von Thornval (366). Der Autor unterscheidet neben den allgemein diskutierten „β“-Strömungen, die der Schwere unterliegen und infolgedessen nur in nicht wagrecht stehenden Kanälen auftreten können noch sog. „α“-Strömungen. Wenn ein wagrecht liegendes

Flüssigkeitsrohr an einer distinkten Stelle gekühlt wird, so verdichtet sich dort die Flüssigkeit und es findet von beiden Seiten gegen diese Stelle eine, wenn auch geringfügige „α"-Strömung statt. In schief oder gar lotrecht gestellten Kanälen überwiege naturgemäss die „β"-Strömung weitaus. Thornval meint auf diese Weise die kalorischen Reflexe bei Tauben auch nach Plombierung der Bogengänge verstehen zu können. Man könnte Thornvals Anschauung dazu verwenden, um zu einem Verständnisse zu gelangen, dass von den meisten Autoren keine Nullstellung (Indifferenzstellung) für den Nystagmus gefunden worden ist, d. h. eine Stellung, bei welcher infolge wagrechter Lage des horizontalen Bogenganges bei Minimalspülungen kein Nystagmus auftritt. Man meinte dies darauf zurückführen zu können, dass der horizontale Bogengang nicht ideal in einer Ebene liegt und deshalb immer ein Gefälle vorhanden sei.

Es lässt sich aber unter entsprechenden Kautelen auch bei einseitigen Spülungen mit grosser Regelmässigkeit eine solche Indifferenzlage für den Nystagmus (!) finden, wie mein Freund C. Veits bei zahlreichen Untersuchungen nachwies, über die er noch berichten wird. Er verwendet dabei die oben angeführte Spülung der hinteren oberen Gehörgangswand mit einer Rekordspritze unter Augenkontrolle. Die folgenden

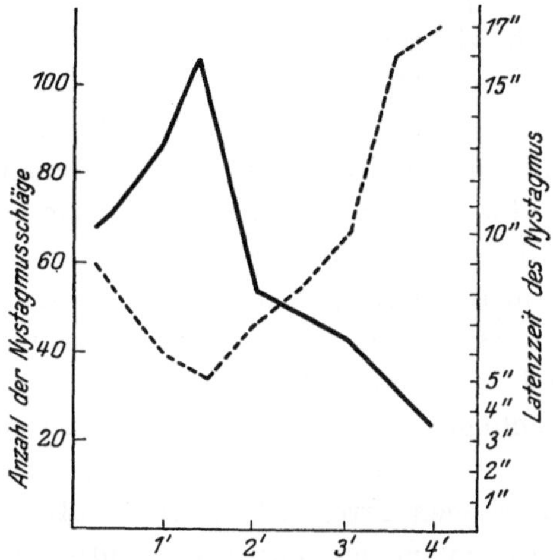

Abb. 35. Anzahl der Nystagmusschläge (————) und Latenzzeit des Nystagmus (– – – –), wenn nach einer Minimal-Kaltspülung in der „oberen absoluten Indifferenzlage" der Kopf zu verschiedenen Zeiten nach Spülbeginn um 90⁰ nach rückwärts in die „obere Maximumlage" gebeugt wird (vgl. Abb. 38 u. 50). Auf der Abszisse ist die Zeit verzeichnet, nach welcher vom Spülbeginne an gerechnet der Kopf ins Maximum zurückgebeugt wird. Auf den Ordinaten (links) ist die Zahl der Nystagmusschläge bzw. (rechts) die Latenzzeit in Sekunden angegeben. (Nach C. Veits.)

Ergebnisse hat mir Veits freundlicherweise zur vorläufigen Mitteilung überlassen. Es ergab sich, dass die Indifferenzlage mit den sog. „absoluten Indifferenzlagen" nach gleichzeitigen äqualen Doppelspülungen [M. H. Fischer (114), M. H. Fischer und C. Veits (119)] übereinstimmt. Letztere lassen sich nun, wie wir gleich zeigen werden, leicht und mit grosser Genauigkeit experimentell bestimmen; es gibt ihrer zwei, von denen aber praktisch nur die sog. obere in Betracht kommt. Diese obere absolute Indifferenzlage entspricht einer individuell verschiedenen Vorbeugung des Kopfes aus der aufrechten Stellung[1] von etwa 20—40⁰. Um 90⁰ davon

---

[1] Es darf dabei nicht vergessen werden, dass die aufrechte Kopfstellung keineswegs ein absolutes Charakteristikum ist; ein solches liess sich leider in einfacher Weise am lebenden Menschen bisher nicht finden.

verschiedene Kopfbeugelagen sind „Maximumlagen", ausgezeichnet durch die stärksten und am längsten dauernden Reflexe, sowie die kürzesten Latenzzeiten. Auf diesen Grundlagen basieren die folgenden Untersuchungen von Veits. In der Indifferenzlage wird die Veits-Spülung gemacht (10 ccm H_2O von 20⁰ C in 7″ gegen die hintere obere Gehörgangswand). Es tritt kein Nystagmus auf; dann wird zu verschiedenen Zeiten nach der Spülung der Kopf um 90⁰ nach rückwärts ins Maximum gebeugt, dabei die Latenzzeit (nicht thermische Zeitschwelle) des Nystagmus und die Zahl der Nystagmusschläge unter der Bartelsschen Brille bestimmt. Man erhält Kurven wie sie Abb. 35 zeigt. Man sieht, dass die Latenzzeit am kürzesten und die Schlagzahl am grössten ist, wenn die Kopfbeugung im Maximum 1—2 Minuten nach Spülbeginn vorgenommen wird. Die Kurven der Schlagzahlen und der Latenzzeiten sind fast reziprok. Dass man aus solchen Kurven Beziehungen zum Temperaturverlaufe im Felsenbeine ausarbeiten kann, wird noch bei den Doppelspülungen genauer gezeigt werden. Die Weiterverfolgung dieser und ähnlicher Fragestellungen verspricht, wie uns die laufenden Untersuchungen von Veits lehren, noch mancherlei Interessantes.

Auf die verschiedenen quantitativen Methoden zur Auswertung der kalorischen Erregbarkeit eines Labyrinthes wollen wir hier verzichten, da sie vornehmlich von klinischem Interesse sind. Eine übersichtliche Zusammenfassung hat davon Grahe (167) gegeben. Viele dieser Methoden lassen übrigens eine Reihe wichtiger Voraussetzungen ausser acht, weshalb es nicht wundern darf, dass sehr erhebliche Meinungsverschiedenheiten und Unstimmigkeiten zwischen den einzelnen Autoren herrschen. Auch da wird man sich wohl sehr bemühen müssen, die nötige Einheitlichkeit auf physiologisch genau fundierten Grundlagen herzustellen.

Ein kurzer Überblick über die Reflexe nach einseitiger Kalorisation lehrt uns also, dass wir es mit recht komplizierten Dingen zu tun haben, deren Deutung beträchtliche Schwierigkeiten macht. Es ist als sehr wahrscheinlich zu bezeichnen, dass Strömungsvorgänge mit in Betracht kommen. Weitere Folgerungen zu ziehen, würde aber wohl bedeuten, sich mehr oder minder auf Spekulationen einzulassen. Darauf weisen unter anderen die von Kobrak (223), Grahe (167) und Schmaltz (336, 337) erhärterten Tatsachen hin, dass bei Massenspülungen die Latenzzeiten oder besser thermischen Zeitschwellen des Nystagmus grösser ausfallen als nach Minimalspülungen. Diese „Hemmung" ist physikalisch nicht verständlich. Ebensowenig lässt sich die Feststellung von Blumenthal (43, 44) mit der Strömungshypothese in Einklang bringen, dass bei extremen Massenspülungen die Nystagmusrichtung (an Hunden geprüft) nicht von der Lage des Kopfes zur Schwerkraftrichtung abhängt. Bemerkenswert ist auch, dass die oben erwähnte Indifferenzlage bei einseitigen Spülungen (Veits, Minimumlage nach Brünings) nur für den Nystagmus, nicht aber für die vestibulären Körperreflexe gilt. Meiner Meinung nach lässt die einseitige Kalorisation eine einfache Deutung überhaupt nicht zu; wir wollen darum sehen, wie sich weitere Argumente finden lassen, die etwa imstande sind, diese Probleme unserem Verständnisse näher zu bringen.

2. Doppelseitige Kalorisation.

Die doppelseitige Kalorisation wurde in Form gleichzeitiger äqualer Doppelspülungen von Ruttin (327) eingeführt, um Erregbarkeitsdifferenzen beider Vestibularapparate festzustellen. Die Methode ist wenig angewendet worden, obwohl sie unter geeigneten Kautelen Ausgezeichnetes zu leisten imstande ist. Man war der Meinung, dass äquale Doppelspülungen für gewöhnlich keine Effekte haben sollen, wenn die Labyrinthe gleich erregbar sind [Ruttin (327), Byrne (78) u. a.]. Auch de Kleyn und Versteegh (220) kamen an Säugern zu negativen Ergebnissen. Nur gelegentlich wurde ein geringfügiger (vertikaler) Nystagmus von Ruttin und Allers und Leidler (7, 8), ebenso unregelmässiges Körperschwanken gesehen. Wir konnten demgegenüber Beweise bringen, dass die Doppelspülungen scharf umschriebene Reflexe zur Folge haben, die in typischer Weise von der Kopflage zur Schwerkraftrichtung abhängen und ein ausgezeichnetes Studiumsobjekt darstellen [M. H. Fischer (114), M. H. Fischer und Wodak (128), M. H. Fischer und Veits (119)].

Äquale Doppelspülungen.

Unter äqualen Doppelspülungen verstehen wir solche, bei welchen in beide Ohren in der gleichen Zeit die gleiche Menge gleichtemperierten Wassers eingespritzt wird; man kann dieselben in Form von Massen- als auch Minimalspülungen verwenden. Um die Gleichheit der Spülungen wirklich sicher zu garantieren, verwenden wir einen einfachen Doppelspülapparat, bei welchem der Ruttinsche Doppelbügel an zwei Müllersche Flaschen angeschlossen ist, die entweder mit einer Druckpumpe oder mit einer Bombe mit Druckluft (Sauerstoff, Kohlensäure usw.) verbunden sind [M. H. Fischer (114)]. Dasselbe Apparatchen lässt sich auch in Miniaturausgabe mit kleinen Zentrifugiergläschen herstellen.

a) Reflexe auf Kopf, Stamm und Extremitäten.

Das Bemerkenswerteste ist, dass es zwei Kopflagen zur Schwerkraftrichtung gibt, in welchen beliebige äquale Doppelspülungen keine vestibulären Effekte auslösen: die „absoluten Indifferenzlagen." Einzig und allein wird unter Beibehaltung der absoluten Indifferenzlagen das ohnehin bei geschlossenen Augen immer vorhandene, nie typisch gerichtete Körperschwanken geringfügig verstärkt. Die Labilität des Gleichgewichtes wird also etwas erhöht. Diese absoluten Indifferenzlagen lassen sich bei geübten Versuchspersonen mit der geringen Fehlerbreite von $\pm 2{,}5^0$ bestimmen [M. H.

Fischer und Veits (119)]; sie liegen 180° voneinander ab. Die obere absolute Indifferenzlage entspricht einer individuell verschiedenen Vorbeugung des Kopfes aus der aufrechten Stellung von etwa 15—40° (vgl. Abb. 36). Diese Bezeichnung kann derzeit mangels geeigneter, bei verschiedenen Versuchspersonen konstanter anatomischer Anhaltspunkte keine absolute sein. Es besteht aber im Zusammenhange mit den anatomischen Feststellungen von Schönemann (340) eine sehr grosse Wahrscheinlichkeit, dass die absoluten Indifferenzlagen jenen Kopflagen im Raume entsprechen, wo die Ebene der beiden äusseren (horizontalen) Bogengänge, soweit man überhaupt von einer gemeinsamen Ebene sprechen darf, wagrecht steht[1]. Wir verwenden als Ausgangsstellung die aufrechte Kopfhaltung; deren Konstanz wird dadurch erhalten, dass ein über einem Transporteur spielendes Lot immer 90° anzeigt, wenn das Beissbrettchen, an welches der Transporteur angeschoben ist, zwischen den Zähnen gehalten wird.

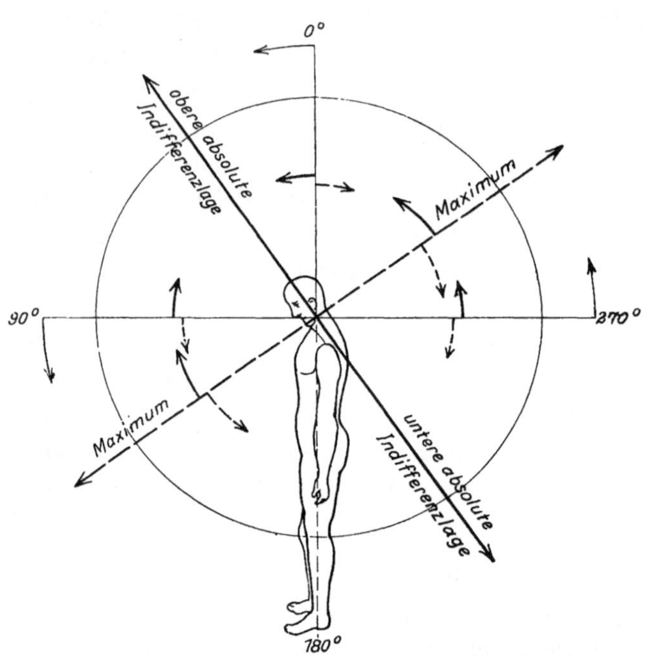

Abb. 36. Bezeichnung der einzelnen Kopflagen im Raume (zur Schwerkraftrichtung) bei reinen Vor- und Rückbeugungen des Kopfes (Oberkörpers) um eine wagrechte Bitemporalachse. Die ausgezogenen Pfeile ⟶ bezeichnen die Richtung der Pulsionsreflexe nach äqualen Doppelkaltspülungen, die gestrichelten Pfeile ⟶ die Richtung der Pulsionsreflexe nach äqualen Doppelheissspülungen. (Nach M. H. Fischer u. C. Veits.)

Auf diese Weise können wir alle Kopflagen relativ zur Ausgangsstellung genau bestimmen. Wir sind im Begriffe, den Winkel zwischen Transporteur und deutscher Schädelhorizontalen röntgenologisch zu bestimmen und können dann auf diese Weise einigermassen Vergleiche zwischen Versuchspersonen ziehen; die aufrechte Kopfhaltung ist bei verschiedenen Individuen nicht einfach vergleichbar. Wohl aber entsprechen die absoluten Indifferenzlagen, die zeitlich durchaus konstant sind, bei verschiedenen Personen einander als funktionell gleichwertig.

---

[1] Veits konnte inzwischen an einem geeigneten Falle mit Hilfe von Röntgenaufnahmen zeigen, dass tatsächlich die absoluten Indifferenzlagen einer Wagrechtstellung der horizontalen Bogengänge sehr weitgehend entsprechen.

Setzen wir nun in der oberen absoluten Indifferenzlage (die untere kommt wegen ihrer schweren Zugänglichkeit praktisch nicht in Betracht) eine äquale Doppelkaltspülung voraus, so bleibt diese wirkungslos. Beugt man aber dann den Kopf weiter vor oder nach rückwärts, so entwickelt sich ein Reflex, der den Körper um die Fussfläche als Drehpunkt in gestreckter Haltung umzu-

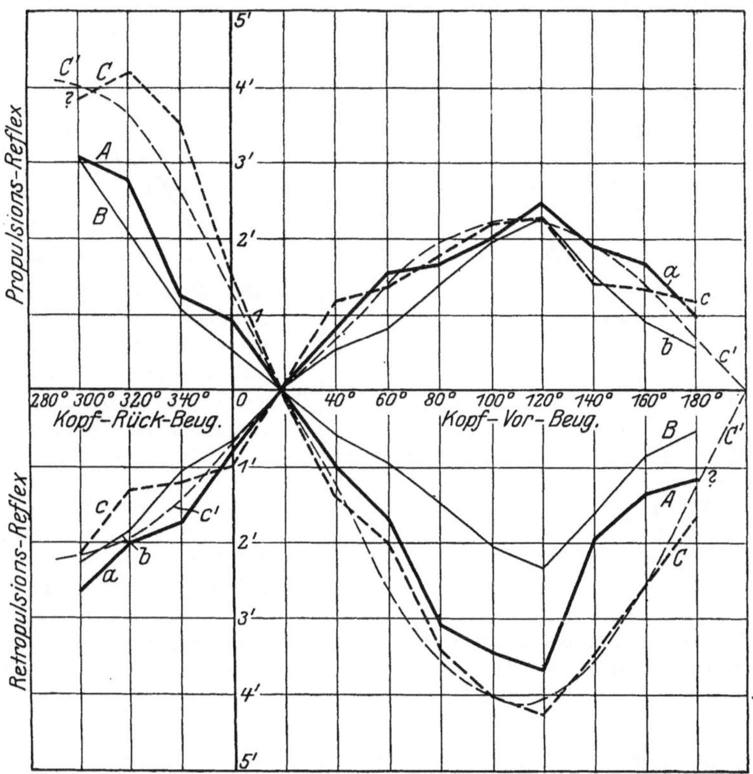

Abb. 37. Dauer der Pro- und Retro-PR nach Kopfbeugungen um die wagrechte Bitemporalachse bei Vp. F. Auf der Abszisse sind die Kopflagen eingezeichnet; die beiden absoluten Indifferenzlagen entsprechen 18° und 198°. Die Ordinatenhöhen entsprechen der Dauer der PR in den zugehörigen Kopflagen. Die Kurven A, B, C wurden nach Kaltspülungen, die Kurven a, b, c nach Heissspülungen gewonnen. Die Kurven C′, c′ — — — — — entsprechen den zu C, c — — — — — gehörigen berechneten Sinuskurven. (Nach M. H. Fischer u. C. Veits.)

werfen trachtet[1]. Wir nannten diese Reflexe „Pulsionsreflexe" (PR.), nach vorne gerichtete Pro-PR., nach hinten gerichtete Retro-PR. Es gilt die allgemeine Regel: der PR. erfolgt in derselben Ebene wie die Beugung des Kopfes und zwar nach vorausgegangenen Kaltspülungen in entgegengesetzter, nach vorausgegangenen Heissspülungen in derselben Richtung, in der die

---

[1] Auch hier wird wieder die Beschreibung des physiologischen Grundtyps gegeben, wie er sich bei geschulten Versuchspersonen findet, die keine Gegeninnervationen ausüben. Natürlich müssen die PR. nicht an allen Individuen in gleicher Weise vollkommen ausgeprägt sein, sondern sie können sich auch als Gleichgewichtsstörung in Form von mehr oder minder starkem Körperschwanken äussern.

Kopfbewegung erfolgte. Wir verfolgten diese Reflexe quantitativ. Es wurde in einer Untersuchungsreihe immer dieselbe Spülung vorausgeschickt und dann immer zur selben Zeit nach dem Spülbeginne der Kopf mit mittlerer Geschwindigkeit aus der absoluten Indifferenzlage in graduell verschiedene Beugungslagen überführt. Es mussten auch Vorbeugungen resp. Rückbeugungen des Oberkörpers mit zu Hilfe genommen werden. Eventuell

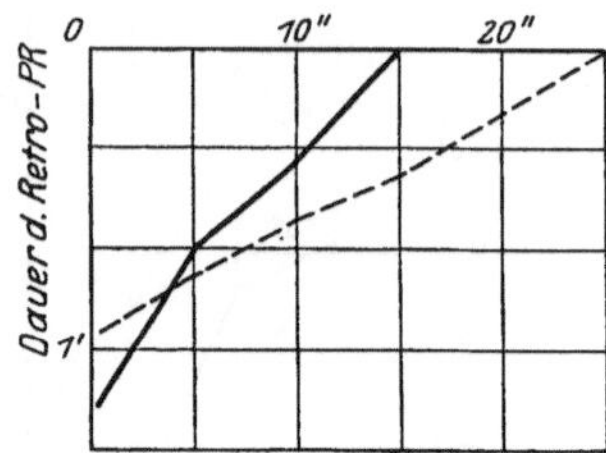

Abb. 39. Einfluss der Überführungszeit des Kopfes auf die Dauer des PR.
bei Vp. F. u. V. Auf der Abszisse sind
die Überführungszeiten des Kopfes,
auf den Ordinaten die Dauer des PR.
eingezeichnet. (Nach M. H. Fischer
u. C. Veits.)

Abb. 38. Dauer der Pro- und Retro-
PR. bei Vp. F. u. V., wenn der
Kopf ceteris paribus zu verschiedenen
Zeiten nach der Spülung ins Maxi-
mum vorgebeugt wird. Auf der
Abszisse sind die Zeiten angegeben, zu welchen der Kopf nach dem Spülbeginn ins Maximum
vorgebeugt wird. Die Ordinatenhöhlen stellen die Dauer der PR. dar.
(Nach M. H. Fischer u. C. Veits.)

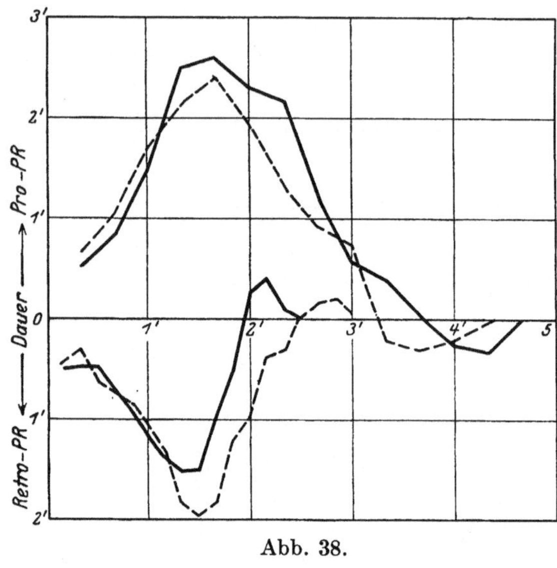

Abb. 38.

modifizierende Einflüsse durch Hals-, Beckenreflexe usw. waren darum unvermeidbar. Die Ergebnisse bei einer Versuchsperson zeigt Abb. 37. Man sieht, dass die Dauer des PR. — es handelt sich um Dauermessungen — eine Sinusfunktion des Beugungswinkels des Kopfes ist. Freilich die experimentell gefundenen Kurven sind keine exakten Sinuskurven, aber ihre Annäherung an die mathematischen Sinuskurven ist so ausgesprochen, dass man sie unter Berücksichtigung der gegebenen unvermeidbaren experimentellen Fehlerquellen nicht besser erwarten kann. Aus dem Verlaufe der Dauerkurven ist ersichtlich, dass es neben den absoluten Indifferenzlagen zwei Maximumlagen gibt, die von jenen um je 90° abliegen und durch die grösste Dauer der PR. ausgezeichnet sind (vgl. auch Abb. 36). Dürfen wir nun die absoluten Indifferenzlagen durch Wagrechtstellung der Ebene der Horizontalkanäle kennzeichnen, so müssen in den Maxima die Horizontalkanäle lotrecht stehen. Nun ist nach einfachen physikalischen Grundsätzen auch die kalorisch ausgelöste Endolymphströmung ceteris paribus eine Sinusfunktion des Neigungswinkels des Kanalsystems zur Schwerkraftrichtung

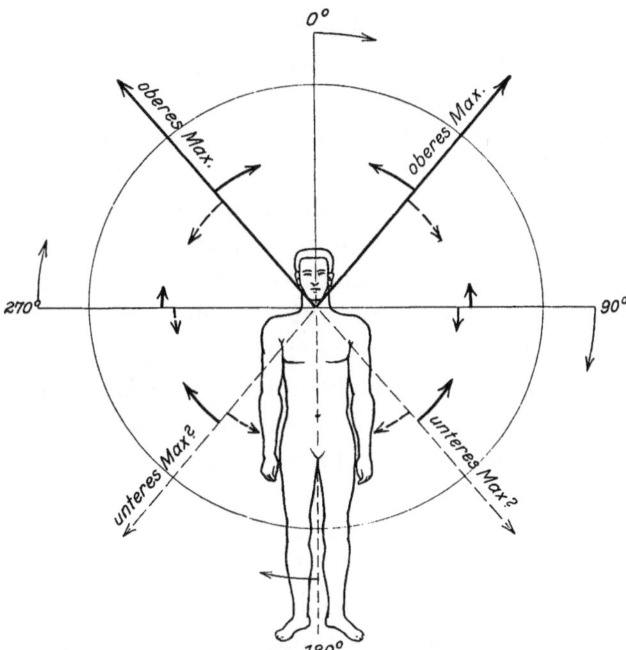

Abb. 40. Bezeichnung der einzelnen Kopflagen im Raume (zur Schwerkraftrichtung) bei reinen seitlichen Neigungen des Kopfes (Oberkörpers) um eine wagrechte Sagittalachse. Die ausgezogenen Pfeile ⟶ bezeichnen die Richtung der Pulsionsreflexe nach äqualen Doppelkaltspülungen, die gestrichelten Pfeile ⤍ die Richtung der Pulsionsreflexe nach äqualen Doppelheissspülungen. (Nach M. H. Fischer u. C. Veits.)

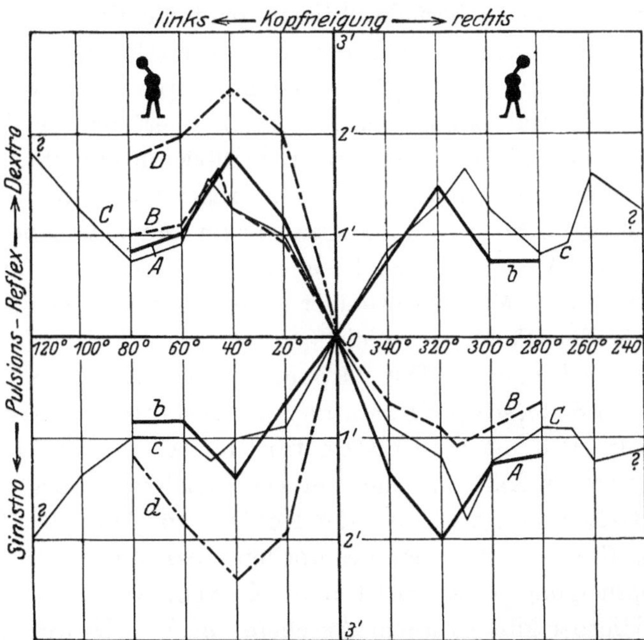

Abb. 41. Dauer der Latero-PR. nach Kopfneigungen um die wagrechte Sagittalachse bei Vp. F. Auf der Abszisse sind die Neigungslagen des Kopfes, auf den Ordinaten die Dauer der PR. verzeichnet. (Nach M. H. Fischer u. C. Veits.)

genau so wie die Dauer der PR. Dieses Verhalten spricht allem Anscheine nach doch sehr dafür, dass engere Zusammenhänge zwischen Endolymphströmung und PR. bestehen müssen.

Wieder einen anderen Zweck verfolgen Untersuchungen, bei welchen ceteris paribus der Kopf zu verschiedenen Zeiten nach der Spülung in der absoluten Indifferenzlage immer ins Maximum überführt wird. Die Feststellungen von Schmaltz (siehe weiter unten) gipfeln darin, dass die Temperaturstörung im Felsenbeine einen ganz charakteristischen zeitlichen Verlauf hat. Es ist also naheliegend, dass man auf die eben geschilderte Weise rein physiologisch gewisse Anhaltspunkte für diesen Temperaturverlauf gewinnen kann. Das in der Tat recht interessante Ergebnis dieser Dauermessungen zeigt als Paradigma Abb. 38. Man sieht, dass die PR. am längsten dauern, wenn der Kopf nach 1—2 Minuten vom Spülbeginne an gerechnet ins Maximum überführt wird. Selbstverständlich sind hier die Konstanten der Spülung von bestimmendem Einflusse. Das Auffallendste ist aber, dass die Kurven einen negativen Nachschlag besitzen, d. h. dass eine Kopfüberführung gewisse Zeit nach der Spülung plötzlich zu einem PR. in umgekehrter Richtung führt als man gewohnt ist. Diese zunächst verwunderliche Tatsache findet aber ihre einfache Deutung, wenn wir die physikalischen Vorgänge im Innenohre heranziehen (siehe weiter unten S. 149—154).

Wie nötig es ist zur Fundierung einer Theorie nicht nur die physikalischen Grundsätze genau zu kennen, sondern auch die Eigenschaften des lebenden Substrates entsprechend zu berücksichtigen, zeigt die Eigentümlichkeit, dass die Dauer der PR. auch eine Funktion der Überführungszeit des Kopfes ist. Wenn man den Kopf aus der absoluten Indifferenzlage einmal langsam, das andere Mal rascher ins Maximum überführt, so dass man das Maximum aber im selben Zeitpunkte nach Spülbeginn erreicht, also dasselbe Stadium des Temperaturverlaufes trifft, so erhält man PR. von ganz verschiedener Dauer (vgl. Abb. 39). Ja bei genügender Länge der Überführungszeit kann man dann das Auftreten der PR. überhaupt vermeiden, man kann sich also einschleichen. Nichtsdestoweniger ist das physikalische Geschehen im Felsenbeine in beiden Fällen das gleiche.

Neigt man nach äqualen Doppelspülungen den Kopf aus der absoluten Indifferenzlage zur Seite, so erhält man asymmetrische PR. sog. Latero-PR., nach links Sinistro-PR., nach rechts Dextro-PR. Auch hier erfolgen die PR. nach vorausgegangenen Kaltspülungen entgegen, nach vorausgegangenen Heissspülungen in der Bewegungsrichtung des Kopfes (vgl. Abb. 40). Verfolgt man die Latero-PR. ähnlich, wie oben besprochen quantitativ bei graduell verschiedenen Kopfneigungen, so erhält man Kurven, wie sie in Abb. 41 dargestellt sind. Hierbei gibt es allem Anscheine nach 4 Dauermaxima, wie in den Abbildungen zu ersehen ist. Die Deutung ist da wesentlich schwieriger, weil kompliziertere Lageverhältnisse der Bogengänge zu berücksichtigen sind.

Es gibt auch kombinierte PR.; solche können entweder allein durch eine kombinierte rein labyrinthäre Wirkung entstehen oder auch durch Überlagerungen von extralabyrinthären Faktoren (Halsreflexe usw.) auf labyrinthäre Auswirkungen. Die schwierigen Details würden hier zu weit führen, siehe darüber M. H. Fischer und C. Veits (119). Wenn man wieder die Fallrichtung auf den Kopf bezieht, dann kann man zu folgendem einfachen, allgemein gültigen Gesetze gelangen: Die Richtung, Dauer und Stärke des PR. ist ceteris paribus abhängig von der Lage des Kopfes im Raume zur Schwerkraftrichtung.

Behält man jene Kopflage unverändert bei, deren Einnahme zum Auftreten von PR. geführt hat, dann erlischt der PR. allmählich wieder; es schliesst sich aber auch hier, wie wir es bisher ganz allgemein kennen gelernt haben, ein langdauernder pendelnder Ablaufrhythmus an. Wieder gibt es die typischen Verschiedenheiten zwischen Kalt- und Heissspülung, das rasche kurzdauernde Abpendeln nach letzteren, das viel länger dauernde trägere nach ersteren.

Nun überdauert aber die Temperaturstörung im Felsenbeine in der Regel die Anfangsphase des PR. Daraus erklärt sich die interessante Tatsache, dass man die anschliessenden nervösen Phasen — als solche sind sie wohl wieder aufzufassen — durch neuerliche rezeptorische Vorgänge beeinflussen kann, wenn man nur die Kopflage zur Schwerkraftrichtung neuerlich ändert. Diese sehr interessanten Interferenzvorgänge zwischen nervöser Erregung und neu hinzutretender rezeptorisch ausgelöster Erregung bei mehrfachem Lagewechsel des Kopfes würden aber hier zu weit führen. Beim nun zu besprechenden Nystagmus sind die Verhältnisse einfacher, weil es dort keinen nervösen Pendelrhythmus gibt.

b) Reflexe auf die Augen.

Die Beschreibung des Nystagmus nach äqualen Doppelspülungen kann in der Hauptsache nur eine qualitative sein. Da fehlen noch die mit erheblichen Schwierigkeiten verbundenen quantitativen Untersuchungen. Soweit dieselben hier vermerkt werden, handelt es sich nur um groborientierende Bestimmungen.

Zunächst gelten auch für den Nystagmus die absoluten Indifferenzlagen wie für die PR. Nur ist die Bestimmung derselben mit Hilfe des Nystagmus nicht so leicht und nur mit einer wesentlich grösseren Fehlerbreite möglich. Man wählt darum besser den Umweg über die PR. Für das folgende ist wieder, solange nichts anderes vermerkt wird, die Spülung in der oberen absoluten Indifferenzlage vorausgesetzt, an die erst die Lageänderung des Kopfes angeschlossen wird.

Nimmt man nach vorausgegangenen äqualen Kaltspülungen Kopfbeugungen in der Sagittalebene vor, dann tritt ein Vertikalnystagmus auf, der bei Vorbeugungen kinnwärts, bei Rückbeugungen des Kopfes stirnwärts gerichtet ist. Ein Schema dieser Verhältnisse zeigt die Abb. 42. Die quantitativen Verhältnisse sind nicht genauer nachgeprüft. Bei Heissspülungen ist die Nystagmusrichtung umgekehrt. Allgemein lässt sich sagen, dass der Vertikalnystagmus nicht sehr stark ist, gewöhnlich nur ersten Grades, d. h. er zeigt sich nur beim Blicke im Sinne der raschen Komponente. Jedoch findet man auch Nystagmus zweiten Grades speziell in den Maximumlagen. Besonders schwierig ist der kinnwärts gerichtete Vertikalnystagmus zu beobachten, weil mit der notwendigen Blicksenkung zwangsläufig eine Konvergenz verknüpft ist, die bekanntlich jeden Nystagmus schwächt, wenn nicht aufhebt.

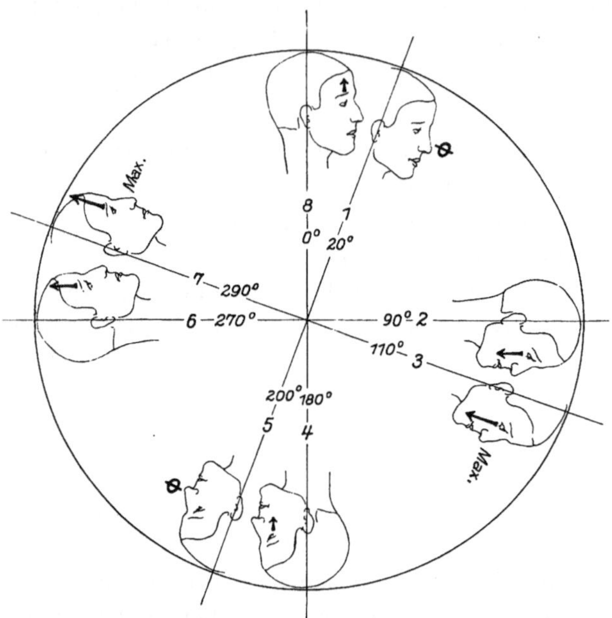

Abb. 42. Verhalten des Vertikalnystagmus bei den verschiedenen Kopflagen im Raume — erreichbar durch reine Neigungen in der Sagittalebene — nach äqualen Doppelspülungen mit Wasser unter Körpertemperatur. Nach übereinstimmenden Ergebnissen an 2 Versuchspersonen. Stellung 1 und 5 sind die „absoluten Indifferenzlagen" abweichend von der aufrechten Stellung resp. Stellung Kopf unten. Die Stellungen 3 und 7 entsprechen den Maximumlagen.

Seitwärtsneigungen des Kopfes nach Spülung in der absoluten Indifferenzlage führen zu einem charakteristischen Seitennystagmus. Da lassen sich in der Regel individuelle Typenverschiedenheiten feststellen. Es gibt Individuen, bei welchen ein rotatorischer Nystagmus zum tieferliegenden Ohre auftritt, bei anderen hingegen schlägt der Nystagmus horizontal zum höherliegenden Ohre. Abb. 43 gibt ein Schema dieser Verhältnisse; es sei jedoch bemerkt, dass die durch die Pfeilgrösse angedeuteten quantitativen Verhältnisse wahrscheinlich nicht richtig sind, sondern dass ähnlich wie bei den Latero-PR. 4 Maxima vorliegen. Doch bedarf diese Frage näherer Untersuchung. Ausser den zwei genannten Typen ist noch ein dritter kombinierter Typus möglich, wobei rotatorischer Nystagmus nach der einen Seite mit horizontalem nach der anderen Seite kombiniert ist.

In geeigneten Kopflagen, die man sich durch Neigungen und Beugungen zustandegekommen denken kann, gibt es Kombinationen von Vertikalnystagmus und Seitennystagmus, als **vertikal-rotatorische und diagonale**

Nystagmusformen. Man kann dabei recht wechselnde Bilder sehen, deren Deutung nicht einfach ist. Wir wollen diese komplizierten Dinge nicht näher berühren. Zur groben Orientierung möge eine Skizze (Abb. 44) dienen, die den Nystagmus in Kopflagen darzustellen versucht, welche alle auf einer wagrechten Ebene liegen.

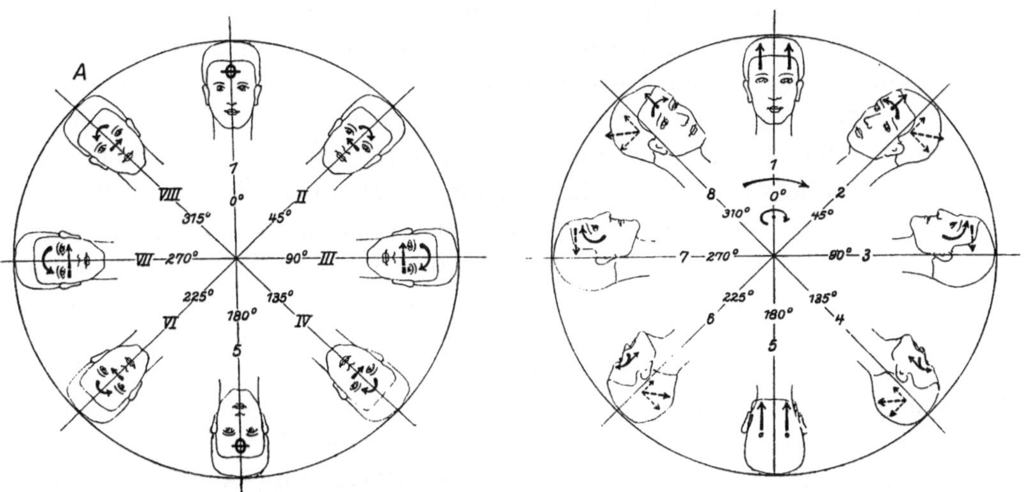

Abb. 43. Schema der beiden Haupttypen des Seitennystagmus, des rotatorischen bzw. horizontalen ←---→ bei den verschiedenen Kopflagen im Raume nach äqualen Doppelkaltspülungen. Die quantitativen Verhältnisse dürften, wie im Texte vermerkt, etwas anders liegen.

Abb. 44. Die qualitativen Verhältnisse des Nystagmus nach äqualen Doppelspülungen in einer wagrechten Ebene bei gleichzeitiger Drehung um die Körperlängsachse. Stellung 1 entspricht der Rückenlage mit dem Gesichte nach oben. Von da aus dreht sich der Körper im Sinne des Uhrzeigers um die durch seinen Schwerpunkt hindurchgehende Lotachse und gleichzeitig im selben Ausmasse, ebenfalls im Sinne des Uhrzeigers um seine wagrechte Längsachse. Stellung 5 entspricht der Bauchlage mit dem Gesicht nach unten. Die Stellungen 3 und 5 entsprechen der rechten (rechtes Ohr unten) bzw. der linken (linkes Ohr unten) Seitenlage. Die ausgezogenen Nystagmuspfeile ⌢⌣. gelten für den rotatorischen Seitentypus, die gestrichelten Nystagmuspfeile ←-- für den horizontalen Seitentypus.

Schon aus dieser kurzen Beschreibung geht hervor, dass der **Nystagmus nach äqualen Doppelspülungen in einer absoluten Indifferenzlage nach Qualität und Quantität von der Lage des Kopfes im Raume zur Schwerkraftrichtung abhängt.** In meiner Originalarbeit (114) sind dafür noch nähere Beweise ausgeführt.

Wenn man nach der Spülung in einer absoluten Indifferenzlage den Kopf in eine Differenzlage für den Nystagmus bringt — es ist am zweckmässigsten eine Differenzlage für den Seitennystagmus zu wählen, bei welcher die Verbindungslinie identischer Punkte beider Labyrinthe mit der Lotrichtung einen anderen Winkel als 90° einschliessen muss, — dann entwickelt sich dort mit einer gewissen Latenzzeit der Seitennystagmus; man sieht, wie er bis zu einem gewissen Maximum anschwillt und dann wieder langsam abflaut, bis er völlig verschwindet und dauernd verschwunden bleibt. Auch Rücküberführung in die absolute Indifferenzlage lässt keinen Nystagmus auftreten. Wir müssen also annehmen, dass es bei diesem kalorischen Nystagmus keinen nervösen pendelnden Ablauf gibt oder dass derselbe wenigstens bei der direkten Inspektionsmethode unmerklich bleibt.

Sehr interessant ist folgendes Verhalten. Zum Entstehen eines Seitennystagmus nach äqualen Doppelspülungen muss die Verbindungslinie identischer Punkte der beiden Labyrinthe mit der Lotrichtung einen anderen Winkel als 90° einschliessen. Somit bedeuten alle jene Kopflagen, bei denen genannte Verbindungslinie wagrecht steht, für den Seitennystagmus Indifferenzlagen (nicht für den Vertikalnystagmus). Man kann darum in Rückenlage spülen ohne einen Seitennystagmus zu erhalten, wenn nur genannte Bedingung erfüllt ist. Dreht man aber dann den Kopf zur Seite, so entwickelt sich dort der Seitennystagmus und klingt allmählich wieder ab. Diese Zeit ist aber wesentlich kürzer, wie wir heute sicher wissen, als die Dauer der Temperaturstörung im Felsenbeine. Bringt man nun den Kopf wieder in die Rückenlage, dann entsteht dort wieder ein entgegengerichteter Nystagmus in typischer Weise und verschwindet wieder. Ich habe darum angenommen, dass sich in der Seitenlage ein neuer „allonomer“ Gleichgewichtszustand ausbildet, der mit dem Erlöschen des Nystagmus erreicht wird. Dieses allonome Gleichgewicht muss sich dann nach Überführung in die ursprüngliche Rückenlage wieder in das ursprüngliche Seitengleichgewicht umwandeln, wobei umgekehrte rezeptorische Vorgänge auftreten, die einen umgekehrten Seitennystagmus erzeugen und mit seinem Verschwinden beendet sind. Der Versuch lässt sich nach einmaliger Spülung mehrmals wiederholen, wie das folgende Beispiel zeigt.

Äquale Doppelkaltspülung [1]
in Rückenlage . . . . kein Seitennystagmus [2].
nach ½ Minute linke Seitenlage   . . . ⌒↘ ⌒↘ 1. bis 3. Grades, dauert etwa 80 Sek., wird abklingen gelassen.
½ Minute später Rückenlage . . . . . . ↙⌒ ↙⌒ 1. bis 3. Grades, dauert etwa 30 Sek., wird abklingen gelassen.
½ Minute später linke Seitenlage . . . ⌒↘ ⌒↘ nur eben angedeutet, verschwindet bald.
½ Minute später rechte Seitenlage   . . ↙⌒ ↙⌒ 1. bis 3. Grades, dauert etwa 80 Sek., wird abklingen gelassen.
½ Minute später Rückenlage . . . . . . ? ?
½ Minute später rechte Seitenlage   . . ↙⌒ ↙⌒ 1. bis 3. Grades, dauert etwa 30 Sek.
nachher linke Seitenlage . . . . θ θ

---

[1] Hier handelt es sich um Spülung von 150 ccm H_2O von 20° C in etwa 1 Minute in jedes Ohr.

[2] Vertikalnystagmus stirnwärts ist vorhanden, der jedoch nicht stark ist und bald verschwindet, so dass er den Versuch zumeist nicht stört.

Man kann diesen Versuch in verschiedener Weise modifizieren. Z. B. kann man den Nystagmus, welchen man in Rückenlage erhält, wenn man den Kopf aus einer Seitenlage wieder in die Rückenlage überführt, dadurch verstärken, dass man nun die entgegengesetzte Seitenlage einnimmt. Wir sind noch weit davon entfernt, die ganzen Verhältnisse des Genaueren übersehen zu können. Auffallend ist die lange Zeit, während welcher wir in obigem Versuche nach unserer Meinung immer wieder rezeptorische Vorgänge spielen lassen können. Es sind unter den (Anm. 1) angegebenen Spülbedingungen über 6 Minuten!

Eine weitere, gleichfalls einstweilen nicht zu deutende Tatsache ist, dass man nicht denselben Nystagmus erhalten muss, wenn man dieselbe Spülung in einer absoluten Indifferenzlage vornimmt und erst nachher den Kopf in eine Differenzlage überführt, als wenn man schon von vorneherein in der gleichen Differenzlage spült. Es ist also für den Nystagmus die Spülstellung nicht gleichgültig, ein Verhalten, welches für die Pulsionsreflexe nicht in Betracht kommt. Ja im Nystagmus treten sogar qualitative Verschiedenheiten auf. Man erlebt oft einen Wechsel in der Form und Richtung jenes Nystagmus, der schon während der Spülung in der Differenzlage auftritt. Z. B. kann aus einem Horizontalnystagmus nach der einen Seite durch anschliessende Kombination mit einem rotatorischen Nystagmus nach der anderen Seite letzterer schliesslich allein entstehen oder umgekehrt. Ich habe eine Anzahl solcher Experimente an anderer Stelle (114) genauer beschrieben. Heissspülungen geben unter sonst gleichen Bedingungen keineswegs immer die umgekehrten Resultate.

Man sieht also, dass auch der Nystagmus nach äqualen Doppelspülungen sehr bunte Bilder aufweist, die sich sehr viel schwerer verstehen lassen als die Pulsionsreflexe und infolgedessen keine so einfachen Schlüsse zulassen, wie sie sich leicht aus der Beobachtung der PR. ergeben.

Inäquale Doppelspülungen.

Man kann bei den inäqualen Doppelspülungen sehr verschiedene Modifikationen anwenden; man kann gleichzeitig mit verschiedenen Mengen Wassers gleicher oder verschiedener Temperatur spritzen oder ungleichzeitig in mannigfacher Weise spülen. Schon einzelne vorläufige Versuche lehrten uns, dass es ein ungemein reizvolles, aber ebenso schwieriges Gebiet ist. Kombinationseffekte von Reflexen kann man dabei erhalten, von Pulsionsreflexen mit vestibulären Körperreflexen, ähnlich beim Nystagmus. Spült man ein Ohr heiss, das andere kalt, dann lassen sich je nach den Spülkonstanten verschiedene Kopflagen im Raume finden, bei welchen keine Reflexe vorhanden sind; es muss also unter solchen Bedingungen ein Gleichgewicht zwischen den beiden Vestibularapparaten eintreten. Nimmt man z. B. eine solche Spülung in Rückenlage vor, dann erhält man dort einen sehr kräftigen

10*

Nystagmus zum heissgespülten Ohre, der spurlos verschwunden sein kann, wenn man den Kopf in eine Seitenlage überführt. Da eröffnet sich ein reiches, interessantes aber schwieriges Arbeitsgebiet, das aber vielleicht manche Fortschritte für unser Verständnis der kalorischen Reflexe bringen kann.

Bevor wir zu den theoretischen Anschauungen über das Zustandekommen der kalorischen Reflexe Stellung nehmen können, müssen wir uns wenigstens mit den physikalischen Grundprinzipien der durch Temperatureinwirkung im Innenohre hervorgerufenen Vorgänge vertraut machen. Es ist sicher, dass ohne klare Erkenntnis der physikalischen Vorgänge jeder Versuch einer theoretischen biologischen Deutung nur als eine, wenn auch geistreiche Spekulation angesehen werden darf. Leider wird dieses Prinzip in der Biologie nur allzu oft übertreten, was allerdings damit zusammenhängen mag, dass es keineswegs immer einfach ist, die zugrundeliegenden physikalischen Vorgänge leicht zu überschauen. Betreffs des Vestibularapparates sind darum die klardurchdachten, ausgezeichneten Untersuchungen der letzten Jahre speziell von Schmaltz und Dohlman gar nicht hoch genug einzuschätzen, wobei Schmaltz noch das besondere Verdienst zukommt, auch am Lebenden gearbeitet zu haben. Andererseits ist aber auch nicht zu vergessen, dass es mit der rein physikalischen Klärung keineswegs getan ist. Solange nicht physiologische Parallelen vorliegen, die erlauben, direkte Beziehungen zwischen Physik und Physiologie herzustellen, kann man mit Hilfe der physikalischen Tatsachen allein keine Theorie physiologischer Erscheinungen aufbauen. Konnten wir doch schon bei der Rotation zeigen, dass die altbewährte Mach-Breuer-Brownsche Theorie, die eine rein physikalische Betrachtung ist, allein zur Deutung der Drehreflexe nicht ausreicht. Überall ist der biologische Faktor, die Eigenschaft der lebenden Substanz für die Reflexauswirkung massgebend. Ihn gilt es zu untersuchen; die Erkenntnis der zugrundeliegenden physikalischen Vorgänge ist nur eine Vorbedingung. Dann erst ist es möglich, an den Versuch einer Deutung zu denken. Dass wir nun zu keiner endgültigen Formulierung werden gelangen können, dass viele Fragen offen bleiben müssen, wenn wir nicht den Weg reiner Spekulation beschreiten wollen, wird dem Leser bei Berücksichtigung der oben beschriebenen so bunten kalorischen Reflexbilder ohne weiteres einleuchten.

3. Die Grundlagen der durch Temperatureinwirkung im Innenohre ausgelösten physikalischen Vorgänge.

Das Prinzip aller einschlägigen Untersuchungen liegt darin, dass man versucht hat, mit Hilfe von in die Bogengänge eingeführten oder an die Bogengänge angelegten Thermoelementen und geeignet angeschalteten, empfindlichen Thermogalvanometern den Temperaturverlauf in den Bogengängen zu registrieren, wenn man im äusseren Gehörgange durch Wasserspülung eine Temperaturstörung setzt.

Auf diese Weise konnte zunächst von allen Untersuchern (Schmaltz, Meurman, Dohlman, Frenzel) einhellig festgestellt werden, dass schon Minimalspülungen Kobraks geeignet sind, eine in Betracht kommende Temperaturstörung am horizontalen Kanale hervorzurufen. Die ursprüngliche Anschauung Kobraks, Uffenordes, Blumenthals und Brunners, welche solche Temperaturstörungen unter diesen Bedingungen für unwahrscheinlich hielten, besteht also nicht mehr zu Recht. Darauf, dass für die Wärmeleitung vornehmlich die Knochenbrücke zwischen hinterer oberer Gehörgangswand und horizontalem Bogengang in Betracht kommt und nicht der Weg über die Paukenhöhle, wurde schon oben hingewiesen.

Am Leichenpräparat ergibt sich nun ein recht steiler und ziemlich hoher Temperaturanstieg im Bogengang bei entsprechender Temperaturstörung im äusseren Gehörgange. So weist die auf Abb. 45 verzeichnete Kurve von Schmaltz eine maximale Temperaturdifferenz von $1,8^0$ bei einer Temperaturdifferenz des Spülwassers von $6,8^0$ gegenüber der Ausgangstemperatur am Schädel auf. Dass beim Lebenden der Temperaturverlauf anders erfolgt (Abb. 46), nämlich die Abkühlungen resp. Erwärmungen sehr viel geringer sind, hängt mit der Durchblutung des lebenden Gewebes zusammen. Die grossen Unterschiede in den verzeichneten Kurven von Schmaltz sind übrigens zum Teil auch noch dadurch bedingt, dass die Messungen am Lebenden nur am knöchernen Kanale vorgenommen werden konnten, während am Präparate in dem Bogengange gemessen wurde. Der Einfluss der Entfernung der Messstelle von der Wärmestelle ist nun sehr gross, das ergibt sich klar aus den Schmaltzschen Ausführungen. Mit zunehmendem Abstand der Messstelle von der Störungsstelle verlaufen die Kurven um so flacher und steigen um so später an. Mit diesen leicht verständlichen Tatsachen stimmen die Messungen der „Latenzzeiten" von Dohlman gut überein; er fand, dass die Temperaturstörung zuerst im horizontalen Bogengange 6 mm entfernt von der Ampullenmündung — also an der Ansatzstelle der „Antrumbrücke" — eintritt und dort auch den höchsten Wert erreicht. Den Temperaturverlauf an anderen Stellen des Kanals ersieht man aus Abb. 47. Selbstredend handelt es sich bei diesen Latenzzeiten (Zeit vom Beginn der Spülung bis zum Ausschlag des Galvanometers) nicht um absolute Werte, sondern nur um relative, miteinander vergleichbare, spielt ja hier die Trägheit des Galvanometers eine ausschlaggebende Rolle.

Einen schönen Überblick über den Gesamttemperaturverlauf nach einem doppelten Temperatursprung gibt die Abb. 48 von Schmaltz. „In einem dreidimensionalen Koordinatensysteme seien auf einer Achse die Temperaturen auf der zweiten die Entfernung des jeweils betrachteten Punktes von der Störungsstelle aufgetragen, während die dritte Achse die Zeit darstelle. Der Bogengang liege in der Vertikalebene derart, dass der der Störungsstelle proximale Punkt seines einen Schenkels bei X_1, der von dieser entfernteste

Punkt bei X_2 liege. Dann erfolge an der Stelle X_0 eine Temperaturstörung, welche die Temperatur zur Zeit $T = 0$ auf $\vartheta = 1$ bringt. Diese Temperatur bleibe bis zur Zeit $T = 2$ bestehen und falle dann sprunghaft auf 0 zurück. Die Kurve ϑ_1 gebe sodann den charakteristischen Ablauf der Temperatur an der Stelle X_1 als Funktion der Zeit wieder. Die Gestalt dieser Temperaturkurve wird bestimmt als die Differenz zweier Temperaturfunktionen, wie sie in Gleichung 1 der oben genannten Arbeit[1] angegeben sind. Der Ablauf der Temperatur an dem hinteren Schenkel des Bogenganges, also an der Stelle X_2 verlaufe nach der Kurve ϑ_2. Es ist für die Gestalt der Temperaturkurve

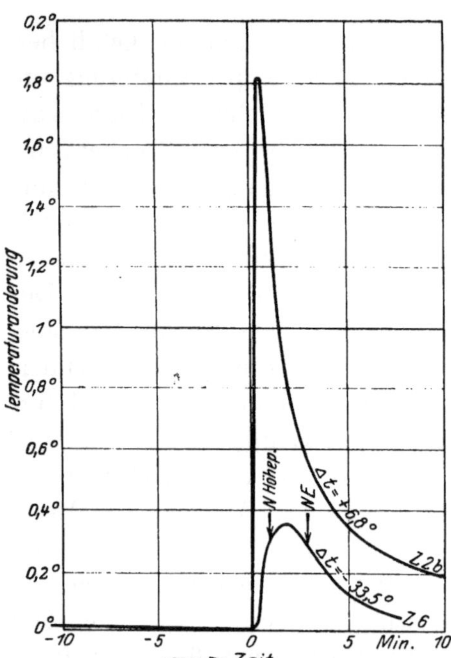

Abb. 45. Temperaturverlauf am Präparat (Z b 2) und am Lebenden (Z 6). N Höhep. = maximaler Nystagmus; NE = Nystagmusende. (Nach G. Schmaltz u. G. Völger.)

charakteristisch, dass die Kurven, je weiter sie von der Störungsstelle entfernt liegen, ein relativ niedriges Maximum haben und weniger steil ansteigen bzw. abfallen. Abb. 48 I zeigt nun die Temperatur in ihrer Abhängigkeit sowohl von der Zeit, wie von der Entfernung von der Störungsstelle in Form einer zweifach gekrümmten Fläche. Die beiden extremen Temperaturkurven sind in Abb. 48 II nochmals dargestellt. Man sieht, wie diese sich zum Zeitpunkt T = 5,6 überschneiden. Zu diesem also ist die Temperatur an den extremen Punkten des vorderen und hinteren Schenkels des Bogenganges gleich. Vor diesem Zeitpunkt ist der vordere Schenkel der wärmere, hinter diesem Zeitpunkt der hintere Schenkel. Dasselbe ergibt sich aus der Betrachtung des Temperaturgradienten im Mittelpunkt des Bogenganges. Dieser wechselt nämlich zum Zeitpunkt T = 5,6 sein Vorzeichen und wird positiv, nachdem er vorher negativ war. Der Temperaturgradient steht, wie ich (sc. Schmaltz) früher gezeigt habe, in einer linearen Beziehung zur Strömungsgeschwindigkeit der Endolymphe. In Abb. 48 III ist entsprechend unserem Beispiel die Strömungsgeschwindigkeit der Endolymphe aufgetragen. Man sieht anschaulich, dass diese steil ansteigt, bei T = 2,5 ihr Maximum hat, bei T = 5,6 Null wird und dann eine negative Phase durchläuft. Wenn also die Strömungsgeschwindigkeit vorher im Sinne des Uhrzeigers verlaufen ist, kehrt sei bei T = 5,6 um und verläuft entgegengesetzt. Es zeigt sich, dass bei einer zahlen-

---

[1] G. Schmaltz, Pflügers Arch. f. d. ges. Physiol. **208**, 424. 1925.

mässigen Entwicklung entsprechend den wirklichen Verhältnissen des menschlichen Ohres diese negative Phase verhältnismässig niedrig verläuft und der Betrag der negativen Strömungsgeschwindigkeit nur einen Bruchteil der positiven erreicht." Soweit die prägnanten Ausführungen von Schmaltz selbst, die besser und kürzer zu geben unmöglich ist.

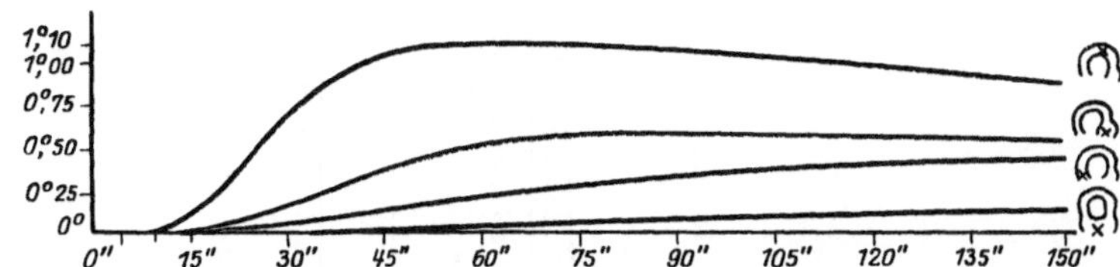

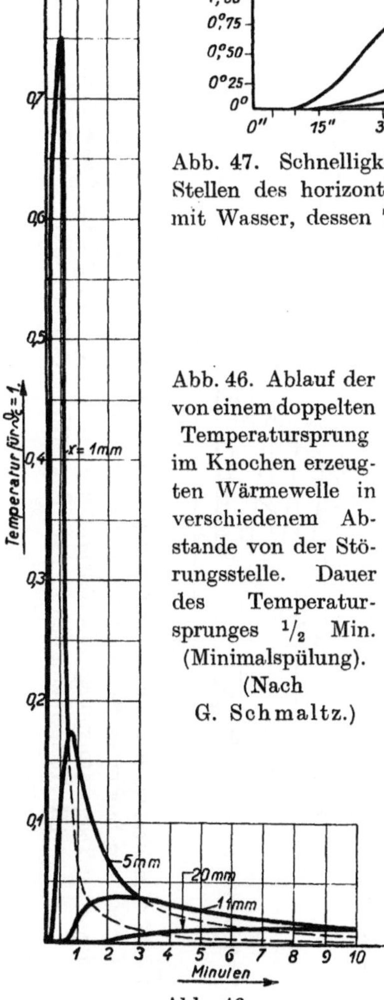

Abb. 47. Schnelligkeit und Höhe des Temperaturstieges an verschiedenen Stellen des horizontalen Bogenganges bei Spülung des äusseren Gehörganges mit Wasser, dessen Temperatur um 10⁰ höher liegt als die Temperatur des Präparates. (Nach G. Dohlman.)

Abb. 46. Ablauf der von einem doppelten Temperatursprung im Knochen erzeugten Wärmewelle in verschiedenem Abstande von der Störungsstelle. Dauer des Temperatursprunges $^1/_2$ Min. (Minimalspülung). (Nach G. Schmaltz.)

Abb. 46.

Ergänzend ist dazu noch zu sagen, dass Schmaltz in einer früheren Mitteilung alle Bedenken zerstreut hat, welche gegen die Möglichkeit von Endolymphströmungen in Röhren capillaren Charakters vom Durchmesser der häutigen Kanäle erhoben worden sind. Solange nämlich die Geschwindigkeit der Strömung unter der sog. Reynoldschen Grenze bleibt, kann man sich zuverlässig des Poiseulleschen Gesetzes bedienen. Schmaltz hat nach Bestimmung aller nötigen Konstanten auf Grund seiner Temperaturmessungen die Endolymphgeschwindigkeiten berechnet und dabei gefunden, dass ein Temperaturgefälle von 1 Grad/cm bezogen auf den Mittelpunkt des menschlichen Bogenganges in diesem eine Strömung von der Geschwindigkeit $2{,}0 \cdot 10^{-4}$ cm/sek. oder $2{,}0\,\mu$/sek. hervorruft. Eine ganz ausgezeichnete Übersicht über die Beziehungen zwischen Temperaturverlauf, Endolymphgeschwindigkeit und zurückgelegtem Wege der Endolymphe nach einer Massenspülung gibt die Abb. 49 nach Schmaltz. Hier sieht man auch klar, dass die Endolymphgeschwindigkeit nach einer bestimmten Zeit (zwischen 8. und 9. Minute) negativ wird, d. h. dass die Richtung der Strömung umkehrt; die Ursachen dafür wurden oben eben auseinandergesetzt.

Von grosser Wichtigkeit ist, dass Schmaltz auf Grund seiner Untersuchungen die Möglichkeit gegeben hat, dass man nunmehr durch einfache Bestimmung des Temperaturverlaufes im äusseren Gehörgange bei entsprechender Anwendung der von Schmaltz entwickelten formel- und zahlenmässigen Grundlagen die Verschiebungen der Endolymphe im Bogengange in ihrem zeitlichen Ablauf rechnerisch ermitteln kann.

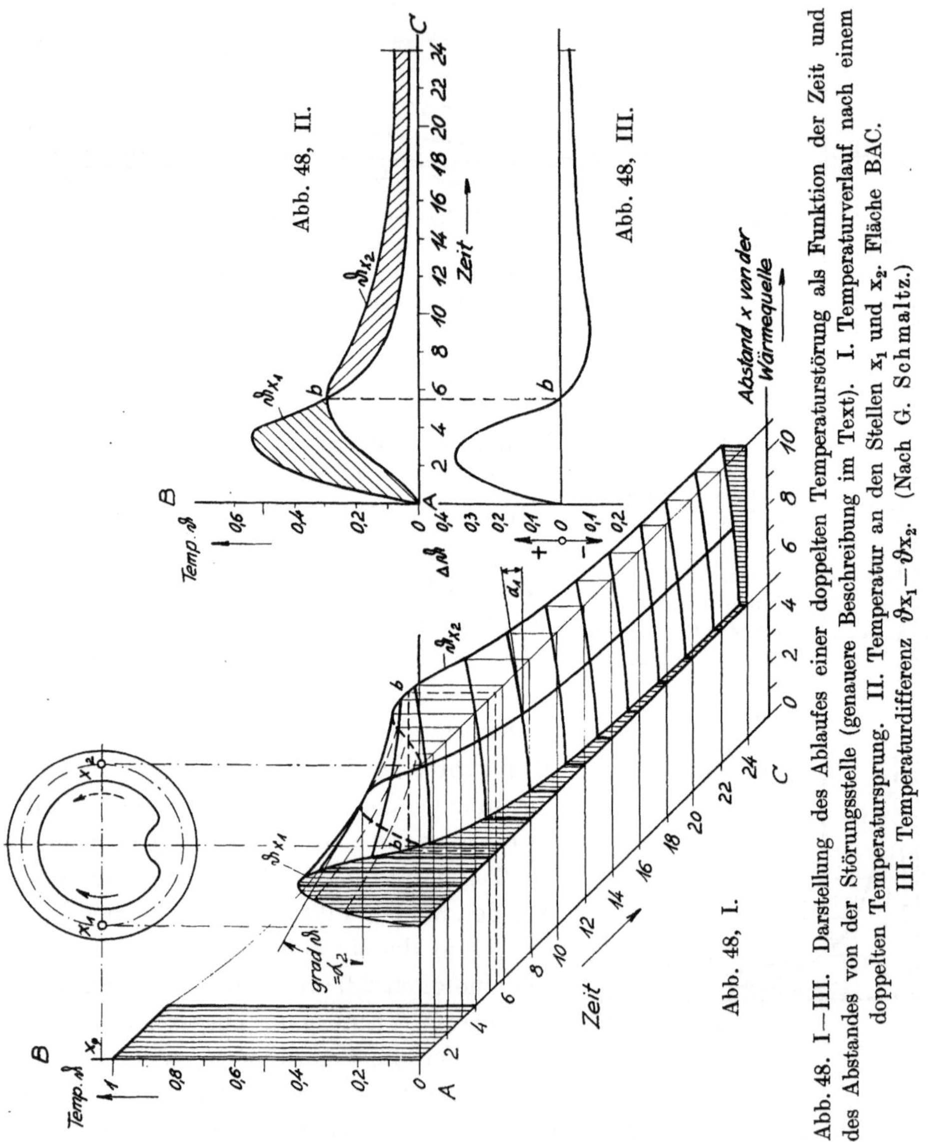

Abb. 48. I—III. Darstellung des Ablaufes einer doppelten Temperaturstörung als Funktion der Zeit und des Abstandes von der Störungsstelle (genauere Beschreibung im Text). I. Temperaturverlauf nach einem doppelten Temperatursprung. II. Temperatur an den Stellen x_1 und x_2. Fläche BAC. III. Temperaturdifferenz $\vartheta_{x_1} - \vartheta_{x_2}$. (Nach G. Schmaltz.)

4. Zur Theorie der kalorisch ausgelösten Erscheinungen.

Wir wollen hier kein Spekulationsgebäude errichten, keine ins Einzelne gehende Deutung versuchen, sondern uns nur auf die einigermassen sichere und klare Auswertung der Tatsachen beschränken. Darum wollen wir auch auf

eine Diskussion der Anschauungen von Kobrak, Borries, Mygind, Thorn-
vall, Spitzer u. a. verzichten, sie würde uns viel zu weit führen. Man hat
meines Erachtens keine begründete Berechtigung, ein Detailschema nach
allen Richtungen auszubauen, dazu fehlen bei den Komplikationen des vorliegenden Forschungsgebietes noch zu viele Grundlagen.

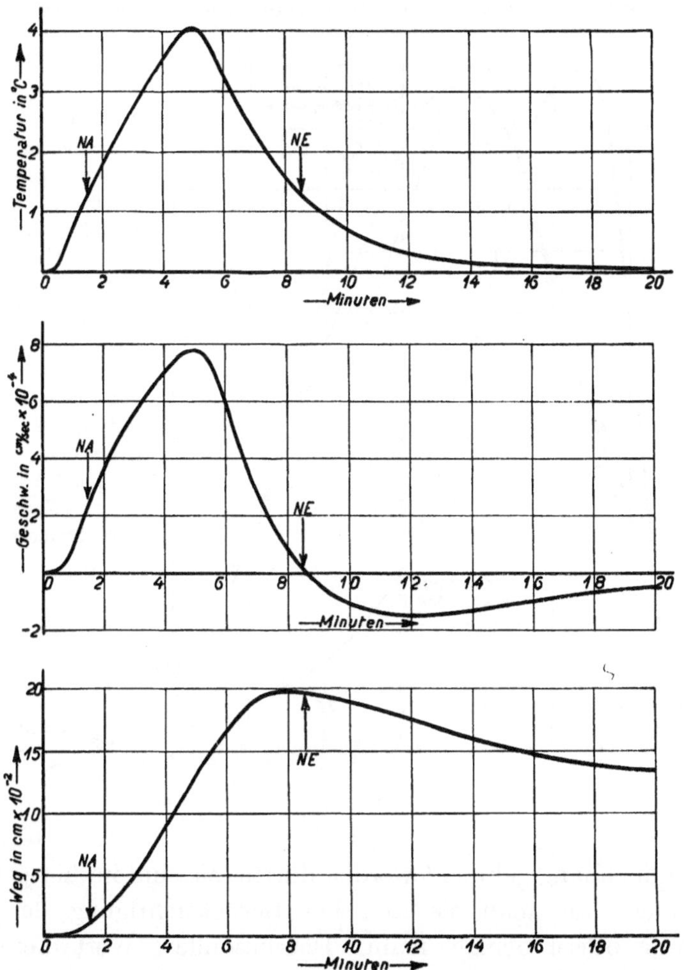

Abb. 49. Temperaturverlauf und Endolymphströmung bei einer Massenspülung.
(Nach G. Schmaltz.)

Oben sind eine ganze Reihe von Argumenten angeführt worden, welche
für die Bárány sche Strömungshypothese zu sprechen scheinen, andere wieder,
welche mit ihr nicht im Einklange stehen. Man könnte also daran denken,
dass Strömungsvorgänge der Endolymphe an der Auslösung der kalorischen
Erscheinungen beteiligt sind, dass sie aber nicht die alleinige Ursache sein
müssen oder besser sein können. Damit erscheint im Vorhinein unser Stand-
punkt scharf gekennzeichnet.

Dass Strömungsvorgänge an der Auslösung der kalorischen
Vorgänge beteiligt sind, das geht unter anderem aus der sehr guten Übereinstimmung des Verlaufes der Pulsionsreflexe [M. H. Fischer und C. Veits
(119)] mit den von Schmaltz (339) hierzu berechneten Endolymphgeschwindigkeiten hervor. Die Übereinstimmung zeigt in klarer Weise Abb. 50 nach
Schmaltz. Die Kurven weisen eine Phasenverschiebung auf, was mit Latenz-

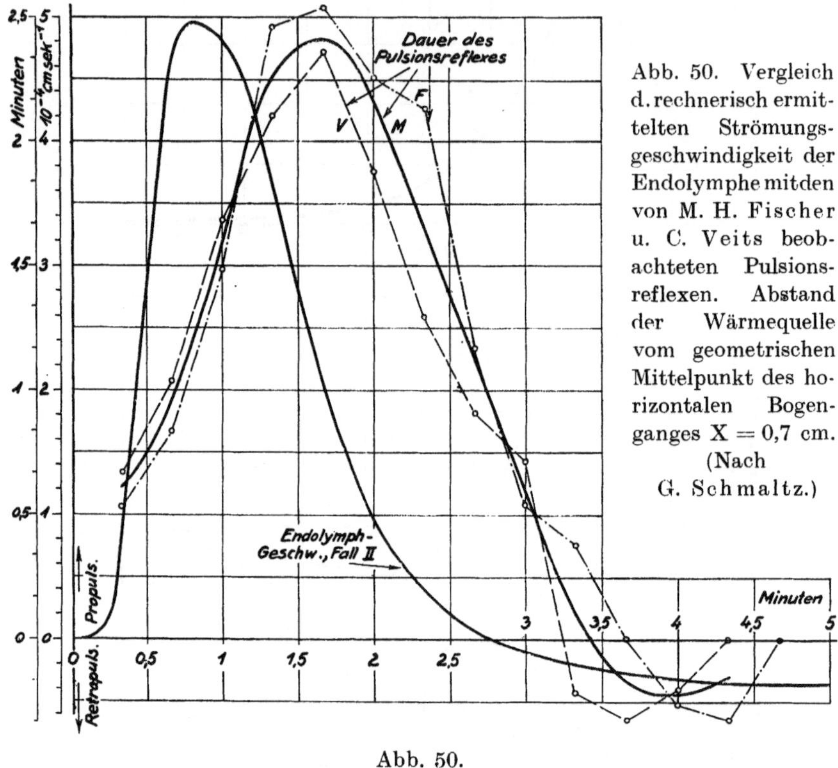

Abb. 50.

zeiten in Zusammenhang gebracht werden dürfte; sie sind im übrigen von einer
Übereinstimmung, wie man sie sich bei Berücksichtigung der gegebenen
Umstände kaum besser denken kann. Der besondere Wert dieser Tatsache
liegt in der Parallelität voneinander völlig unabhängiger physikalischer
Messungen und mathematischer Berechnungen einerseits, rein biologischer
Reflexprüfungen andererseits, die hier zum ersten Male aufgezeigt werden
konnte.

Wenn wir also auch die Mitbeteiligung der Endolymphströmungen als
sicher annehmen dürfen, so ist damit die Sache doch keineswegs erledigt.
Es bleiben noch eine Anzahl anderer Erscheinungen zu deuten, vor allem
die auffallenden Unterschiede zwischen Wärme- und Kältewirkung, die eine
physikalische Ursache wohl nicht haben können. Bleiben wir zunächst
bei den relativ einfach übersehbaren äqualen Doppelspülungen, so sind es

vornehmlich die erheblichen Differenzen in den Latenzzeiten der Pulsionsreflexe nach Heiss- und Kaltspülungen. Nach Heissspülungen sind die Latenzzeiten sehr viel kürzer, wie wir (M. H. Fischer und C. Veits) demnächst
werden genauer zeigen können. Man könnte daran denken, dass es sich dabei
um gleichzeitige Gefässreaktionen handelt, wie sie Grahe und Metzger (169)
am Kopfe (Conjunctiva usw.) bei kalorischen Reizungen der Haut beschrieben
haben. Die Auswirkungen dieser Gefässreaktionen kann man sich wieder in
verschiedener Weise vorstellen. Oder aber, man könnte sich im Sinne der
Bartelsschen Hemmungs-Förderungs-Theorie eine direkte Beeinflussung der
rezeptorischen Nervenendigungen durch die Temperatureinwirkung vorstellen,
eventuell auf dem Umwege von Gefässreaktionen. Auch eine solche Auffassung, wie sie übrigens schon in etwas modifizierter Form von Borries
und Mygind aufgestellt worden ist, hat manches für sich. Eine Entscheidung
oder auch nur eine klarere Formulierung lässt sich nicht geben. Bemerken
möchte ich nur noch, dass man bei allen Deutungsversuchen meist nicht an
das Vorhandensein der Perilymphe gedacht hat, die doch von der Temperatureinwirkung zu allererst getroffen werden muss.

Wenn wir nun gar an die durch einseitige Kalorisation ausgelösten
Reflexe herantreten, dann werden die Verhältnisse noch schwieriger. Diese
Vorgänge lassen meines Erachtens eine eindeutige Auslegung überhaupt nicht
zu. Sehr merkwürdig ist mir immer wieder die oft so ausgesprochene Ähnlichkeit
der Erscheinungen einseitiger Kaltspülungen mit den akuten Erscheinungen
nach einseitiger Labyrinthentfernung. Freilich auch bei einseitiger Kalorisation
müssen Endolymphströmungen mitspielen, ob aber mit derselben Bedeutung
wie bei äqualen Doppelspülungen, ist eine andere Frage. Bei letzteren ist jener
unbekannte andere Faktor symmetrisch, bei den einseitigen Spülungen aber
asymmetrisch und das kann vielleicht viel ausmachen.

Wir haben vergleichend physiologische Daten nicht herangezogen. Aber
auch sie bringen uns in der Beurteilung unserer Probleme nicht weiter. Ernsthaft müssen wir also bekennen, dass wir — streng physiologisch gedacht —
trotz der nicht zu leugnenden erheblichen Fortschritte der letzten Jahre
doch noch sehr weit von einem klaren Verständnis dieser allerdings sehr
schwierigen Dinge entfernt sind.

Es sei noch erlaubt, mit wenigen Worten darauf hinzuweisen, wie man
sich das Verhalten der Cupulae in den Ampullen unter der Einwirkung
der diskutierten Endolymphströmungen vorstellen kann. Lange war die
alte Anschauung von Mach und Breuer allein in Geltung, die einfach an
mechanische Verlagerungen der Cupula dachten. Demgegenüber sei hier nur
auf die geistreiche „Schwingungs-Theorie" von Spitzer (351) hingewiesen.
Eine ganz neue, äusserst interessante Anschauung hat Schmaltz (337, 338)
entwickelt. Dieser Autor nimmt an, dass die Endolymphe eine andere Ionen-
konzentration hat als die übrigen Körperflüssigkeiten, dass sie an einer Grenz-

fläche durch Dialyse gebildet und in gleicher Konzentration erhalten wird. Zwischen den im Cristaepithel eingebetteten Nervenfasern und der Endolymphe bestehe dieses Gleichgewicht jedoch nicht; es finde durch die Gallerte der Cupula und ihre Kanäle dauernd eine langsame Ionenwanderung statt, so dass sich um die Cupula ein Schleier von Flüssigkeit etwas anderer Konzentration bilde. Durch die Verschiebung der Endolymphe werde die Symmetrie dieses Schleiers und damit das Diffusionsgleichgewicht gestört, was zur Nervenerregung führe. Schmaltz hat an einem eigenen Modelle diese Vorgänge in sehr schöner Weise nachzuahmen versucht.

In der Tat haben die Schmaltzschen Anschauungen mancherlei Bestechendes. Sie passen sehr gut zusammen mit der geringfügigen Verschiebung der Endolymphe und lassen sogar die Möglichkeit sehr langsamer rein peripherer rhythmischer Vorgänge zu.

B. Galvanisation.

Die galvanische Reizung der Labyrinthe besteht darin, dass man am besten mit Hilfe zweier auf die Warzenfortsätze aufgelegten Elektroden einen galvanischen Strom durch den Kopf quer durchschickt. Man kann auch nur eine differente Elektrode an ein Planum mastoideum anlegen und eine zweite indifferente an irgendeinen anderen Körperteil, braucht jedoch im letzteren Falle sehr erheblich höhere Stromstärken. Da jedoch auch bei der einpoligen Anwendung eine einseitige Beanspruchung eines Vestibularapparates wegen der Verteilung der Stromschleifen infolge der komplizierten Widerstandsverhältnisse des Kopfes zu mindestens sehr in Frage steht, höchstens eine asymmetrische Beeinflussung in Betracht kommt, so hat diese Methode keinen wesentlichen Vorteil. Im Gegenteil die auch sonst unvermeidlichen Schmerzeffekte an den Elektroden bei längerer Einwirkung können bei den nötigen höheren Stromstärken recht stören.

Im allgemeinen kommt die Galvanisation als Funktionsprüfungsmethode recht selten in Anwendung. Das hat seinen berechtigten Grund darin, dass sie oft auch bei sicherer Zerstörung des Rezeptionsapparates noch positive Resultate ergibt und man infolgedessen gezwungen ist anzunehmen, dass es sich auch um Einwirkungen auf den Vestibularisstamm handelt. Eine Methode, die aber keine Differenzierungen erlaubt, ist an sich wenig geeignet. Eine gewisse Rationalisierung durch möglichst genaue Bestimmung der Widerstandsverhältnisse hat in letzter Zeit Dohlman (101) versucht.

a) Reflexe auf Kopf, Stamm und Extremitäten.

Wir konnten zeigen [M. H. Fischer und E. Wodak (125)], dass der durch galvanische Beeinflussung der Labyrinthe hervorgerufene Reflexkomplex ganz dem Typus der durch Rotation bzw. Kalorisation erzeugten „vestibulären Körperreflexe" mit ihren Teilerscheinungen entspricht. Es ent-

spricht die Anodenseite einer Kaltspülung, die Kathodenseite einer Heissspülung des gleichen Ohres. Nach der Stromöffnung kehren sich die Reflexe
um und zeigen den typischen rhythmischen Ablauf. Als Folge der vestibulären
Körperreflexe gibt es naturgemäss auch hier ein „vestibuläres Umfallen"
nach der Anodenseite, aber keine „Fallreaktion" in unserem Sinne. Schon
Brenner (59), Hitzig (186), Kny (221), Breuer und vielen älteren Autoren
ist die Fallneigung nach der Anodenseite bekannt gewesen, zweifellos sahen
sie auch schon Teilerscheinungen der vestibulären Körperreflexe, wenn auch
dort detaillierte Beschreibungen und Analysen fehlen. Fruböse (136) hat
eine Anzahl Argumente dafür gebracht, dass die Gleichgewichtsstörungen bei
der Galvanisation unabhängig vom „Schwindel" sind. Gertz (146) verficht
ähnliche Anschauungen, weil er die Reaktionszeit der galvanischen Körper-
schwankung kürzer (0,1—0,15 sek.) fand als die Reaktionszeit (Empfindungszeit) des galvanischen „Schwindels" (0,4 sek.). Der Anschauung der genannten
Autoren ist beizupflichten.

Naturgemäss tritt auch bei galvanischer Reizung an den Armen die Ab-
weichreaktion und Arm-Tonus-Reaktion in Form von Höhendifferenzen auf
[M. H. Fischer und E. Wodak (125)]. Die etwas differenten Beobachtungen
S. Erbens (104, 105) betreffen im Prinzipe dieselben Erscheinungen. Über
die mehr minder ausgesprochene Regelmässigkeit der Arm-Symptome hat
Junger (210) eine Studie gemacht.

b) Reflexe auf die Augen.

Bei galvanischer Querdurchströmung des Kopfes tritt an den Augen
der von Hitzig zuerst beschriebene galvanische Nystagmus auf, dessen
rasche Komponente zur Kathode gerichtet ist; er ist entweder horizontal,
rotatorisch oder gemischt. Es bedarf einer bestimmten Stromstärke zur
Auslösung des typischen Nystagmus. Ist die Stromstärke geringer, so kann
man noch eine während der Durchströmung bestehen bleibende Seitendeviation
[Gertz (146)] oder Rollung [Struyken (359), Eysvogel (106)] der Augen
im Sinne der langsamen Nystagmuskomponente, also sozusagen die Vorstufe
des Nystagmus beobachten. Dass auch hier naturgemäss die Reizschwelle
des Nystagmus von der Fixationsmöglichkeit abhängt, zeigte Buys (71).
Unter dem Nystagmographen, also bei Ausschluss der Fixation trat der
Nystagmus schon bei sehr viel geringeren Stromstärken auf.

Wichtig ist, dass die Richtung des galvanischen Nystagmus unabhängig
von der Kopflage zur Schwerkraftrichtung ist. Hingegen lässt sich die Stärke
halsreflektorisch beeinflussen [Grahe (161)].

Wenn man eine Elektrode gabelt und beide Pole der Gabel an die
Warzenfortsätze anlegt, den anderen Gegenpol aber in der Körpermedianen
anlegt, so bleibt jeder Reizeffekt aus [M. H. Fischer (114), M. H. Fischer
und C. Veits (119)]. Junger (211) will unter diesen Umständen jedoch

Veränderungen im kalorischen Nystagmus gefunden haben. Eigenartig sind die Behauptungen von Eysvogel (106); seine Untersuchungen gingen darauf hinaus die Quixsche Anschauung zu prüfen, dass ein Katelektrotonus (gegabelte Kathode an beiden Ohren) eine Zunahme des Erregungszustandes der beiden Utriculi-maculae bedeute, also ebensoviel wie eine Druckvermehrung der Lapilli; es müssten dabei also beide Augen eine Höhenabweichung stirnwärts zeigen. Umgekehrt sollte eine gegabelte Anode an beiden Ohren (Anelektrotonus) wie eine Abnahme des Erregungszustandes der Maculae, also wie eine Druckverminderung der Utriculus-Otolithen wirken und sonach eine Höhenabweichung beider Augen kinnwärts besorgen. In der Tat will Eysvogel solche Höhenabweichungen der Augen gefunden haben; er verwendete dazu eine Nachbildmethode und fand Werte von $^1/_2$—1^0, selten von 2^0 und ganz ausnahmsweise 3—4^0 bei erheblichen Stromstärken bis zu 10 MA. Dazu möchte ich bemerken, dass bei seiner Nachbildmethode mindestens Werte von $^1/_2$—1^0 in die Fehlerbreite der Beobachtungen fallen müssen, zumal unter Eysvogels Versuchsbedingungen eine Fixation ausgeschlossen sein musste. Es sind also Zweifel gegen Eysvogels Ergebnisse vorzubringen.

c) Zur Theorie der galvanischen Reflexe.

Auch über die Art der Einwirkung der galvanischen Ströme auf das Innenohr lassen sich keine unanfechtbaren Vorstellungen geben. Viele Autoren (Bárány, Quix u. a.). stellen sich vor, dass es an der Anode nach Art des Pflügerschen Zuckungsgesetzes zu einer Hemmung der Eigenerregungen, an der Kathode dagegen zu einer Steigerung komme. Wenn man so auch eine meist recht brauchbare Arbeitshypothese vor sich hat, so lassen sich doch mancherlei Einwände erheben. Solche hat speziell Brünings (68) vorgebracht, der deshalb zur Deutung der galvanischen Reflexe seine These der „Kataphorese" aufgestellt hat. Auch diese ist nicht unbestritten geblieben.

IV. Vegetative Auswirkungen des Vestibularapparates.

Besonders stärkere rotatorische Reizung des Vestibularapparates führt bei empfindlichen Personen häufig zu einem unangenehmen Symptomenkomplex, den man in Erinnerung an die Seekrankheit als „Nausea" zu bezeichnen pflegt. Die Nausea besteht in einer Reihe vegetativer Symptome, Erblassen oder Erröten, häufig mit Ausbruch kalten Schweisses verbunden, Speichelsekretion, Pulsbeschleunigung oder Verlangsamung, Störung des normalen Atemrhythmus, Singultus, mit heftiger Übelkeit verbundenes Erbrechen, eventuell Defäkation u. dgl. Diese Symptome sind je nach individueller Empfänglichkeit wechselnd ausgeprägt.

Kohnstamm (229) hatte die Meinung ausgesprochen, dass dieser Symptomenkomplex durch Übergreifen der Erregung von den Vestibulariskernen auf die Vaguskerne zustande komme. Meiner Meinung nach ist diese Fassung zu eng. Die besprochenen Symptome sind nicht allein Vagussymptome, sondern Zeichen einer starken vegetativen Erregung überhaupt. Man kann sich vorstellen, dass alle vegetative Zentren der Medulla durch starke Erregungen der Vestibulariskerne in wechselnder Weise mitgegriffen werden können. Freilich lässt sich beim Menschen die Mitbeteiligung psychischer Komponenten in keiner Weise leugnen, sie ist im Gegenteil sogar sehr wahrscheinlich.

Die Nausea ist nicht nur ein Charakteristikum der rotatorischen Reizung, sie tritt auch bei Kalorisation mitunter sogar recht heftig auf. Man hat die Behauptung aufgestellt, dass äquale Doppelspülungen nie Nausea erzeugen; diese Meinung ist unrichtig, bei ausgiebigen Kopfstellungsänderungen kann sie sich auch hiebei recht unangenehm bemerkbar machen. Es ist überhaupt eine Eigentümlichkeit, dass die Nausea nur dann auftritt oder wenigstens sehr stark wird, wenn die Lage des Kopfes während oder nach der Reizung verändert wird. Wir [M. H. Fischer und E. Wodak (123)] konnten deshalb durch geeignete Kopffixation mittels eines Beissbrettchens am Drehstuhle trotz stärkerer Drehung auch bei sehr empfindlichen Personen die Nausea so gut wie völlig vermeiden. Andererseits führt eine rasche Kopfstellungs-änderung auch während einer gleichmässigen Drehung oder knapp nach der Rotation in der 1. negativen Phase auch bei sonst sehr refraktären Individuen fast unweigerlich zu Nausea-Erscheinungen. Diese sind also fast die regel-mässigen Begleiter der Purkinjeschen Drehempfindung und der „Fall-reaktion." Ähnliche Bedingungen kommen übrigens, wie es van Wullften Palthe (396, 397) schildert, in der Aviatik bei der Ausführung sog. „Vrillen" (descente en tabouret de piano, spin) vor, vergleiche auch Leiri (249). Da es dabei zu Schwindelanfällen (Purkinjescher Drehempfindung) und Nausea, ja sogar Bewusstseinsstörungen kommen kann, wobei natürlich der Pilot die Herrschaft über seinen Apparat verliert, so sind den Piloten, um Abstürze zu vermeiden, unter diesen Bedingungen ganz bestimmte Kopfhaltungen vorgeschrieben. Nach Erfahrungen französischer Flieger (siehe Leiri (249)] kommen übrigens ähnliche Symptome, die sich bis zu Bewusstseinsstörungen steigern können, auch bei starken Höhenschwankungen des Luftfahrzeuges (plötzlichem Steigen oder Absacken) vor. Doch erscheint wohl zweifelhaft, ob es sich dabei um rein vestibuläre Erscheinungen handelt und nicht auch die geänderten Luftdruckverhältnisse eine Rolle spielen; der diesbezügliche Einfluss der verminderten Sauerstoffspannung ist ja allgemein bekannt [vgl. unter anderen Bauer (38)].

Schliesslich sei nur nebenbei auf die eigentliche Seekrankheit hin-gewiesen, deren Besprechung nicht hierher gehört. Sie steht zweifellos auch in sehr engem Zusammenhange mit dem Vestibularapparate [siehe z. B. Quix (313)].

Man hat vielfach versucht, die Seekrankheit, die Fliegerkrankheit und auch die experimentelle Nausea bei einfacher Vestibularisreizung auf Erregungen bestimmter Teile des Rezeptionsapparates zurückzuführen. So wird z. B. speziell von Quix (313), Leiri (249) u. a. die Meinung vertreten, dass die Otolithen in Betracht kämen. Es ist nun eine alte Erfahrung, dass die Seekrankheit speziell durch das Stampfen und die Dünungsbewegungen des Schiffes hervorgerufen wird, wo also besonders Vertikalbewegungen eine Rolle spielen, weniger aber durch das Rollen. Wenn man nun der Meinung ist, dass durch Progressivbewegungen ausgelöste Reflexe tatsächlich von den Otolithen herstammen, dann kann man ja denselben eine gewisse Bevorzugung bei der Auslösung der Seekrankheit zuerkennen. Aber es kann bei dem komplizierten Bewegungstyp der Schiffe gar keine Rede davon sein, dass Beanspruchungen der Kanäle nicht mit in Frage kämen. Es erscheint mir darum obige Auffassung zu mindestens einseitig[1].

Insbesondere auf dem Wege des Tierexperimentes bestrebte man sich die einzelnen Komponenten der Nausea bei Vestibularisreizung zu analysieren. Da stehen die Arbeiten von Kremer (236), Spiegel und Demetriades (348, 349) im Vordergrunde. Man fand Beeinflussungen des Blutdruckes, Steigerung der Darmperistaltik u. dgl. Am Menschen sind die Untersuchungen spärlicher; Udvarhelyi (370) stellte Verringerung der Pulsfrequenz und Erhöhung des Blutdruckes nach Drehung und Kalorisation fest, Wotzilka (394) fand sowohl Senkung als auch Steigerung des Blutdruckes nach Drehung. Allers und Leidler (7, 8) versuchten den Einfluss einer Vestibularisreizung auf die Atmung festzustellen und fanden Veränderungen der Atmung, die aber nicht in gesetzmässiger Weise verliefen. Wenn sie aber dabei von einer „vestibulären Atemreaktion" sprechen, so ist doch zu bedenken, dass sie mit Kalt- und Warmspülungen der Ohren arbeiteten. Man kann deshalb nicht ausschliessen, dass die Atemveränderungen auch durch den Wärme-, Kältereiz der Haut und des Gehörganges an sich bedingt sind, wie sich allerdings auch nicht leugnen lässt, dass vestibuläre Faktoren mitspielen. Dazu wären Kontrolluntersuchungen nötig gewesen, noch besser die Verwendung rotatorischer Reizung. Der Einfluss der Spülung auf das Armplethysmogramm ist noch weniger für die vestibuläre Genese beweisend, da ja allgemein bekannt ist, wie leicht durch allerlei Faktoren Gefässreaktionen hervorgerufen werden können. Wir selbst [M. H. Fischer und E. Wodak (125)] konnten uns in zahlreichen Versuchen davon überzeugen.

Bei Säuglingen sind weiter während der Drehung Contractionen der Gesichtsmuskeln (Stirnrunzeln, Aufwerfen der Oberlippe, Contraction der Wange) von Bartels, Mygind und O. Voss beobachtet worden.

Udvarhelyi (370) fand als erster eine Pupillenerweiterung nach der Drehung, die von Wodak bestätigt wurde. Wodak und ich (383) haben

---

[1] Vgl. dazu meine inzwischen erschienenen Äusserungen in Med. Klinik. 23, 1927, Nr. 50.

dann diese Erscheinung mit der entoptischen Pupillenbeobachtung unter geeigneten Kautelen genauer untersucht und gefunden (Abb. 51), dass mit Beginn der Rotation die Pupille starr wird, sich zunehmend verengt, eine Verengerung, welche nach dem Stoppen der Rotation plötzlich sehr stark wird, um dann in eine grössere Pupillenerweiterung überzugehen, die allmählich unter Hippusbewegungen abklingt. Nelissen und Weve (296, 297) haben Pupillenreflexe bei Wasserspülungen des Ohres gefunden; dieselben sind für eine vestibuläre Genese nicht beweisend, da die Pupille als äusserst feines Reagenz auch sonst auf taktile, Temperatur-, Schmerzreize u. dgl. mit Dilatationen antwortet.

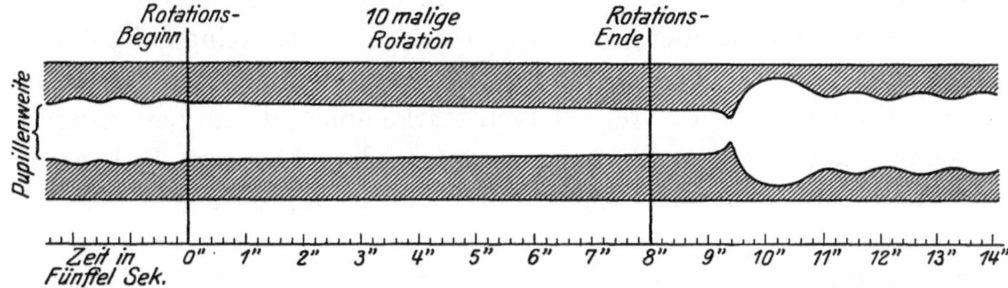

Abb. 51. Vestibulärer Pupillenreflex während und nach einer 10 × Rotation. (Nach E. Wodak und M. H. Fischer.)

Andersartige, nicht vestibuläre Einwirkungen auf die Gleichgewichtsregulierung.

Es mag vielleicht anfänglich den Eindruck erwecken, als würden wir den Rahmen unseres vorliegenden Arbeitsgebietes überschreiten, wenn wir nunmehr auch den Einwirkungen anderer Sinnesorgane auf die Gleichgewichtsregulierung nahe treten wollen. Es bilden aber dieselben mit den vestibulären Einflüssen ein so unteilbares Ganzes, dass unsere Betrachtung sehr einseitig bleiben müsste, wenn wir ihnen nicht wenigstens einige Aufmerksamkeit schenken wollten. Ausserdem könnte man sonst meinen, dass dem Vestibularapparate die alleinige oder wenigstens die Hauptrolle zukommt, was keineswegs der Fall ist; er hat nur einen Anteil an dem ganzen komplizierten Mechanismus, dessen ganz besonderer Vorteil eben darin besteht, dass er mehrfach gesichert ist.

Es handelt sich in erster Linie um Beeinflussungen der Körperhaltung durch optische Eindrücke und auf dem Wege sensibler Hautreizung. In geradezu erstaunlicher Weise erzeugen diese Reize qualitativ fast ganz dieselben Reflexe wie eine Vestibularisreizung. Dieses ist meines Erachtens der Ausdruck für die „spezifische Energie" des reagierenden Muskelapparates, ein Gedanke, der schon oben geäussert wurde und für den sich Belege bringen liessen.

I. Optisch ausgelöste Reflexe.
1. Auf Kopf, Stamm und Extremitäten.

An Katzen, Hunden und Affen gibt es nach R. Magnus sog. „optische Stellreflexe", d. h. solche Tiere sind auch nach doppelseitiger Labyrinthexstirpation noch imstande, ihren Kopf in die Normalstellung zu bringen, solange sie sehend sind. Auch bei Tauben ist es ähnlich, wie Versuche von Breuer, Ewald, Gad, Borries u. a. gezeigt haben. Im übrigen ist der Einfluss optischer Eindrücke auf die Körperhaltung in der Tierreihe stark wechselnd.

Bei Säuglingen und Frühgeburten hat in letzter Zeit Peiper (303, 304) einen Lichtreflex beschrieben, der darin besteht, dass das Kind bei plötzlicher Belichtung der Augen den Kopf und eventuell auch den Oberkörper nach hinten wirft. Da dieser Reflex von der Lichtstärke abhängt und bei genügender Abschwächung der Lichtquelle ganz verschwindet, hat ihn Peiper zum interessanten Studium der Helligkeits- und Farbenempfindungen von Säuglingen benützt.

Am Erwachsenen sind die Beobachtungen optischer Einflüsse auf die Körperhaltung bisher spärlich. Es ist eine alte Beobachtung, dass die Körperschwankungen bei geschlossenen Augen beträchtlicher sind als bei geöffneten, wie der Rombergsche Gleichgewichtsversuch lehrt. Brammer (58) hat an Fliegern, Akrobaten und Studenten diesbezüglich zahlreiche vergleichende Prüfungen vorgenommen und naturgemäss die alten Erfahrungen nur bestätigen können.

Interessant, aber zumeist recht unklar sind die Anschauungen v. Steins (354) über den sog. „Lichttonus." Damit zusammenhängende Grundversuche stammen aus neuester Zeit von Metzger (271). Belichtung eines Auges macht eine Tonuserhöhung derselben Seite, die sich in Fallen und Vorbeizeigen äussert. Isolierte Belichtung einer nasalen Netzhauthälfte macht Tonuserhöhung der zugehörigen Körperhälfte, Belichtung einer temporalen Netzhauthälfte hat den umgekehrten Effekt. Es besteht eine enge Beziehung zwischen pupillmotorischem Reizwert spektraler Lichter und ihrem Reizwert bezüglich Tonusreaktionen. Kein Zweifel, dass es zum Nachweis so feiner Erscheinungen ganz besonders sensibler, geübter Versuchspersonen bedarf.

Wir haben in den letzten Jahren zunächst mit E. Wodak, dann fortgesetzt mit C. Veits eine Reihe eigenartiger Beobachtungen gemacht, die ich schon an anderer Stelle [M. H. Fischer (115)] kurz erwähnte. Auch hier seien die Hauptergebnisse vorweggenommen. Wenn man innerhalb eines sog. „optischen Drehrades" mit abwechselnden schwarzen und weissen vertikalen Streifen steht und die Streifen fixiert, dann entsteht der sog. optomotorische (Cords), optokinetische (Borries) Nystagmus. Dabei entwickelt sich gleichzeitig eine Kopfdrehung, eine Stammdrehung, eine Abweichreaktion der ausgestreckten Arme im Sinne der langsamen Nystagmuskomponente, also in der Drehrichtung des Rades. Diese Reflexe führen infolge Verschiebung des Körperschwerpunktes schliesslich zum Umfallen nach der gleichen Seite. Interessant ist, dass ein Patient nach einseitiger Resektion der rechten Kleinhirnhemisphäre unter diesen Bedingungen sehr starke Reflexe zeigte und sehr rasch umfiel [M. H. Fischer und O. Pötzl (120, 121)]. Diese Methode ist also offenbar geeignet, latente, für gewöhnlich kompensierte Gleichgewichtsstörungen rasch aufzudecken.

Wir versuchten die Genese dieser Reflexe zu klären und fanden, dass sie weitgehend der Stärke des optomotorischen (optokinetischen) Nystagmus parallel gehen, also vielleicht von diesem induziert sind. Die langsame gleitende Augenbewegung könnte es sein, welche auf dem Reflexwege diese Bewegungserscheinungen induziert. Möglichste Ruhigstellung der Augen durch Konvergenz auf einen vor das Drehrad gehaltenen Stab bremst die Reflexe sofort[1]. Dabei tritt aber eine bemerkenswerte Neuerscheinung auf; man bekommt nämlich allmählich die Empfindung, wie es schon Mach (261) bei seinem Teppichversuche beschrieb, als stände das Drehrad still und man würde sehr rasch nach der Gegenseite mit allen sonst sicht baren Dingen gedreht. Dabei besteht ein unwiderstehlicher Zwang den Kopf, ja schliesslich den ganzen Oberkörper in der vermutlichen Drehrichtung mitzudrehen, im selben Sinne weichen die Arme ab. Gibt man nun mit den Füssen nicht nach und dreht sich tatsächlich um seine Längsachse, so fällt man um. Bemerkenswert ist, dass diese zwangsmässigen Erscheinungen nur solange bestehen, als das Gefühl der Eigendrehung vorhanden ist; wenn dieses aus irgendeinem Grunde auslässt, dann stoppen sofort diese Zwangs-Reflexe. Es ist demnach zu vermuten, dass da ein innerer direkter Zusammenhang besteht.

2. Auf die Augen.

Dieses umfassende Gebiet kann hier nicht einmal angeschnitten werden, gehören doch hierher beispielsweise der Dunkelnystagmus, der damit in Zusammenhang stehende Bergarbeiternystagmus, der optokinetische Nystagmus, die Fusionsbewegungen, Fixationsreflexe usw. Das sind alles gesonderte Fragen, die nicht direkt mit unserem Probleme zusammenhängen.

II. Einflüsse sensibler Hautreize auf die Körperhaltung.

Schon Mittelmann (276) hatte festgestellt, dass der Contractionszustand bestimmter Muskelgruppen, speziell der Extremitäten durch Tast- und Schmerz-

---

[1] Weil diese „optokinetischen Reflexe" aber nur solange bestehen, als man das Drehrad in Bewegung „sieht", so könnten sie auch der Ausdruck des Bestrebens sein, die relative Lage des Kopfes und Gesamtkörpers zu den fixierten Streifen festzuhalten. Vgl. M. H. Fischer und C. Veits, Pflügers Arch. f. d. ges. Physiol. 219, 1928.

reize in charakteristischer Weise beeinflusst werden kann. Griesmann (170) fand beim Auflegen kalter (warmer) Lappen auf den Hals Nystagmus, Vorbeizeigen, Fallen. Wodak und M. H. Fischer (388) sahen, dass durch Wärme-, Kälte- und Schmerzreize der Haut die Armhaltung modifiziert werden kann, was sich auch in Beeinflussungen des Zeigeversuches bemerkbar machte. Ähnliche Beobachtungen veröffentlichte schon vorher Přecechtěl (309, 310), denen Wodak (391) einige hinzufügte. Auch Beobachtungen von Voss, Thielemann und Grahe gehören hierher; es gelang den Untersuchern aber im allgemeinen nicht, sichere Gesetzmässigkeiten aufzudecken. Vieles blieb strittig.

Erst Goldstein und Riese (156) konnten bei ihren Untersuchungen zu sichereren Ergebnissen kommen. Durch Abkühlung umschriebener Hautbezirke einer Halsseite konnten sie sehr ähnliche, wenn auch nicht völlig gleiche Reflexe erzielen, wie man sie durch Drehung, vestibuläre Kalorisation und Galvanisation erzeugen kann. Sie fanden Nystagmus, Neigung und Drehung des Körpers, Fallen, Abweichen der Arme, Vorbeizeigen, Gangabweichung u. dgl. Die einzelnen Reflexkomponenten waren dabei nicht immer gleich ausgeprägt, z. B. war einmal mehr die Drehung, das andere Mal mehr die Neigung des Körpers vorhanden; auch das ist ja ähnlich bei labyrinthärer Beeinflussung. Die Autoren untersuchten dann die Einwirkung von Hautreizen auf die Halsreflexe und vestibulären Reflexe und stellten bei letzteren ein eigenartiges Ineinandergreifen fest. Es kann wohl kein Zweifel bestehen, dass bei den Hautreizversuchen von Goldstein und Riese eine direkte Einwirkung auf das Labyrinth nicht besteht. Die Ergebnisse sind deshalb beachtenswert, weil sie mit Deutlichkeit zeigen, dass auch von der Haut aus qualitativ ganz ähnliche „tonische" Reflexe ausgelöst werden können wie durch Reizung des Vestibularapparates.

Es sei noch erwähnt, dass Goldstein (153) bei Kranken auch durch akustische Reize bestimmte Bewegungen der Arme auslösen konnte. Es ist also damit zu rechnen, dass Haltungsänderungen auch durch Erregung anderer Sinnesorgane hervorgerufen werden können.

Die nervösen Zentren der Gleichgewichtsregulierung.

Es gilt hier in Kürze eine ganze Reihe prinzipieller Fragen anzuschneiden, die sich auch nicht einmal vermutungsweise beantworten lassen. Was meines Erachtens unbedingt als Voraussetzung für alle Betrachtungen über die nervösen Zentren der Gleichgewichtsregulierung beim Menschen zu gelten hat, ist der Grundsatz, sich unbedingt vor Analogieschlüssen zu hüten. Die glänzenden Untersuchungen des verstorbenen Meisters R. Magnus und seiner Mitarbeiter, speziell de Kleyn und Rademaker an höheren Säugern, fordern ja geradezu heraus, solche Parallelschlüsse zu ziehen. Gewiss es ist nicht anzunehmen, dass etwa die Augenmuskelkerne oder die roten Kerne beim

Menschen eine grundsätzlich andere Funktionsweise erlangt haben als bei den höheren Säugern, darin ist wohl Rademaker mit Recht beizustimmen. Aber auch Rademaker gibt zu, dass infolge der überragenden Entwicklung des Grosshirnes beim Menschen quantitative Unterschiede in der Funktionsweise z. B. des roten Kernes sehr wohl möglich und sogar sehr wahrscheinlich sind. Darin liegt aber wohl das Wesen der Sache. Die beste Stütze für unsere Anschauung gibt unter anderem der eklatante Unterschied im Verhalten und in der Motilität der beschriebenen 3 grosshirnlosen Kinder von Edinger-Fischer(103) und Jakob (205) einerseits, von Gamper (137, 138) andererseits; darin möchte ich durchaus den klaren Ausführungen Gampers beipflichten. Wenn wir dann gar auf den normalen erwachsenen Menschen überspringen wollen, dann wird das Ganze noch viel unsicherer und unbestimmter. Nur wenige klinische Beobachtungen mit ihren bekannten Komplikationen, zum Teil unübersichtlich, zum Teil mangelhaft, können herangezogen werden. Über die Vertretung des Vestibularis in der Grosshirnrinde, ja sogar über die zentrale Vestibularisbahn (siehe den hypothetischen Tractus vestibulo-reticularis von Held) herrscht noch völlige Unklarheit.

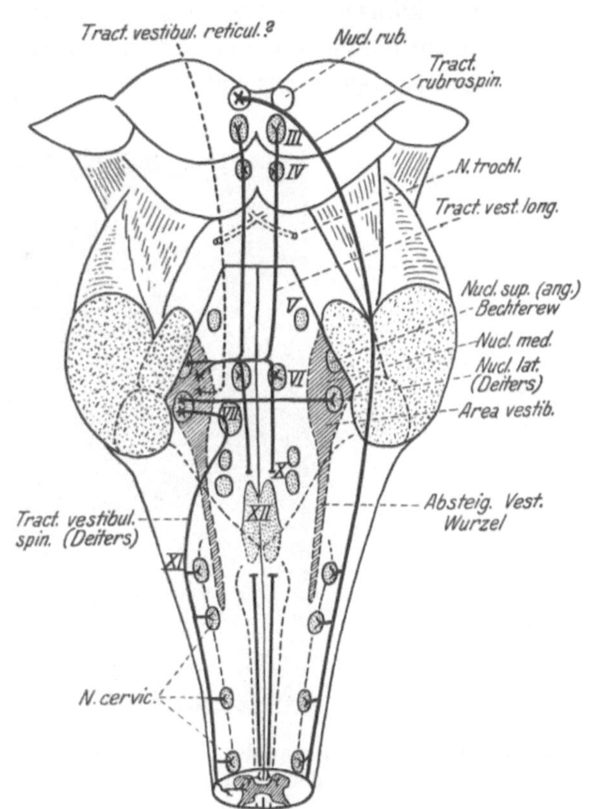

Abb. 52. Schema der Vestibulariskerne (Vestibularendkernlager) und ihrer zentralen Verbindungen. (Unter Zugrundelegung eines Schemas von H. Held, z. T. modifiziert.)

Um eine Übersicht über das Einstrahlungsgebiet des Nervus vestibularis mit seinen zentralen Verbindungen zu bekommen, dazu genüge das beigebrachte Schema (Abb. 52) nach Held (181) in geringfügiger Modifikation. Es kann nicht unsere Aufgabe sein, an dieser Stelle auf anatomische Daten näher einzugehen.

Im Mittelpunkte unseres Interesses steht das Gampersche Mittelhirnwesen, über dessen Zentralorgan die Abb. 53 einen Überblick gewährt. Das Mittelhirn ist morphologisch einigermassen intakt, das Kleinhirn gut ausgebildet. Die detaillierte Beschreibung ist bei Gamper in klarer Weise gegeben. Es ist aber neben der genauen morphologischen und histologischen Kontrolle dieses Falles noch das besondere Verdienst des Autors, dass er das 3 Monate alte Kind trotz der kurzen Zeit, die es ihm zur Verfügung stand, und trotz aller Schwierigkeiten nach den modernsten Gesichtspunkten so weit als möglich klinisch untersuchte. Gamper hat dadurch zweifellos einen Grundstein für die physiologische Erkenntnis der Funktionen des menschlichen Zentralnervensystemes geschaffen.

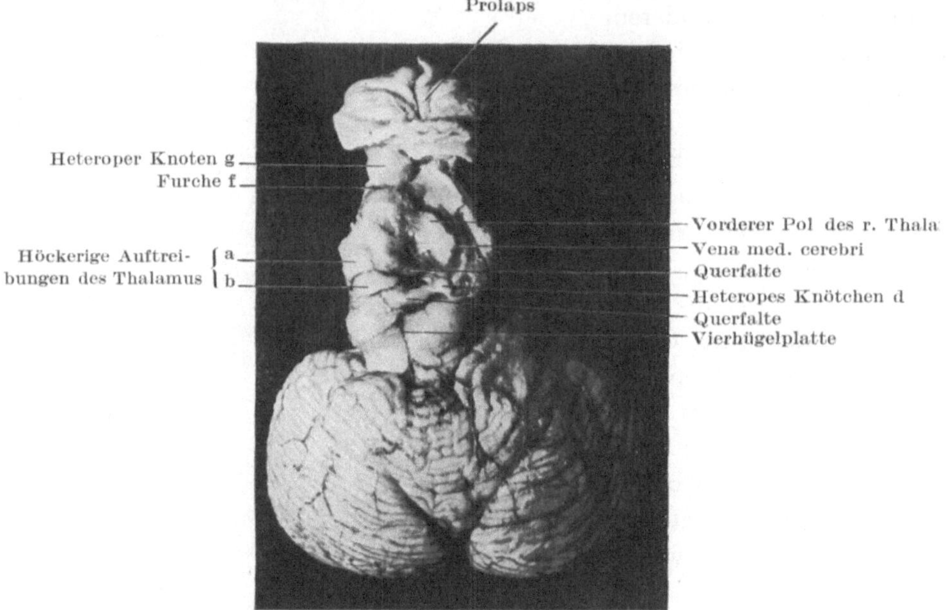

Abb. 53. Nervöses Zentralorgan des Gamperschen „Mittelhirnwesens" in der Ansicht von oben ($^{9}/_{10}$ der natürlichen Grösse). (Nach E. Gamper.)

Überblicken wir kurz die hier interessierenden Befunde, die wir zum grössten Teile schon an anderer Stelle erwähnt haben, so ist besonders auffallend, dass mit Rücksicht auf den geringen anatomischen Bestand des Zentralorganes die Bewegungsleistungen ganz ausserordentliche sind. Das Kind zeigte Spontanbewegungen der Arme und Beine, tonische Halsreflexe auf die Extremitäten, sog. Stellreflexe, ja es konnte sich sogar aufrichten und einige Zeit frei sitzen bleiben. Drehreflexe liessen sich analog den von M. H. Fischer und Wodak am Erwachsenen beschriebenen Drehreflexen auslösen, der Morosche Reflex war vorhanden u. dgl. Welchen ganz enormen Gegensatz zeigte also das Gampersche Mittelhirnwesen zu den beiden grosshirnlosen Kindern von Edinger-Fischer und Jakob. Die letzten beiden Kinder verharrten fast bewegungslos mit tonisch gestreckten starren Extremitäten, obwohl ihnen morphologisch mehr Zentralorgan (Thalamus und Pallidum) zur Verfügung stand.

Gamper versucht, meines Erachtens in durchaus richtiger Weise, diese eklatanten Unterschiede aufzuklären. Bei seinem Falle handelte es sich um eine Agenesie des Grosshirns, Pallidums und Striatums, um eine Fehlbildung, die offenbar schon auf ein sehr frühes Stadium der embryonalen Entwicklung zurückgriff. Es konnte sich also das „spinal-mesencephale System" in seiner eigenen Weise ganz unbeeinflusst durch höhere Zentralteile entwickeln und dadurch sozusagen zu einer selbständigen Eigenfunktion gelangen. In den Fällen von Edinger-Fischer und Jakob hingegen handelte es sich offenbar um sehr viel spätere, wahrscheinlich geburtstraumatische Schädigungen, die erst sekundär eine Entartung der Hemisphären usw. zur Folge hatten. Es bestand also dabei keine so freie, unabhängige Entwicklungsmöglichkeit des Mittelhirnes. Gamper meint auch, dass bei den beiden Kindern anatomisch intakt befundene Zentralteile deswegen doch nicht völlig funktionsfähig waren.

Wir dürfen also aus diesen Untersuchungen wohl mit Recht den Schluss ziehen, dass das Mittelhirn und hierbei handelt es sich wohl in erster Linie um die roten Kerne mit ihren Verbindungen, in besonders günstigen Fällen, wie bei Gampers Mittelhirnwesen, tatsächlich eine ganze Reihe selbständiger, wichtiger Funktionen für die „Körperstellung" ausüben kann. Es liegt in dieser Feststellung zweifellos eine nahe Verwandtschaft zum Tierexperimente, wenn auch die Eigenleistungen des Mittelhirntieres jene des menschlichen Mittelhirnwesens bei weitem übertreffen. Andererseits aber geht aus dem Vergleiche mit den Fällen von Edinger-Fischer hervor, dass ein sekundär isoliertes Mittelhirn beim Menschen keineswegs mehr jene Leistungen aufbringen kann wie beim höheren Säuger. Es hat also das Mittelhirn beim Menschen durch seine Einreihung in die Gesamtorganisation des Zentralnervensystemes gegenüber dem Säuger sehr erheblich an selbständiger, bestimmender Gleichgewichtsfunktion verloren. Diese Funktionen sind von höheren Abschnitten übernommen worden. Das gilt natürlich um so mehr für den hirnreifen, erwachsenen Menschen. Man möge sich dessen bei der Beurteilung von pathologischen Fällen bewusst sein.

Rademaker hat an der Hand von Literaturstudien versucht, die Bedeutung der roten Kerne für die „Tonusverteilung" der Muskeln beim Menschen zu analysieren. Er führt dort vier Fälle an, bei welchen Tumoren im Mittelhirne Enthirnungsstarre beim Menschen hervorriefen. Sein Schluss lautet dahin, dass in allen diesen vier Fällen der Tumor die roten Kerne lädiert haben muss. Eine Reihe von anderen Fällen mit Tumoren und anderen Erkrankungen der roten Kerne, die sich alle durch eine charakteristische Muskelrigidität und Gleichgewichtsstörungen auszeichneten, werden von Rademaker herangezogen. Rademaker meint, dass es deshalb angenommen werden darf, „dass auch beim Menschen die roten Kerne bei der normalen Muskeltonusverteilung und der Stellfunktion eine Rolle spielen"[1].

---

[1] Von Rademaker gesperrt.

Die Bedeutung der Pyramidenbahnunterbrechung für die Erhöhung des Muskeltonus werde meist sehr überschätzt. Ein Zusammenhang zwischen Veränderungen der Corpora striata und hypertonischen Erscheinungen beim Menschen sei unbewiesen, die Existenz eines den Muskeltonus regulierenden Zentrums in der Substantia nigra sei sehr zweifelhaft.

Es ist offensichtlich, dass sich Rademaker sehr bemüht, die Beobachtungen nach Läsionen der roten Kerne beim Menschen in Übereinstimmung mit den tierexperimentellen Beobachtungen zu bringen, dass auch dabei das Bestreben besteht, gerade jene Symptome herauszuschälen, welche eben im Tierexperimente die auffallendsten sind. Inwieweit Rademakers Schlussfolgerungen berechtigt sein mögen, das vermag ich mangels eigener klinischer Erfahrungen kaum abzuschätzen, das liegt in der Hand des zuständigen Neurologen und nicht Physiologen. Es möchte mir nur scheinen — und das ist wohl die allgemeine Ansicht —, dass die grossen Komplikationen aller klinischen Fälle recht zur Vorsicht mahnen und dass Rademakers Anschauung zu mindestens noch sehr erheblicher Stützen bedarf[1].

Unser begreiflicherweise ohnehin recht dürftiges Kapitel über die Zentren der Gleichgewichtsregulierung kann nicht abgeschlossen werden, ohne noch in aller Kürze die so viel umstrittene Rolle des Kleinhirns zu berühren. Ausführliche physiologische und klinische Betrachtungen sind hier nicht am Platze, dazu sei auf den famosen Artikel von Dusser de Barenne (102) verwiesen. Es sollen uns hier nur vornehmlich zwei innig miteinander verknüpfte Fragen interessieren. Magnus und de Kleyn konnten durch zahlreiche Tierexperimente die Tatsache erhärten, dass die vestibulären Reflexe des Kleinhirns zu ihrem Zustandekommen nicht bedürfen; vollständige Kleinhirnexstirpation liess die vestibulären Reflexe völlig unberührt. Demgegenüber steht die bekannte Lehre Báránys vom Vorhandensein der sog. „tonischen Zentren" in der Kleinhirnrinde, die allerdings immer mehr und mehr an Anhängern verloren hat.

Ein in seiner Eigenart einzig dastehender Fall, der geradezu die Schärfe eines physiologischen Experimentes zeigt, gestattet uns nun, zu diesen strittigen Fragen sicherere Stellung zu nehmen als es bisher möglich war. Pötzl beobachtete einen Kranken mit rechtsseitigem Kleinhirntumor, der sich bei der Operation als ein Angiom erwies. Der Fall wurde von Schloffer in der Weise operiert, dass fast die gesamte rechte Kleinhirnhemisphäre bis auf den Nucleus dentatus abgetragen wurde. Der Mann ist seit mehr als 2 Jahren klinisch

---

[1] Nachschrift bei der Korrektur: H. Spatz vermag sich in seinen eben erschienenen ausgezeichneten und klardurchdachten Ausführungen über die Stammganglien (Handbuch der normalen und pathologischen Physiologie. 10, 318—417. Berlin: Julius Springer 1927) auch keineswegs Rademaker anzuschliessen. Dort sind auch eine Reihe klinischer Bedenken gegen die Lehre Rademakers angeführt, auf die wir hier keine Rücksicht nahmen.

völlig geheilt und als Elektromonteur berufsfähig. Es ist das ausserordentliche Verdienst Pötzls, diesen seltenen Fall, in klarer Erkenntnis seiner Wichtigkeit, zu genauen physiologischen Untersuchungen herangezogen zu haben, die wir gemeinsam durchführten[1].

Der Mann zeigt im stationären Stadium kurz zusammengefasst folgenden Befund. Der Kopf wird leicht nach links gedreht und geneigt, sowie etwas nach rückwärts gebeugt gehalten. Kopfdrehungen nach links erfolgen langsamer und beschränkter als nach rechts. Alle Bewegungen machen einen steifen Eindruck, sind aber durchaus koordiniert. Die nach vorne ausgestreckten Arme weichen beide etwas nach links ab, der linke Arm mehr als der rechte. Die normale Haltung des Patienten ist also durch eine leichte Asymmetrie gekennzeichnet, welche wir als eine neue Nullstellung ansehen.

Die vestibuläre Untersuchung ergibt kaum Abweichungen von der Norm. Wenn man die oben gekennzeichnete asymmetrische Spontanhaltung als neue Grundstellung ansieht, so sind die vestibulären Körperreflexe (Abweichreaktion der Arme, Vorbeizeigen usw.) vollkommen symmetrisch. Unterschiede im Nystagmus sind nicht auffallend. Einzig bei den äqualen Doppelspülungen ist ein paradoxes Verhalten zwischen Nystagmus und Körperreflexen nachzuweisen. Die Fallreaktion, ebenso die Purkinje-C. V. lässt sich sehr energisch auslösen. Die Gegenrollung der Augen bei Neigung des Gesamtkörpers zeigt keine Unterschiede bei Rechts- und Linksneigung, weist aber sehr grosse Werte auf. Aber die nicht labyrinthär ausgelösten Rollungen bei Stammknickungen nach links sind erheblich grösser als bei Stammknickungen nach rechts. Die Lokalisation der scheinbaren optischen Vertikalen bei 60° rechts geneigtem Körper ist sehr unbestimmt (grosse Schwankungsbreite).

Die Gleichgewichtserhaltung ist sehr labil. Unter dem optischen Drehrade zeigt der Patient sehr starke optokinetische Drehreflexe und fällt in sehr kurzer Zeit um.

Bei dem Patienten wurde nun, wie es auf der hiesigen deutschen chirurgischen Klinik allgemein üblich ist, in der ersten Sitzung der Operation die ganze Hinterhauptsschuppe abgetragen und der Knochendefekt nachher nur mit Dura und Hautlappen gedeckt. Dadurch war die Möglichkeit gegeben, das Trendelenburgsche Abkühlungsexperiment in der Modifikation von Bárány an der gesunden Kleinhirnhemisphäre (also der linken) vorzunehmen. Bei der Durchfrierung der Haut über dem linken Lobus biventer mit Chloräthyl wurde nicht nur die spontane Abweichreaktion der beiden Arme nach links kompensiert, sondern es trat sogar eine Abweichreaktion nach rechts (am rechten Arme stärker als am linken) mit entsprechenden Tendenzen zum Vorbeizeigen auf. Ich habe nun im Anschlusse an Experimente von Fr. Kraus über die Penetrationskraft von Lichtstrahlen speziell des sichtbaren Spektralanteils in unserem Institute daran gedacht, diese Methode auch zu Erwärmungsversuchen am Zentralnervensystem zu verwenden. Beim Tier erhält man in der Tat durch Schädelbestrahlungen schon mit einfachen Kohlenfadenlampen sehr erhebliche Temperatursteigerungen in der Schädelhöhle. Wir bestrahlten darum die Haut über der intakten linken Kleinhirnhemisphäre in ziemlich geringer Distanz ohne Beschwerden des Patienten mit der grossen

---

[1] Siehe M. H. Fischer und O. Pötzl (120, 121); hier befinden sich auch die Angaben über die darüber erschienenen früheren Mitteilungen, die Krankengeschichte, die detaillierten Befunde usf.

Type der „Solluxlampen" (A.-G. Hanau) durch etwa 15 Minuten[1]. Der Erfolg war eine recht beträchtliche Zunahme der Abweichreaktion beider Arme nach links.

Ziehen wir nun die Schlussfolgerungen aus den mit Pötzl ausgeführten Untersuchungen, so muss wohl als feststehend folgendes gelten: Auch beim Menschen besteht für das Zustandekommen der vestibulären Reflexe, der Fallreaktion, der Drehempfindungen (Schwindel) usw. keine Notwendigkeit eines intakten Bestehens des Kleinhirnes. Man kann also nicht schlechthin behaupten, dass diese Reflexe über das Kleinhirn zustande kämen und dass im Kleinhirn vestibuläre Zentren vorhanden wären. Darin ist also eine Übereinstimmung mit den tierexperimentellen Ergebnissen von Magnus-de Kleyn, Dusser de Barenne und Rademaker zu sehen.

Andererseits kann aber kein Zweifel bestehen, dass von der Kleinhirnrinde wenigstens des Lobus biventer aus (bei den Kälte-Wärmeversuchen wird mit sehr grosser Wahrscheinlichkeit nur die Rinde getroffen) Beeinflussungen des „Muskeltonus" und der Haltung der Arme vielleicht auch anderer Körperteile möglich sind[2]. Unseres Erachtens haben diese jedoch mit den Vestibularorganen nichts zu tun, sondern sie dürften sich über die Bindearme auf die roten Kerne auswirken. Wärme und Kälte wirken dabei gegensätzlich, die Wärme — wenn man so sagen darf — im Sinne einer Funktionssteigerung, die Kälte im Sinne einer Funktionsminderung. In dieser Weise kann man auch die oben beschriebene asymmetrische Spontan-Haltung als die Folgeerscheinung eines Überwiegens der gesunden linken Kleinhirnhemisphäre, also als die Auswirkung einer asymmetrischen Kleinhirnfunktion ansehen.

Der Bárányschen Lokalisationslehre können wir uns aber nicht anschliessen; es erscheint wohl mit den heutigen am Menschen verwendbaren Methoden ausgeschlossen, so lokale Temperatureinwirkungen an der Kleinhirnoberfläche zu erzielen, dass man einigermassen sichere Schlüsse auf eine derartig detaillierte Lokalisation ziehen dürfte, ganz abgesehen davon, dass viele klinische Beobachtungen dem Bárányschen Schema widersprechen[3].

Wechselbeziehungen zwischen den von der Kleinhirnoberfläche und den Vestibularapparaten ausgelösten Symptomen bestehen naturgemäss. Beide

---

[1] Die Brauchbarkeit und Verwendbarkeit dieser einfachen und absolut ungefährlichen Methode hatte C. Veits auf meinen Vorschlag bereits an einem Stirnhirnfalle mit Erfolg nachweisen können. Veits wird auf seine Ergebnisse zur gegebenen Zeit selbst zu sprechen kommen. Wir besitzen also mit dieser Methode ein leicht verwendbares Gegenstück zur Trendelenburg-Bárányschen Abkühlungsmethode.

[2] Es sei nur nebenbei bemerkt, dass Beeinflussungen des „Muskeltonus" auch von gewissen Stellen der Grosshirnrinde (Stirnlappen, Parietallappen) heute als feststehend angenommen werden müssen. Eine Anzahl von Beobachtungen zeigt dies mit Sicherheit.

[3] Auch K. Goldstein (411) ist auf Grund seiner klinischen Erfahrungen zu einer grundsätzlichen Ablehnung der Bárányschen Lokalisationslehre der Kleinhirnzentren gekommen.

können einander entgegenwirken oder auch einander unterstützen. Dass damit freilich nicht das letzte Wort in diesen ganz schwierigen Fragen gesprochen sein kann, bedarf wohl kaum der Erwähnung.

Schlussworte.

Wir sind einen weiten und mühsamen Weg gegangen. Möge er sich wenigstens lohnen! Wenn ich das Ganze noch einmal überschaue, so kann ich nicht umhin, nochmals auf das hinzuweisen, was ich schon eingangs kurz gesagt habe. Es war ein gewagter Versuch, unsere so lückenhaften Kenntnisse zu einem, wenn auch flüchtigen und ganz gewiss unvollkommenen Übersichtsbilde zusammenzufügen. Das liess sich überhaupt nur dadurch erreichen, dass vielfach rein persönliche Meinungen eingeflochten wurden. Dass darum vorliegender Essay sehr stark subjektiv gefärbt ist, dessen bin ich mir wohl bewusst. Aber es sollte auch so sein. Eine mehr minder farblose Zusammenfassung hätte — scheint mir — kaum Nutzen gebracht. Selbst auf die Gefahr einer scharfen Kritik hin bin ich darum trotzdem unsere Probleme in dieser Weise angegangen.